颈腰椎疼痛的诊断与非手术治疗概要

曹亚飞 刘伟东 主编

JINGYAOZHUI TENGTONG DE
ZHENDUAN YU FEISHOUSHU ZHILIAO
GAIYAO

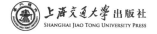
上海交通大学出版社
SHANGHAI JIAO TONG UNIVERSITY PRESS

内容提要

本书由具有多年临床经验及深厚理论知识基础的中医骨伤科医师团队撰写,系统介绍导致颈腰椎疼痛的主要疾病的产生机制、颈腰椎的基本解剖结构、颈腰椎疾病的病因病机以及诊断和鉴别诊断,并详细介绍了编者团队对于此类疾病的非手术治疗方法。本书适合初级临床医师、基层医务人员、医学院校师生及广大的患者群众参考。

图书在版编目(CIP)数据

颈腰椎疼痛的诊断与非手术治疗概要/曹亚飞,刘伟东主编.—上海:上海交通大学出版社,2021

ISBN 978 - 7 - 313 - 23993 - 8

Ⅰ.①颈… Ⅱ.①曹…②刘… Ⅲ.①颈椎−脊柱病−诊疗②腰椎−脊柱病−诊疗 Ⅳ.①R681.5

中国版本图书馆 CIP 数据核字(2021)第 021417 号

颈腰椎疼痛的诊断与非手术治疗概要

JINGYAOZHUI TENGTONG DE ZHENDUAN YU FEISHOUSHU ZHILIAO GAIYAO

主　　编:	曹亚飞　刘伟东		
出版发行:	上海交通大学出版社	地　　址:	上海市番禺路 951 号
邮政编码:	200030	电　　话:	021 - 64071208
印　　制:	上海天地海设计印刷有限公司	经　　销:	全国新华书店
开　　本:	787mm×1092mm　1/16	印　　张:	14.75
字　　数:	344 千字		
版　　次:	2021 年 3 月第 1 版	印　　次:	2021 年 3 月第 1 次印刷
书　　号:	ISBN 978 - 7 - 313 - 23993 - 8		
定　　价:	68.00 元		

编 委 会

主　编：曹亚飞（深圳市中医院）

　　　　刘伟东（深圳市中医院）

副主编：高　坤（深圳市中医院）

　　　　王建军（深圳市中医院）

　　　　秦彩霞（深圳市罗湖区人民医院）

编　委：余伟吉（深圳市中医院）

　　　　李　亨（深圳市中医院）

　　　　王业广（深圳市中医院）

　　　　孙淑芬（深圳市中医院）

　　　　覃祖恩（河池市中医医院）

　　　　林展鹏（广州中医药大学）

　　　　吴益宏（深圳市中医院）

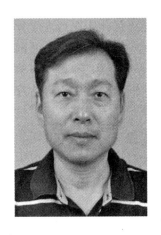

曹亚飞,医学博士,主任医师,三级教授,博士生导师。深圳市优秀中医师,深圳市中医院骨伤科大主任,学科带头人,深圳市第五批名中医药专家学术经验继承指导老师。全国名老中医学术经验继承人,国医大师韦贵康传承弟子。

现任《中医正骨》杂志编委,中华中医药学会骨伤科分会委员,广东省中西医结合骨伤科学会常委,深圳市中医药学会中医骨伤科专业委员会主任委员等。曾在国内多家大型医院工作和学习,并在美国坎贝尔骨科医院访问学习1年。主持省级、市级课题多项,发表各类论文40余篇,其中SCI收录文章6篇,参编、副主编著作多部,拥有国家发明专利3项,实用新型专利4项。

从事中西医结合骨伤科工作30余年,对常见和疑难骨伤疾病的诊疗有着丰富的经验。主要治疗脊柱疾病、关节疾病以及骨折等,尤其擅长颈椎病、腰椎间盘突出症、腰椎管狭窄症及腰椎滑脱症的治疗。

对大多数脊柱和关节疾病采取中药、手法、针灸、浮针、内热针、针刀、注射及理疗等非手术方法获得良好的治疗效果;对一些病情较重而保守治疗无效的患者开展了各种颈腰椎的微创手术和传统手术,如椎间孔镜治疗椎间盘突出和椎管狭窄症、减压融合内固定治疗腰椎滑脱、脊髓型颈椎病的前后路手术以及各种脊柱微创介入治疗,获得了良好的治疗效果。

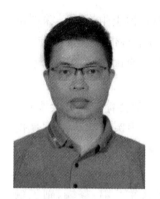

刘伟东,男,主治医师,硕士研究生,毕业于广州中医药大学骨伤科专业,先后师从全国名老中医学术继承人曹亚飞教授及河南省骨伤名师黄俊卿教授,韦贵康国医大师团队传承弟子,深圳市第五批名中医药专家学术经验继承学员,德国施罗斯脊柱侧弯治疗医师国际认证。广东省基层医药学会珠三角颈肩腰腿痛专业委员会常委、活血化瘀专业委员会委员,深圳市中医药学会骨伤专业委员会委员,深圳市中医院学会运动医学专业委员会委员,深圳市中医药学会急诊专业委员会委员。主持、参与省市级课题3项,发表论文多篇,其中SCI收录文章1篇,国家发明专利1项。

专业擅长:对骨科疾病的疼痛治疗有着较为深厚的研究,尤其擅长保守及微创手术方式治疗各种骨科疼痛疾病,精通浮针、内热针、小针刀及触发点等保守治疗;曾在北京大学人民医院疼痛医学科进修学习,对脊柱内镜手术、射频消融手术、在X线及超声下选择性神经阻滞治疗有着丰富的经验。长期致力于颈椎曲度异常的研究,并对脊柱疾病的健康管理及后期康复治疗有深刻的理解。

前 言

进入竞争日益激烈的现代社会以来，颈腰椎疾病就如影随形来到人们的周围。疼痛症状是该类疾病最主要的表现形式，基本上每个人都受过颈腰椎疾病的折磨，如何认识、防治此类疾病成为一个非常有价值的研究方向。为此，我们也做了一些有益的尝试，并期望通过著作的形式传播给读者朋友。

"有病不在年高"，颈腰椎疾病的年轻化趋势在加重。在很多人的印象中，颈腰椎疾病是中老年人群的"专利"，与年轻人无关。但近些年越来越多的临床观察发现，颈腰椎疾病渐趋于年轻化，青少年早期颈椎曲度、腰椎曲度异常改变不在少数，很多大学生、高中生、初中生甚至小学生都不同程度患有颈腰椎疾病。此类疾病如果在早期阶段不予以重视，不进行早期干预，必然成为以后困扰人生的顽疾，很多甚至影响正常的生理、心理健康，给个人和社会造成不可估量的医疗及财产损失。

大部分的颈腰椎疾病是可防、可治的，编者团队在颈腰椎疾病的预防、诊断、治疗及康复上做了大量的临床工作，在 2018 年更是引进了国医大师韦贵康团队，进行全方位的技术指导与交流合作，融合双方多年的临床经验，总结出来一套较为有效的方法，在颈腰椎疾病的非手术治疗上取得较为良好的效果，且重视治疗后的康复与机体功能的重建，使此类疾病在治疗后不易复发，具有一定的临床推广价值。

除上述内容以外，编者团队采用目前较为先进的可穿戴设备与手机 APP 结合的方法，对颈椎疾病进行早期监测，从源头上预防颈腰椎疾病的发生，受到年轻人群的认可。目前，已取得较为满意的进展，相信不久的未来，通过该种方式早期介入疾病会成为颈腰椎疾病防控的一个研究热点。

本书主要由深圳市中医院曹亚飞脊柱骨科团队编写。其中刘伟东编写第 1 章和第 5 章，高坤编写第 6 章和第 7 章，秦彩霞编写第 2 章和第 3 章，王建军编写第 4 章，最后由曹亚飞统一定稿。本书的编撰得益于深圳市科创委基础布局项目（JCYJ20150529150715499）及深圳市政府医疗"三名工程"（SZSM201812066）的支持。由于知识与能力有限，本书在编写过程中难免出现错误与不当之处，恳请读者批评、指正。

目 录

第一章　颈腰椎疾病的主要临床表现——疼痛 ····················· 1

　　第一节　疼痛的基本概念和发病机制 ························· 1
　　第二节　颈腰椎疼痛的基本特征和疗法 ······················ 9

第二章　颈腰椎的生理与解剖 ····························· 15

　　第一节　颈腰椎疾病的"认识论" ························· 15
　　第二节　颈部的解剖与生理 ···························· 24
　　第三节　腰部的解剖与生理 ···························· 39

第三章　病因病机 ································· 51

　　第一节　中医学病因病机 ····························· 54
　　第二节　颈腰椎疾病的病因和发病机制 ····················· 56

第四章　颈腰椎疾病的诊断 ····························· 59

　　第一节　颈腰椎疾病的问诊与相关检查 ····················· 59
　　第二节　颈腰椎疾病疼痛的分类与鉴别诊断 ··················· 72
　　第三节　各型颈椎病的临床表现与诊断 ····················· 83
　　第四节　腰椎常见疾病的诊断 ··························· 89

第五章　颈腰椎疾病的非手术疗法 ························· 106

　　第一节　颈腰椎疾病的非手术治疗概论 ···················· 106
　　第二节　颈腰椎疾病的非手术治疗方法 ···················· 115

第六章　颈腰椎疾病的临床诊疗与病案举隅 ··· 201

　　第一节　颈腰椎病的临床诊疗思路 ·· 201

　　第二节　临床病案举隅 ··· 206

第七章　颈肩腰腿痛的治疗新技术 ·· 217

　　第一节　3D 打印技术 ·· 217

　　第二节　计算机辅助与医用机器人 ·· 218

　　第三节　智能监测设备 ··· 218

附录　相关发明专利证书 ··· 220

参考文献 ··· 223

第一章 颈腰椎疾病的主要临床表现——疼痛

第一节 疼痛的基本概念和发病机制

一、疼痛的基本概念

疼痛是由于机体受到内、外的伤害性刺激所产生的一种主观感觉。它受到精神、心理、情绪及经验等诸多因素的影响,同时产生一系列与心理反应相关的、包括生理性保护反射在内的各种生理反应。现代医学所谓的疼痛(pain),是一种复杂的生理心理活动,是临床上最常见的症状之一。它包括伤害性刺激作用于机体所引起的痛感觉,以及机体对伤害性刺激的疼痛反应[躯体运动性反应和(或)内脏自主性反应,常伴随有强烈的情绪色彩]。痛觉可作为机体受到伤害的一种警告,引起机体一系列防御性保护反应。但另一方面,疼痛作为警告也有其局限性(如癌症等出现疼痛时,已为时太晚)。2001 年,国际疼痛研究协会(IASP)对疼痛的新定义为,疼痛是与实际的或潜在的组织损伤相关联的不愉快感觉和情绪体验。

疼痛根据持续时间分为急性疼痛与慢性疼痛。目前,最新的观点认为 1 个月以内的疼痛为急性疼痛,大于 1 个月的疼痛为慢性疼痛。划分的依据是组织受到伤害时,通常炎症、水肿期为半个月以内,而炎症、水肿的吸收及组织再生在 1 个月内,大于 1 个月就是瘢痕形成的过程。因此,用 1 个月来定义急慢性疼痛对临床的治疗有重要的指导意义。

颈腰椎疾病主要的表现形式也正是疼痛。丹麦的 René Fejer 等检索筛选了 2000—2011 年间发表的 85 篇文献,并对其进行了回顾性分析。这些研究大部分来自欧洲(58%)。结果显示,老年人的骨骼肌肉系统疼痛十分普遍,报告最多的是腰/背痛(29%)和骨关节炎/骨质疏松疼痛(17%);下腰痛也非常普遍,大多数人在一生中都曾经历过,有些进展为慢性。下腰痛的流行病学研究存在明显差异,估计首发下腰痛的年患病率为 6.3%~15.4%。大多数因下腰痛而活动受限的患者还会反复发作,年复发率为 24%~80%。对患者而言,疼痛是机体面临损害或疾病的信号,是影响生活质量的重要因素,应予以重视,及早就医,积极治疗以防机体遭受更大和更长久的损害。1995 年,美国疼痛学会即提出"将疼痛列为与血压、呼吸、脉搏及体温并列的第五大生命体征"。在 2000 年和 2001 年,欧洲以及亚太地区疼痛论坛提出"消除疼痛是患者的基本权利";在 2000 年第 10 届国际疼痛学会(IASP)大会上,与会专家达成基本共识,即慢性疼痛是一种疾病。

2007年,我国卫生部卫医发[1994]第27号文附件1中倡导增加一级诊疗科目"疼痛科",从而使颈腰椎疾病的疼痛治疗也成为疼痛科平时诊疗的主要病种之一。但颈腰椎疾病带来的疼痛有其发病的特殊性,其根源是各类骨骼、神经、肌肉及筋膜等问题所致,单纯的骨科或疼痛技术往往不能很好地解决。在此,编者建议在一级学科下成立"中西医结合疼痛骨科",也是能实现整合医学、中西医结合治疗颈腰椎等骨科疼痛的有效办法。

二、疼痛的发病机制

过去对急性疼痛和慢性疼痛之间的差异没有足够的认识,现在临床上对两类疼痛在病因学、发生机制、病理生理学、症状学、诊断、治疗上的差异有了明确的认识,认为急性疼痛是疾病的一个症状,而慢性疼痛本身就是一种疾病。

疼痛形成的神经传导基本过程可分为4个阶梯。伤害感受器的痛觉传感(transduction),一级传入纤维、脊髓背角、脊髓—丘脑束等上行束的痛觉传递(transmission),皮质和边缘系统的痛觉整合(interpretation),下行控制和神经介质的痛觉调控(modulation)。

(一) 急性疼痛的发生机制

急性疼痛为伤害感受性疼痛。伤害感受性疼痛的发生机制是疼痛形成的神经传导基本过程。机体受到物理、化学或炎症刺激后产生急性疼痛的痛觉信号,并通过神经传导及大脑的分析而感知。

1. 痛觉传感

皮肤、躯体(肌肉、肌腱、关节、骨膜和骨骼)、小血管和毛细血管旁结缔组织以及内脏神经末梢是痛觉的外周伤害感受器。

体表刺激通过皮肤的温度、机械感受器传递疼痛。内脏伤害感受器感受空腔脏器的收缩、膨胀或局部缺血刺激,运动系统的疼痛通过躯体伤害感受器感知。

2. 痛觉上行传递

(1) 痛觉传入神经纤维:传导痛觉信号的一级传入神经轴突是有髓鞘的Aδ纤维和无髓鞘的C纤维,其神经胞体位于脊髓背根神经节。

(2) 疼痛信号在脊髓中的传递:脊髓是疼痛信号处理的初级中枢。伤害性刺激的信号由一级传入纤维传入脊髓背角,经过初步整合后,一方面作用于腹角运动细胞,引起局部的防御性反射,另一方面则继续向上传递。

(3) 疼痛信号由脊髓传递入脑。身体不同部位疼痛信号在脊髓传导的上行通路分为:躯干和四肢的痛觉通路,头面部的痛觉通路,内脏痛觉通路。

躯干和四肢的痛觉通路包括:①新脊-丘束,该束传递的信息可经丘脑的特异性感觉核群投射到大脑灰质中央后回(3.1.2区)的上2/3处,具有精准的定位分析能力;②旧脊-丘束或脊-网-丘束,在上行途中多数纤维终止在脑干的内侧网状结构等处,再经中间神经元的多级转换传递达到丘脑的髓板内侧核群等结构,与疼痛伴随的强烈情绪反应和内脏活动密切相关。

头面部的痛觉通路:头面部痛觉第一级神经元胞体位于三叉神经半月神经节,其轴突终止于三叉神经感觉主核和三叉神经脊束核。由此换元发出纤维越过对侧,组成三叉丘系,投射到丘脑腹后内侧核(VPM)。自 VPM 发出的纤维,经内囊枕部投射至大脑皮质中央后回(3.1.2 区)的下 1/3 处。

内脏痛觉通路:内脏痛的传入途径比较分散,即一个脏器的传入纤维可经几个节段的脊髓进入中枢,而一条脊神经又可含几个脏器的传入纤维。因此,内脏痛往往是弥散的,定位不够准确。

(4)参与疼痛信号传导的受体。在传导通路中有许多受体参与疼痛信号的传导。其中阿片受体(μ-阿片受体、δ-阿片受体和 κ-阿片受体)是疼痛信号传递及镇痛过程中最重要的受体。过去认为这 3 种阿片受体主要分布于脊髓背角和脑等中枢神经系统。最近研究发现,3 种阿片受体分布于整个神经系统,包括外周神经系统及中间神经元。

3. 皮质和边缘系统的痛觉整合

脊髓丘脑束进入丘脑后形成二级神经元,发出纤维:①至白质的躯体感觉部位;②与网状结构和丘脑核相连,因此在感到疼痛时呼吸和循环会受到影响;③延伸至边缘系统和扣带回,导致疼痛的情绪变化;④与垂体相连,引起内分泌改变;⑤与上行网状激活系统相连,影响注意力和警觉力。丘脑既是各种躯体感觉信息进入大脑皮质之前最重要的传递中枢,也是重要的整合中枢。

在边缘系统的某些结构可能与疼痛的情绪成分有关。大脑皮质是多种感觉信号进入意识领域形成感觉的重要部位。大脑皮质在痛觉的整合过程中的主要作用是对痛觉进行分辨。

4. 下行痛觉调控

在神经系统中不仅存在痛觉信号传递系统,而且存在痛觉信号调控系统。痛觉信号调控系统即内源性痛觉调制系统,该系统不仅能感受和分辨疼痛信号,而且还可能产生较强的自身镇痛作用。

(1)脊髓水平的调控:在脊髓背角胶质区存在大量参与背角痛觉信号调节的内源性阿片肽(脑啡肽和强啡肽)、中间神经元及各类阿片受体。

(2)脑水平的调控:内源性痛觉调制的重要结构位于脑部的下行镇痛系统。中脑导水管周围灰质(PAG)是内源性痛觉调制下行镇痛系统中起核心作用的重要结构。

(3)下行痛觉易化系统:通过降低痛阈值(敏化)提高机体对伤害性刺激的反应能力,也使患者表现出对疼痛的高度敏感。

(4)下行痛觉调控系统的调节因子:阿片肽是下行痛觉调控系统中最重要的激活及调节因子。人体自身镇痛潜能在较大程度上受内源性阿片肽释放及其参与的下行痛觉调控的影响。

痛觉调控系统还参与止痛药的镇痛作用机制过程。外源性阿片也是通过激活脑、脊髓背角和神经节的阿片受体发挥镇痛作用。三环类抗抑郁药则是通过选择性抑制神经末梢对神经递质去甲肾上腺素和 5-羟色胺的再摄取发挥辅助镇痛作用。

(二)慢性疼痛的发生机制

除伤害感受性疼痛的基本传导调制过程外,慢性疼痛还表现出不同于急性疼痛的特殊发生机制(见图 1-1)。

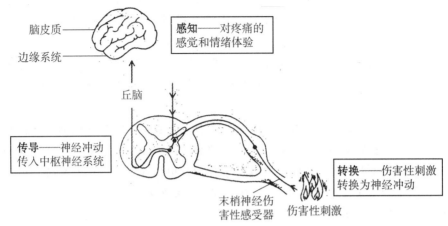

图 1-1　疼痛产生的机制：转换、传导和感知

1. 脊髓背角整合

脊髓敏化的形成伤害感受器被反复慢性刺激，促使脊髓背角细胞发生病理变化，胶质细胞等合成新的神经递质（如内皮素），通过内皮素受体亚型的作用并对原有递质 EAAS、SP、CGRP 等发生调制，导致脊髓背角整合。

2. 受损神经异位电活动

慢性疼痛常表现为在组织损伤愈合后的持续性疼痛。神经损伤导致神经元的异位电活动是痛觉异常的生理基础。

神经损伤引起的痛觉异常通常与神经损伤方式有关。横断性神经损伤可能在中枢残端形成神经瘤状结构。这是由于轴突运输的正常通道受到破坏，来自胞体的轴浆和其他活性物质被无序堆积在残端而形成神经瘤。此种情况下，虽然受损器官的末梢感受器不能诱发任何疼痛，但患者会感到神经的原靶器官自发产生幻肢痛或出现自发性疼痛。然而，选择性地损伤有鞘纤维而保留传递痛觉信号的 C 类纤维，则表现为自发性疼痛和感觉倒错，而损害性刺激损伤神经支配的感受器则诱发出痛觉过敏、痛性感觉异常。神经损伤诱发异位电活动的发放形式与正常神经末梢受刺激产生的传入活动具有明显的差别，受损神经可以在无任何外部刺激的条件下产生高频簇状放电，导致痛觉过敏和感觉异常。

3. 痛觉传导离子通道和受体异常

在慢性疼痛过程中，痛觉传导离子通道和受体发生异常变化。神经损伤区及其 DRG 神经元对离子通道药物的敏感性明显高于正常神经。神经轴突的钠离子、钾离子、钙离子通道都可能发生异常表达和异位分布，大量的异位和自发的非编码传入放电，促使痛觉过敏和感觉异常。慢性疼痛促使谷氨酸盐释放，并激活 *N*-甲基-*D* 天冬氨酸（NMDA）受体，导致神经细胞与其他不参与疼痛传导的细胞建立新的联系，在大脑不同区域建立的新联系使疼痛的定位和机体自身镇痛过程变得更为复杂，从而引起慢性疼痛感觉的扩散、泛化以及痛觉皮区分布界限的紊乱。慢性神经病理性疼痛时，交感神经可释放去甲肾上腺素、P 物质和前列腺素等，使传入神经敏感化；也可向背根神经节"出芽"形成侧支支配感觉神经元，形成痛觉过敏，甚至发生感觉超敏（allodynia）现象。

4. 中枢神经系统重构

慢性疼痛的"疼痛记忆"表现为损伤治愈后疼痛信号依然持续存在。这种"疼痛记忆"并非心理性因素的结果,而是具有中枢神经系统重构的病理学基础。"疼痛记忆"将进一步加重慢性疼痛对患者认知行为和精神心理的损害。

三、疼痛的分类

(一)按刺激性质分类

1. 机械性疼痛

组织在外力的作用下会产生机械性变形,当变形的程度超过机械性伤害感受器的阈值时,伤害感受器被激活,产生机械性疼痛。外力去除后,组织复形,疼痛消失。例如,巨大的椎间盘突出造成的神经根压迫就属于此类疼痛。

2. 温度性痛

温度性痛是指某些疾病因温度的变化而产生的疼痛。例如,烧伤、冻伤所致的疼痛。

3. 化学性痛

组织受损或有炎性反应时,化学物质的升高超过阈值。常发生于创伤后半个月到一个月或有炎症、感染性疾病时,如软组织感染所致的疼痛;也可以是无菌性炎症所致,如盘源性疼痛、肌筋膜炎症所致的疼痛。

(二)按炎症病因分类

1. 炎症性痛

炎症性痛是指由炎性刺激引起的疼痛,包括感染性疾病及无菌性炎症。如腰椎术后感染所致的疼痛属于细菌性炎症疼痛,而椎间盘突出所致的疼痛一般是无菌性炎症引起的。

2. 非炎症性痛

非炎症性痛是指由病理性原因引起的疼痛,如结石、癌症等。

(三)按发病机制分类

1. 病理生理性疼痛

由伤害性刺激和非伤害性刺激引起的疼痛。

2. 精神心理性疼痛

精神心理性疼痛是指一些查不出器质性原因的慢性疼痛,往往由于精神心理因素、心理冲突、情绪障碍或心理疾病等四处求医,反复做各种检查,始终不能缓解。

3. 混合型疼痛

混合型疼痛指的是既有病理生理性的疼痛,同时又伴有精神心理性的疼痛,多在颈腰椎疾病的慢性疼痛期,两者可相互影响,并且如果没有很好地兼顾治疗,可能形成恶性循环,产生经久难愈的疼痛,尤其要引起临床医生的注意。

（四）按疼痛感觉分类

1. 快痛

快痛是在皮肤受到刺激时很快发生的一种定位清楚而尖锐的刺痛，在撤除刺激后很快消失。

2. 慢痛

慢痛是一种定位不明确的一种或多种痛感，潜伏期长，可持续长达数秒或更长。

3. 顽固性痛

顽固性痛是指经过积极的原发病治疗和各种止痛药的治疗，不能缓解，反复发作，而且严重影响患者的正常生活和工作的疼痛。

（五）按疼痛强度分类

1. 轻度痛

轻度痛是指疼痛可以忍受，并能正常生活，睡眠不受干扰。

2. 中度痛

中度痛是指疼痛明显，不能忍受，患者要求用镇痛药，睡眠受到干扰。

3. 重度痛

重度痛是指疼痛剧烈，不能忍受，需要镇痛药物，睡眠严重受到干扰，可伴有自主神经功能紊乱表现或被动体位。

4. 极度痛

极度痛为一种持续性剧痛，伴血压、脉搏等的变化。

（六）按时间模式分类

1. 一过性疼痛

一过性疼痛是指疼痛在短时间内一次或数次出现。

2. 间断性疼痛

间断性疼痛是指不定期的、没有规律性的疼痛。

3. 周期性疼痛

周期性疼痛是指疼痛发生频率经过一个相当规律的时间间隔，呈现规律性变动的状况。

4. 持续性疼痛

持续性疼痛是机体组织受到各种损害刺激而产生的痛觉。

（七）按机体部位分类

1. 躯体性痛

躯体性痛是指身体痛，包括头痛、肩酸背痛、肢体痛、胸痛、腹痛、腰痛等。骨科疾病所致的疼痛，多发生在躯体上，通常影响活动功能。

2. 内脏性痛

内脏性痛是指痛觉发生缓慢，持续时间长，定位不精准，对刺激性质分辨能力差，对机械牵拉、缺血、炎症等刺激敏感的一类疼痛。

（八）按神经部位分类

1. 中枢神经性痛

中枢神经性痛是指由中枢神经系统损伤引起的疼痛。

2. 周围神经性痛

周围神经性痛是指由周围神经系统损伤引起的疼痛。

3. 自主神经性痛

自主神经性痛是指由自主神经系统原发性病变或功能障碍而引起的疼痛。

（九）按病程长短分类

1. 急性痛

急性痛是指在几小时、几天直至 1 个月以内可缓解的疼痛。

2. 慢性痛

慢性痛是指持续 1 个月以上的疼痛。

（十）按表现形式分类

1. 原发痛

原发痛是指组织内的神经末梢直接受到机械性或化学性刺激而产生的疼痛。

2. 牵涉痛

当某些内脏器官发生病变时，常在体表的一定区域产生感觉过敏或痛觉，这种现象称牵涉痛。

3. 反射痛

反射痛又称扩散痛，是指神经的一个分支受到刺激或损害时，疼痛除向该分支支配区放射外，还可累及该神经的其他分支支配区而产生疼痛。

四、疼痛的评定方法

疼痛是患者的主观感觉，其评定在临床上有着极其重要的作用，对临床的诊断、治疗及疗效有着很高的价值，可以指导临床医师进一步制订相关的治疗措施及方案。临床上，常用的疼痛评定方法如下。

（一）口述分级评分法（VRS）

将疼痛用"无痛""轻微痛""中度痛""重度痛""极重度痛"表示：0 为无痛，1 为轻微痛，2 为中度痛，3 为重度痛，4 为极重度痛。

（二）行为疼痛测定法（BRS）

疼痛可能会对人体的生理、心理都造成影响。因此，疼痛患者可能会表现出一些行为举止的改变，主要有以下方面：①反射性痛行为，如惊恐、呻吟、叹气；②自发反应，是为了躲避或减轻疼痛而产生的主动行为，如抚摸疼痛部位、护卫身体某些部位或区域，或将身体固定于某种特殊姿势等；③功能限制和功能障碍，如静止不动、过多的躺卧等被动行为；④患者服药态度和频率；⑤希望引起别人注意的举动；⑥睡眠习惯的改变。

（三）数字评分法（NRS）

将疼痛程度用0～10这11个数字进行描述，0表示无痛，10表示最痛，被测者根据个人疼痛感觉在其中一个数字做记号。

NRS　0　1　2　3　4　5　6　7　8　9　10

（四）视觉模糊评分法（VAS）

国内临床上通常采用中华医学会疼痛学会监制的VAS卡。在卡中心刻有数字的10 cm长线上有可滑动的游标，两端分别是"无痛"（0）和"最剧烈疼痛"（10）。患者面对无刻度的一面，医师面对有刻度的一面，并记录疼痛的程度，即VAS刻度。

（五）45区体表面积评分法（BARS-45）

此法把人体表面分成45个区域，每个区域标有该区号码。人体前面分为22个区，背面分为23个区。每个区不论大小均为1分。患者将自己的疼痛部位在图中标出，用笔涂盖。即使只涂盖了一个区的一小部分也评为1分。通过这些疼痛区，可计算患者疼痛占体表面积的百分比。对于疼痛强度的评定患者可用不同彩色来表示，如绿、红、蓝、黑分别代表无痛、轻痛或重度痛，也可用不同符号表示疼痛强度。

（六）多因素疼痛评分法

疼痛由感觉、情绪和评价等因素构成，为将这3种因素分开并使之数量化，临床上使用了一些定量调查的方法。麦吉尔（McGill）疼痛调查表有73个描述疼痛性质的形容词，分为20组，每组2～6个词。1～10组表示躯体性，即对身体疼痛的感受；11～15组是影响性，即主观的感受；16组是评价性，即对疼痛程度的评价；17～20组是多方面的，即对多方面因素进行评定。从这个调查表可以得到：①疼痛评定指数，评分为"1"；它的评分原则是每一组的第一个字词表示"1"，第二个字词表示"2"；以此类推，最后将选择20组中的20个字词的评分相加，即为疼痛评定指数。②现时疼痛强度（PPI），将疼痛分为6级：0级为无痛，1级为轻微痛，2级为不适疼痛，3级为窘迫疼痛，4级为严重疼痛，5级为剧烈疼痛。

（七）临床疼痛测量法

有些疼痛表现为活动痛，静止或休息时无明显疼痛，需采用物理检查方法定量评测疼痛。例如，患者仰卧位时曲髋伸膝，先将患者一侧髋关节屈曲，然后将膝关节由屈曲逐渐伸直，如患者出现疼痛，则记录其动作及引发疼痛的角度。

五、如何看待疼痛

基督教的教义曾认为：疼痛是神赐予人类的礼物，是一种使忠实信徒能够更接近救世主的献祭品,也是赎罪的一种方式。但实际上,疼痛是动物在进化过程中逐渐形成的一种自我防御机制,它会给生物以警告,让它们保护自己的身体,防止自己受到更多的伤害。对于疼痛的研究自古有之,科学认识疼痛、了解疼痛,才能使我们正确对待疼痛。

甚至可以这样认为,我们每个人都需要疼痛,疼痛是我们警醒的信号。地球上的每一个生物都是与周围环境密切相连的,我们时刻都在与周围的环境进行接触。因此,我们的身体也时刻会接收到大量的外界信号的输入。但是如果所有的信号都能够传输到大脑皮质并形成感觉,那么对我们来说将会是一场灾难。所以我们需要一种机制,就是忽视绝大多数无关紧要的信息,接收重要的、有危害的信息,才能保持大脑这个"中央处理机(CPU)"的正常运转。就如现在的电脑,可以设置符合的程序,然后再进行输入。所以我们大脑要求可以接收到的有用信息就是:自然界中的危险是无处不在的,有些感觉信息的传入可能意味着危险的来临。因此,在进化过程中,我们的机体逐渐形成了一种机制,即在一定阈值以上的物理刺激才能激活相应感受器形成特定感觉。而超过了一个更高的阈值,则会激活伤害性感受器,这样强烈的刺激产生的伤害性感受,可以让身体迅速了解危险处境并做出相应反应。所以说,有疼痛并不一定是一件坏事。相反,疼痛对于人和其他动物来说都是必需的。

那么,如果人不能感受到疼痛会变成什么样子呢? 可以设想一下,如果骨折了不知道疼痛,沸水烫伤了也不知道疼痛,那么这个人可能很容易就"废"掉了。在现实生活中,确实有一种很罕见的疾病叫做"先天性无痛症"。这种疾病的患者,其痛感的传导遇到障碍,即丧失了痛觉,但冷热、震动、运动感知等感觉则发育正常。无痛症患者由于痛觉缺失,往往容易出现多发性骨折、关节囊松弛、感染等症状,也很容易造成小孩早夭。所以说,能够感受到疼痛并不一定是件坏事。

大部分骨科门诊患者都是因为疼痛而就诊,颈腰椎疾病所致的疼痛占了很大一部分的比例。虽然疼痛并不总是一件坏事,然而疼痛的治疗常常被人们忽略,有的患者认为疼痛只是疾病的症状,是不得不忍受的,治疗疼痛都是治标不治本。门诊经常遇到这种情况,医师说开点止痛药,患者就觉得这是光止痛不治病。随着当前生活水平的改善和对疼痛认识的提高,人们追求更高的生活质量,对止痛的需求也日益增高。因此,患者应当改变传统的、消极的疼痛治疗观念,尽早、尽可能彻底地解除骨科疾患所引起的疼痛。

第二节　颈腰椎疼痛的基本特征和疗法

一、颈腰椎疾病疼痛的来源和特性

(一) 颈腰椎疾病疼痛的来源

1. 椎间盘源性

椎间盘源性疼痛在临床上是极为常见的多发病,是椎间盘内紊乱(IDD)如退变、纤维环内裂症、椎间盘炎等刺激椎间盘内疼痛感受器引起的慢性颈腰痛,不伴根性症状,无神经根受压或椎体节段过度移位的放射学证据,可描述为化学介导的椎间盘源性疼痛。

(1) 椎间盘源性腰痛:椎间盘源性下腰痛的最主要临床特点是坐的耐受性下降,疼痛常在坐位时加剧,患者通常只能坐 20 分钟左右。疼痛主要位于下腰部,有时也可以向下肢放散,65%伴有下肢膝以下的疼痛,但是没有诊断的特异性体征。

(2) 椎间盘源性颈痛(cervical discogenic pain):特指椎间盘内部紊乱引起的疼痛,无放射痛及节段性神经功能障碍,不涉及其相邻的脊髓、神经根及小关节。椎间盘源性颈痛是慢性的、间歇性颈肩痛的常见原因之一。临床特点:间歇性肩胛区痛,并向头、颈、肩及上臂放散,常伴有麻木,但无根性痛和沿皮节分布的运动、感觉神经功能障碍。

特别注意的是很多盘源性的疼痛可不伴明显的椎间盘突出。

2. 脊柱源性

脊柱源性疼痛是指由脊柱自身病变所致导致的疼痛,包括椎管内的疾病,如椎间盘突出、椎管狭窄及黄韧带骨化等;包括椎管外的一些因素,如脊柱小关节退变,棘间、棘上韧带的炎症,横突处的病变等。此类疼痛主要是跟脊柱自身有着密切的关系,也是临床上颈腰椎疼痛最为常见的因素。

3. 神经源性

躯体感觉系统的损害或疾病直接导致的疼痛。本病可由外伤和(或)疾病致末梢神经、脊髓后根、脊髓及其以上中枢神经某些部位损伤而引发。主要是一些明确的神经受压及神经病变引起的疼痛,如明确的腰 4/腰 5(L4/L5)椎间盘突出压迫到 L5 的神经根,引起明显的下肢根性症状。又如由于病毒感染刺激神经所致的肋间神经痛,这些疼痛与神经受到刺激明显相关,在临床上也是比较常见的。

4. 软组织源性

人体的表面为皮肤,皮下有筋膜、肌肉这些非骨性的重要组织,这些组织所导致的疼痛便是软组织源性的疼痛,而现代的很多临床实践及研究表明,筋膜、肌肉这些因素导致的疼痛是非常常见的,并且这些类型的疼痛是保守治疗非常好的适应证。

5. 炎症源性

无菌性的炎症主要体现在椎间盘源性的疼痛,软组织上发生的无菌性炎症也是疼痛的一大原因,如通常所说的肌筋膜炎。临床上,感染所致的炎症也是疼痛发生的原因,常见的如椎间盘、椎间隙的感染,脊髓的感染等,需要与临床上的其他疼痛疾病加以鉴别。

6. 内脏源性

内脏疾病所致的颈腰椎疼痛通常容易被忽略,但往往潜在巨大的风险,如主诉为颈肩痛可能是心脏的问题所致,肺部的病变可能表现为后背部的疼痛,肾脏的病变可能表现为腰部的疼痛等。充分的病史询问、详细的查体及医师自身较为深厚的疾病认识基本功是第一时间避免这些可怕"雷区"的有效法宝。

(二) 颈腰椎疾病疼痛的特性

1. 原发痛与继发痛

(1) 原发痛:是指组织中的神经末梢直接受到机械性或化学性刺激而产生的疼痛。其中以肌肉、筋膜、韧带产生的疼痛在腰腿痛中最常见。疼痛由急性创伤引起者,多表现为锐痛或剧痛；由慢性劳损所致者，常在较长时间固定某种体位的工作或劳动时出现酸痛、胀痛，经变换体位、休息及按摩等多可缓解。

（2）继发痛：是指病变侵犯神经根或神经干的向心性纤维而产生的疼痛。其病理变化不在感觉疼痛的部位，而是在支配这些组织的传入神经纤维的某一部位。腰椎间盘突出症、腰椎管狭窄、脊椎滑脱等压迫或刺激了坐骨神经，产生小腿、足及大腿后侧的疼痛及麻木，亦属于继发性腰腿痛。

2. 放射痛与牵扯痛

（1）放射痛：指神经根、干受到刺激后出现的一种典型神经痛，疼痛沿神经干放射到远离刺激部位的该神经支配区。疼痛可为发作性或持续性，疼痛性质可为电击痛、切割痛、撕裂痛及灼烧痛。

（2）牵涉痛：常指深部器官病变引起的身体体表部位的疼痛或痛觉过敏。

放射性痛与牵涉性痛有很大的区别。放射性痛是大范围的，无定性；牵涉性痛是小范围的，有定性。

3. 快痛与慢痛

快痛通常指刺激之后 0.1 秒内产生的锐利的疼痛感觉。此种疼痛通常发生于皮肤被割伤或遭电击时，通常可持续数秒至数分钟之久，有时也被称为刺痛、灼痛、酸痛、悸痛及电击痛等。通常人体的深层组织不会有这一类的快速痛。此疼痛为 A 类神经纤维所传导。快痛通常是外伤所致。

慢痛是于刺激后 1 秒或数秒之后才开始产生的疼痛，这种疼痛产生以后逐渐加强，通常可持续数秒至数分钟之久。此种疼痛有时为灼痛、酸痛、悸痛及恶心痛等，通常伴随着组织伤害一同发生，有时甚至会导致长期而令人无法忍受的痛苦。它可由皮肤产生，也可由任何内部的组织器官产生，经由 C 类神经纤维所传导。大部分的颈腰椎疾病疼痛是慢痛。

4. 压痛点与激痛点

压痛点是原发病灶在接受物理或化学因素刺激后产生的疼痛信号，即当病灶受到外力压迫时，使原来的刺激量增加而产生更为显著的定位疼痛感知。它常与较表浅的筋膜炎或深部的损伤部位相符合，压痛较集中、固定和明显。在椎周软组织受损害时的特定部位，不论是头颈背肩部还是腰骶臀髋部，必有高度敏感的压痛点的存在。在其上滑动按压时会立即引出局限性剧烈的压痛，与局部的主诉痛相符合。目前已经知晓，特定部位的压痛点在人体某个疼痛部位的出现，常不是孤立的一个压痛点，而是具有规律的一群压痛点。

激痛点源于英文的"myofascial trigger point"，也译作触发点，常被简写为 MTrP，它是指骨骼肌内可触及之紧绷肌带所含的局部高度敏感的压痛点。有关激痛点的理论，是西方针刺疗法"dry needling"（干针）的理论基础。压痛点和激痛点存在明显的不同：

（1）所在部位不同。压痛点存在于骨骼肌附着处（肌肉的起止点），激痛点存在于神经肌肉的运动点——骨骼肌的肌腹上（即肌肉的筋膜上）。

（2）疼痛性质不同。压痛点是原发痛，激痛点是传导痛和继发痛。

（3）治疗方法不同。压痛点的治疗是痛在何处、治在何处。激痛点的治疗应先治疗原发痛再治疗继发痛，如果引起继发性无菌性炎症的话，应同时对肌腹筋膜部分进行治疗。

（4）损害认识不同。压痛点附着处（起止点）是应力的集中点，最容易损伤。激痛点肌腹部位不易损伤，它的疼痛是传导痛所致，多是继发痛。

（5）治疗靶点不同。压痛点的治疗不分原发痛和继发痛。激痛点的治疗要求先治疗原发痛，再治疗继发痛。

（三）慢性难治性的疼痛，不要忽略躯体化因素

焦虑、抑郁症状与慢性疼痛的发生及其严重程度密切相关，躯体化症状的主要特征为多种、反复出现且经常变化的躯体不适，医学检查却不能发现相应身体疾病的证据。近年来，也有学者提出慢性疼痛在一定程度上是躯体化症状的表现。当患者出现慢性疼痛且或多或少有情绪问题时，需排除躯体化症状。

骨科疾病带来的疼痛远远超出人们的认知。事实上，骨科疾病所致的疼痛深深困扰着世界上每一个角落的人群，带来高比例的致残率，给社会、个人造成沉重的负担，当然也包括我们。

下表摘自网络，颈腰疼痛与抑郁症的致残率20年来并无明显下降。

1990		2010	
排名	疾病	排名	疾病
1	下腰痛	1	下腰痛
2	抑郁症	2	抑郁症
3	颈肩痛	3	颈痛
4	缺铁性贫血	4	其他骨骼肌肉疾病
5	其他骨骼肌肉疾病	5	糖尿病
6	糖尿病	6	骨关节炎
7	酒瘾	7	摔伤
8	摔伤	8	慢性阻塞性肺疾病
9	其他听力丧失	9	酒瘾
10	慢性阻塞性肺疾病	10	其他听力丧失
11	骨关节炎	11	精神分裂症

1990—2010年中国人群十大致残疾病

二、颈腰椎疾病疼痛的中西医治疗方法

（一）中西医治疗颈腰椎疾病的基本方法

1. 中医学治疗颈腰椎疾病的方法

（1）内治法：根据中医学的四诊合参的办法，对患者进行辨证，根据具体的证型选择合适的方药进行治疗。在骨科疾病的治疗上，内治法有着不可代替的作用，它对改善人的体质、加快疾病的恢复起着重要的作用，也是中医药治疗的一大特色。

（2）外治法：根据患病部位，采用外敷药膏、熏蒸、中药透入、牵引等方法对局部症状部位进行治疗，在充分发挥中医优势的同时避免太多药物在体内被摄入，并且对局部症状有着明显的改善作用。

（3）针灸、推拿：针灸、推拿的办法是治疗颈腰椎疾病的非常有效的方法、针灸、推拿作为中医学的重要组成部位，在骨科疾病的治疗上发挥着无可替代的作用，甚至有的学者指出，正是因为我国有着中医的各种方面，才使得我们国家的疼痛治疗避免了药物滥用。目前，很多西方国家已经把针灸纳入医保范围，美国军队也把针灸作为治疗手段之一。

（4）结合现代研究的一些中医学治疗：通过现代解剖学和中医学的融合，出现了一些非常有效的治疗办法。如浮针疗法是在传统针灸的基础上结合现代基础医学融合而生；又如内热针治疗是在温针灸结合软组织外科学的基础上进一步转化而来。

2. 现代医学治疗颈腰椎疾病

（1）药物治疗：对症治疗是现代医学的药物治疗的重要依据。针对疼痛及其程度，运用不同强度的止痛药物，如非类固醇抗炎药、阿片类等止痛药，可起到较为明显的止痛作用，但很多强效止痛药易产生耐药性及成瘾性。如果肌肉紧张，还可辅助使用一些肌松类的药物，阻断神经冲动向骨骼肌传递，使得肌肉松弛，如琥珀胆碱等。如果有躯体化症状的表现，可使用一些精神类药物，如氟哌噻吨美利曲辛（黛力新）等。

（2）注射、介入治疗：此类治疗是现代医学对颈腰椎疾病疼痛的一个非常有效的手段，也是目前疼痛科运用最为广泛的手段。通过把麻醉类、激素类及营养神经类药物注射到相应的神经周围，可快速、有效地缓解神经引起的疼痛。此类操作多数需要精良的设备，如X线、CT、B超等引导，而传统的盲穿现在已越来越少用了，因为其风险较大且疗效较差。

（3）手术治疗：手术是伴随着现代医学的进步飞速发展的，很多严重的颈腰椎疾病，非手术治疗效果不佳，便有了最后的一个手段。随着科技的进步，手术技术也越来越精细化和微创化，并且引入机器人导航等众多先进手段，相信以后手术治疗也会有更大的提升。

（二）"四位一体"非手术治疗颈腰椎疾病

在颈腰椎疾病的非手术治疗上，前人及众多的专家做出了很多的努力，也取得了巨大的进步。在总结经验及临床实践的过程中，我们提出了自己的一些办法及经验，后面的章节也会详细阐述。针对不同的治疗办法，我们主张在疾病的不同阶段采用更加适宜、有效的方法，对治疗的方面进行整合。我们首次提出"一标、二治、三固本、四稳身心"的治疗理念，贯穿于整个颈腰椎疾病治疗的过程中，包括"急则治其标，标本兼治""注重身心健康与疾病的关系"等理念，初步运用于临床，取得一定的效果。

此4个原则来源于中医学术语中的标本兼治，标是指表面的病症，本是指引发病症的源头。疾病的治疗过程中，不但要消除表面的病症，还要消除引起此类病症的原因。世界卫生组织对健康的定义是：身体、心理对社会适应的良好状态。我们治疗疾病最终的目的除了疾病本身，还要关注患者的心理状态，才能实现真正的治疗。稳身心指的是通过各种办法对患者的心理健康进行评价与稳定，从而达到疾病身心的康复，达到治病求本、身心同治的目的。一标、二治指的是疾病出现的时候，在正确辨识疾病的基础上，快速运用各种方法对病症进行缓解,并且在整个治疗过程中注重疾病的本源。疾病后期通过健康宣教、肌肉功能锻炼、姿势的矫正、平时体位的调整达到巩固治疗效果,从而达到疾病的长期疗效,谓之"三固本"。最后,治疗疾病应考虑患者的心理健康,考虑患者作为一个社会人在适应社会的各种状态下的情况,不仅关注疾病本身,同时也关注患者的心理以及身体和心理对社会的适应情况,谓之"四稳身心"。

第二章 颈腰椎的生理与解剖

第一节 颈腰椎疾病的"认识论"

一、脊柱疾病成因的各家学说

（一）中西医的不同理论学说

1. 经络理论

经络理论是中医学最具代表的学说，由此产生的针灸疗法更是在脊柱疾病的治疗过程有着较为重要的作用。经络理论是关于经络穴位的组成与结构（走向）、性质与功能、现象与应用、运动规律等的学问。经络技术是经络理论和经络功能的实际具体应用。生命的本质在于经络，经络是生命的动力系统。因此，经络理论是生命的动力学理论。根据经络理论和构成经络的精气神理论，即可阐述所有的生命现象和规律。经络论是比较成熟的理论，在中医学和气功著作中都有很系统、科学、全面、具体的论述。从古人对经络穴位的论述里，在医疗和气功实践中，我们感觉到经络是一种实在的物质系统，知道了经络物质对生命的重要性和决定性，了解到经络穴位的分类、分布、起止流向、性质功能、作用现象、运行规律、应用技能等知识。经络的分布状态与神经、血管类同，与树木干支分布相似，有主干、支干、细支3类，在经络为经脉、络脉、孙脉3脉。经络上密布着穴位，经络功能主要是通过穴位得以实现的，穴位是经络的功能点、敏感点。外力作用于穴位上的效果比非穴位经络好得多。经络病象也会反映在相应经络的有关穴位上。阿是穴通常在孙脉上形成，因为孙脉细小，容易堵塞产生气节，出现痛感，这就是"不通则痛，通则不痛"的道理。

经络论也是神秘文化现象之一，并普遍引起了人们的重视。人们利用现代科技手段研究经络，终于在十几年前拍摄到了经络图（见图2-1），上有穴位点，与经络理论完全吻合，从而证实了经络穴位的实在性。那么经络穴位的本质到底是什么呢？近20年来，为了探明经络穴位的本质，人们进行了广泛的研究，做了很多的猜想，开展了全面的实验工作，取得了很多宝贵的第一手资料，仅摘几则如下。解剖学研究成果显示：穴区组织中都有丰富而多样的神经末梢、神经束、神经丛。可见经络穴位与神经紧密相关。但是研究又显示，经络和神经各有不同的走向、现象与功能，是不同的物质系统。针刺实验结果表明：神经干以麻为主，血管以痛为主，肌肉、肌腱、骨膜以酸胀为主，经络则兼而有之。气感现象表明，气是一种具有力学性质

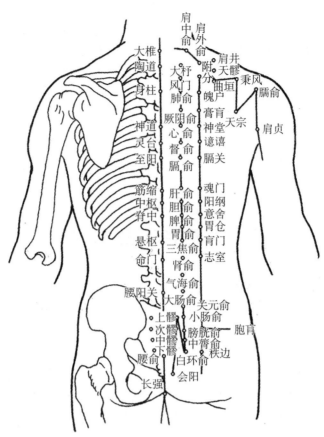

图2-1 人体穴位分布图

(修自教材《针灸学》)

的实在物质,而不是凭空想象的理论名词,气是在经络中存在的。同时也说明,气不是气体,而是某种未知的物质,因为气和气体的功能与产生的现象明显不符。穴位电位实验:器官活动增强时,相应的经络穴位电位升高。器官摘除或经络组织损坏时,相应的经络穴位电位降低,甚至为零。穴位辐射效应实验:在相应的脏腑有暖流感觉,相应经络有感传效应。

经络有运行气血、濡养组织、沟通全身的功能,使人体成为一个有机的整体。经络在病理学上的作用,主要关系到疾病的发生与转变。经络功能失常,就容易感受到外邪(致病的外气)而发病。经络是病变相互影响的重要渠道。调整经络气血,可以达到治疗疾病的目的。经络是人体运行气血的通道。腧穴就是脏腑经络之气通达于体表的特殊部位。

在中医学的经络理论里,经络可以起到沟通全身的功能,其自然也可以影响脊柱的问题。其中,多条经脉是与脊柱密切相关的,最为典型的就是督脉和足太阳膀胱经。

2. 软组织外科学理论

软组织外科学(soft tissue surgery)是以椎管外骨骼肌、筋膜、韧带、关节囊、滑膜、椎管外脂肪或椎管内脂肪等人体运动系统的软组织损害(旧称软组织劳损)引起的疼痛和相关征象的疾病为研究对象,以椎管外或椎管内软组织松解外科手术或椎管外密集型压痛点银质针针刺和椎管外手法治疗等非手术疗法为治痛手段(完全有别于镇痛手段)的一门新的临床分支学科。软组织外科学的形成,是医学发展的结果,它是西医骨科和中医伤科发展到一定阶段时,其部分内容结合的产物。软组织外科学不仅仅是一种治疗方法,而是一种医学上的全新认识,是一个理论体系。

软组织外科学理论的概念包括:①椎管内外软组织无菌性炎症致痛学说,作为软组织外科学的理论基础。②揭示软组织损害性疼痛的发病机制,阐述原发性发病因素(急性损伤后遗或慢性损伤引起的疼痛反应)和继发性发病因素(疼痛引起肌痉挛、肌挛缩)的病理过程。③发掘出人体软组织压痛点分布规律,以及人体软组织因肌痉挛而引起的力学平衡的补偿调节,这些压痛点的立体三维分布,其演变的规律是软组织损害性疼痛的诊断和治疗依据。④总结出了头颈背肩臂和腰骶臀腿痛的解剖分型,为临床诊断提供可靠依据。⑤对腰突症和颈椎病的传统诊断标准提出新认识,纠正了学术界长期以来存在的模糊概念和误解。⑥总结较完整的软组织松解手术和非手术疗法,疗效显著,尤其是远期疗效好,形成完整的治疗体系。

软组织外科学的进展:①发病学进展。事实证明,椎管内外软组织因急性损伤后遗症或慢性劳损形成的损害性病变所产生的无菌性炎症,是头、颈、背、肩、臂、腰、骶、臀及腿痛的主要发病机制。②病理学进展。椎管内外软组织损害性疼痛的病理学基础,是软组织因急性损伤后遗症或慢性劳损形成而导致的无菌性炎症。③生理学进展。在生理学上,通过椎管内探查手术中应用机械性压迫刺激腰神经根的临床观察,证明了正常神经根急性受压,与周围神经一样,只会产生从麻木到麻痹的征象,以及受慢性渐增的压迫不易引起神经压迫征象,只有椎管内外神经组织受鞘膜外脂肪结缔组织无菌性炎症的化学性刺激时才会引起疼痛。④诊断学进展。通过软组织内外的软组织松解手术,重新认识了先天性骨骼畸形、后天性骨骼畸形及退变性骨质增生等均非疼痛的原发因素。⑤治疗学进展。软组织松解手术的治疗原理主要是通过椎管外松解骨骼肌、筋膜等,或椎管内松解硬膜外和神经根鞘膜外脂肪等无菌性炎症病变的软组织,完全阻断了它们的化学性刺激对神经末梢的传导,以达到无痛。根据椎管外软组织松解手术揭示的病理学本质的启示和手术及摸出来的压痛点分布规律的指导,进行非手术疗法的探索,发现其治疗原理和手术疗法也基本相同,使传统针刺、推拿及药液注射等多种中西医非手术治疗的老方法发挥了作用,显著提高了疗效,从而使非手术疗法和手术疗法相辅相成,形成了一套中西医结合的独特的治痛而不是镇痛的方法。

软组织外科学运用于临床最典型的便是银质针疗法,后人进一步改进成为内热针治疗,对于慢性软组织疼痛的治疗堪称"利器"。软组织外科学是中西医结合的产物,广为各界医生所接受。

3. 筋膜学说及筋膜链理论

筋膜是纤维性组织,按筋膜所在的部位,可分为浅筋膜、深筋膜和浆膜下筋膜。筋膜组织是机体重要的防御组织,分布甚广,是具有弹性、柔韧性的结缔组织,主要分为浅层筋膜及深层筋膜。

1) 浅层筋膜

浅筋膜是疏松的结缔组织,该层与皮肤相似,位于全身皮肤层下,有第二防御系统之称。肢体伸面的筋膜较厚实,屈面的筋膜较薄弱。外表与皮肤内层相紧贴,内层覆盖于肌肉、肌腱和其他组织的表面。浅层筋膜又是皮下脂肪组织的支架。此层筋膜内富有脂肪组织,有些部位可形成较厚的"皮下脂肪垫"。浅筋膜的发育情况有所不同,儿童、妇女及丰腴者浅筋膜厚,老年、男性、瘦弱者则相反。同一个体的不同部位也不一致,腹壁、臀部的浅筋膜较厚,眼睑等处浅筋膜甚薄。浅筋膜内纤维束的强弱、松紧,关系到皮肤的移动性以及解剖时剥离皮肤的难易。头皮、项、背、手掌及足底等部的浅筋膜致密,使皮肤紧密连接于深部结构,其他部位的浅筋膜则较疏松并有弹性。筋膜延续形成鞘。

浅筋膜内有浅动静脉、淋巴管及皮神经分布。浅动脉一般细小不明显,浅静脉则较显著,有的相当粗大。浅静脉一般不与动脉伴行,行程中相互吻合,并常与深静脉相交通,浅静脉最后穿深筋膜注入深静脉。浅淋巴管丰富,但很细小,管壁薄而透明,难以辨认。浅淋巴管行程中的某些部位(如头、颈、腋窝及腹股沟等处)可见到淋巴结。皮神经先在筋膜深侧,然后穿出深筋膜,在浅筋膜内走行,并以细支分布于皮肤。

2) 深层筋膜

深层筋膜又称固有筋膜,是位于浅筋膜深面并包裹着肌肉的纤维组织膜。包盖在肌浅面者为深筋膜浅层;包被深层肌者为深筋膜深层。四肢的深筋膜还深入肌群之间,深部连于骨骼,特称肌间隔。肌间隔是包绕着一块或一群肌肉的结缔组织,如"刀入鞘",故称之"肌鞘"。身体各部的深筋膜,其厚薄强弱有所不同,躯干部较弱,四肢较强;上肢较弱,下肢较强;腕踝部深筋膜浅层特别增厚,形成支持带。某些部位的深筋膜作为肌的起止点,增强成腱样结构,如胸腰筋膜、髂胫束等。在某些部位两层筋膜之间,或在筋膜与肌、骨等器官之间,由疏松结缔组织充填,称筋膜间隙。深筋膜(或有骨参加)还可形成包绕血管神经束或包被某些器官的囊鞘,称(骨)筋膜鞘(囊)。各处深筋膜的厚薄、纤维走向及与肌肉的关系、肌间隔、血管神经鞘等不同。筋膜组织在各关节处、肌肉组织活动频繁处、肌肉交会处,形成团块状、片状、大小不一富含脂肪的组织,叫筋膜组织缓冲区。如下肢有腘窝、上肢有腋窝等处。这种缓冲区有调节周围筋膜紧张度的功能。支持点筋膜:在浅层肌组织中的阔肌,长肌中央(段)的张力点,也叫肌肉收缩支持点,均为筋膜组织。因该部位是承受力点,机体本能的代偿,使该部位筋膜结缔组织变韧、变实,形成伪韧带或筋膜板等,供长肌、阔肌中段(央)收缩时起支持之用。

筋膜具有很强的弹性。这种弹性机制极大地提高了我们在行走和运动中的效率,为我们行走或者运动中提供势能和动能的一个转化。行走时筋膜被拉长,这种弹性拉伸会激活体内感受器,就像橡皮带一样。被拉长后会收缩回来,在这个过程中大部分的能量消耗都由筋膜的弹性所吸收,而肌肉只处于等长收缩的状态。特别是我们在做具有节奏性的活动时,筋膜为我们身体提高效率,减少耗能。相较于匀速行走,逛街时的走走停停更能让人感觉到累。通常,年轻或者经常运动的人的筋膜具有更高的弹性储备,它们呈现出来的是典型的双向清晰交叉的网络排列,每一个胶原纤维都有很大的卷曲。而老人或缺乏运动的人的筋膜纤维的走行都是多方向的,它的回弹能力是减少的。所以他们行走时间长了更容易累。

筋膜组织的功能:①能减少肌肉间摩擦,保证每块肌肉或肌群能单独进行活动;②约束肌腱,改变肌肉的牵拉方向,以调节肌肉的作用;③供肌肉附着,以扩大肌肉附着面积,起支持点作用;④对外力及内部运动起缓冲软垫作用,特别是长期受压迫和牵拉的部位,脂肪充实其间形成脂肪垫;⑤由于神经、血管在筋膜间穿行,筋膜组织有助于神经血管的解剖定位;⑥其分隔、包裹、覆盖的特点,在病变情况下有特殊意义,如限制炎症扩散,修复组织功能等;⑦防御保护功能。受寒感冒的斜方肌浅筋膜紧张是"防御性机制",阻止寒邪向里扩散。"关节滞留"现象是"保护性"机制,可阻止寒湿症状上行关节扩散,也可防止症状下行关节扩散。因此,筋膜与肌肉紧密相连,在筋膜的联系下,肌肉并非是只具备独立功能的单体。因此,涉及下面需要介绍的筋膜链。

肌筋膜链就是力线,是肌肉、韧带及其相关软组织按照特定的层次和方向,以筋膜直接相连,或以力学形式间接相连,对维持身体姿态和产生运动起着重要作用的连续体。肌筋膜链对人体的姿态、情绪、步态、呼吸以及慢性疼痛都有重大意义。筋膜链使用从西医的角度揭开了人体的整体观念,再一次表明人体的各部位的关联,与中医学的经络理论有着异曲同工之妙。这为我们治疗脊柱疾病提供了一个整体而明了的思路。

与脊柱疾病相连的有后表链、前表链、体侧链及螺旋链 4 个基本链接:

(1) 后表链有一个重要的姿态功能就是维持人体直立,以及当伸直膝关节时,特殊的锁扣结构帮助膝交叉韧带维持直立。后表链的轨道走向是这样的:从足底筋膜、趾短屈肌、小腿三头肌、腘绳肌、骶结节韧带、竖脊肌、枕下肌及帽状腱膜,一直连到我们的眉弓。后表链在我们的身体后侧,左右各 1 条,因为要维持直立,所以后表链的筋膜都比较厚实,它所包裹的肌肉大多是以慢肌纤维为主的肌肉(慢肌纤维的特点是耐力好,见图 2 - 2)。

后表链

∥ 足底筋膜、趾短屈肌

∥ 小腿三头肌

∥ 腘绳肌

∥ 骶结节韧带

∥ 竖脊肌

∥ 枕下肌

∥ 帽状腱膜

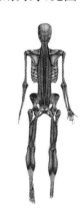

图 2 - 2 后表链

(修自《解剖列车》,下同)

(2) 前表链条与后表链保持平衡,提供张力性支撑,受骨性结构(头颅、胸廓及耻骨都是重心前倾的骨骼)的影响,前表链趋向于向下移动,后表链趋向于向上移动。我们会发现很多损伤也是按照这一规律,在后侧上半段的腰部、颈部区域出现疼痛,在前侧的下半段出现膝关节损伤(见图 2 - 3)。

前表链

∥ 胫骨前肌

∥ 趾长伸肌、拇长伸肌

∥ 膝关节前侧筋膜

∥ 股四头肌

∥ 腹直肌

∥ 胸骨前筋膜

∥ 胸锁乳突肌

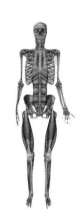

图 2 - 3 前表链

（3）体侧链通常是调节身体左右侧失衡的主要方式，还能对其他链条之间的力量进行协调。体侧链参与身体侧弯的形成，对身体侧向和旋转运动还有可调性刹车的作用。从某一程度上来说，它是为了防止侧屈（见图2-4）。

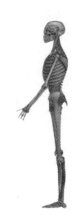

体侧链

‖腓骨长短肌

‖髂胫束

‖阔筋膜张肌、臀中肌、臀小肌、臀大肌上部

‖体侧腹肌

‖肋间肌及筋膜

‖胸锁乳突肌、夹肌

图2-4　体侧链

（4）螺旋链的姿势功能是将身体用两个螺旋环绕起来，帮助维持在各个平面上的平衡，它链接足弓和骨盆，有效地帮助确定行走时膝关节的运动轨迹。螺旋链的整体功能是引起并调整身体的扭转和旋转，以及在离心和等长收缩时稳定躯干和下肢以避免旋转崩溃（见图2-5）。

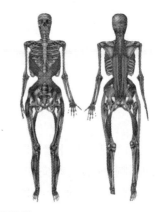

螺旋链

‖夹肌

‖对侧菱形肌、前锯肌

‖对侧腹外斜肌、腹直肌

‖腹内斜肌

‖阔筋膜张肌、胫骨前肌

‖腓骨长短肌、股二头肌

‖竖脊肌

图2-5　螺旋链

（二）脊柱稳定三系统

国外学者Panjabi于1992年提出了保持脊柱稳定性"三亚系模型"：被动亚系、主动亚系和神经控制亚系。我们通常认为由静力系统、动力系统、反馈和控制系统3个系统组成。

（1）静力系统：主要是由骨骼和韧带组成。躯干前屈过程中，后纵韧带、小关节突及其关节囊和椎间盘是主要的稳定性维系结构。躯干后伸过程中，前纵韧带、纤维环前部纤维和小关节突是主要的稳定性维系结构。水平旋转运动中脊柱的稳定性主要由椎间盘和椎骨关节突维系。侧屈过程中脊柱稳定性的研究较少，可能与椎体间韧带作用有关。在脊柱活动的中位区域，静力系统还可作为本体感受器，感受椎体位置的变化，为神经控制亚系提供反馈信息。其感受器主要位于椎间盘、韧带和关节面上。静力系统损伤可以增大中位区间的范围，提高对反馈和控制系统活动的要求。中位区域（neutral zone，NZ）是指在此脊柱活动范围内，脊柱节段活动的内部阻力较小，属于生理性活动范围的一部分，此时总内应力（活动阻力）保持最小值状态。张力性区域（elastic zone，EZ）指从中位区域（NZ）到脊柱节段活动极限范围之间区域，此时脊柱节段活动会遇到较大的内部阻力。在 NZ 区间，被动亚系不参与脊柱稳定性维持，此刻的脊柱稳定性取决于局部肌肉（local muscle）活动的维系；在 EZ 区间，静力系统参与脊柱稳定性维持。

（2）动力系统：主要指的是肌肉肌腱。它们与反馈和控制系统协同活动，共同维系脊柱在中位区间的稳定性。采用去除肌肉的实验证明，缺乏相应的肌肉的支持，腰椎可以在极其轻度的负载之下就会变得非常不稳定。单节段肌肉如横突间肌和棘突间肌，因其肌肉体积小、位置靠近脊柱旋转运动的中心且肌梭密度高，故主要作为张力传感器，为反馈和控制系统提供脊柱姿势和运动状态的反馈信息；体积较大的多节段肌肉主要参与脊柱的运动及其控制；腰部竖脊肌是完成搬举动作的主要背伸肌群；旋转运动主要由腹斜肌收缩完成；而腰部节段运动控制主要由腰部多裂肌活动完成，用以控制搬举和旋转运动时的腰椎节段稳定性；额状面脊柱运动的稳定性研究较少，一般认为主要与腰方肌活动有关。腹部肌肉与脊柱稳定性的关系尚未定论。有研究认为腹肌因其收缩活动能够增加腹内压和提高腰背筋膜张力而在维持背伸运动中发挥主要作用，但也有研究指出这种作用不可能长时间维持。目前研究认为，腹肌是躯干前屈和旋转的运动肌。

在现代脊柱疾病的发病过程中，动力系统扮演越来越重要的角色。根据功能和解剖位置的不同，将脊柱周围肌肉区分为局部稳定肌和整体运动肌两类。在肌肉保持脊柱稳定的作用中，局部稳定肌起主要作用，整体运动肌主要作为身体运动所需的动力的来源，负责做功，而在保持脊柱稳定性方面起辅助作用。整体运动肌位于表层，具有双关节或者多关节分布，如连接胸廓和骨盆。这些肌肉的收缩通常可以产生较大的力量，通过向心收缩控制椎体的运动和产生功率，如骶棘肌（分 3 组肌肉，腰部主要为腰部最长肌和髂肋肌）、背阔肌等。局部稳定肌肉通常起源于脊椎。它们的主要作用是控制脊柱的弯曲度和维持脊柱的机械稳定性，通常位于深部、具有单关节或者单一节段分布、通过离心收缩控制椎体活动和具有静态保持能力。脊柱最重要的局部稳定肌为多裂肌，其他如腹横肌、腰大肌也起类似作用。多裂肌的作用包括提供脊柱的节段稳定、保持脊柱的自然生理前凸、控制小关节的运动、调整椎体间压力和负荷的分配。腰部多裂肌的每一肌束均有来自背部神经支的内侧分支分布，且均来自同一节段腰椎的神经，这就意味着节段间的多裂肌能调整和控制相应节段去承载负荷。多裂肌是唯一一块主要起保护椎骨作用的肌肉。多裂肌与椎骨关节突关节有非常紧密的关系，控制椎骨关节突关节在头尾方向的滑动，控制着在椎骨上的压力和负荷的分配。

（3）反馈和控制系统：神经。它可以接受来自脊柱稳定性有关肌肉的信息，然后控制动力系统的有关肌肉活动，维持脊柱的稳定。反馈和控制系统主要接受来自静力系统和动力系统的反馈信息，判断用以维持脊柱稳定性的特异性需要，然后启动相关肌肉的活动，实现稳定性控制的作用。研究发现，反馈和控制系统功能障碍是其他脊柱结构损害的危险因子。此外，一次损伤后神经控制功能没能得到彻底康复也可以使得再次损伤的危险性提高。研究发现，反馈和控制系统能够预测即将发生的肢体运动，然后启动相关肌肉活动来保持肌肉稳定性,如在上肢运动发生之前多裂肌和腹横肌活动先行启动。而慢性腰痛患者这些肌肉的启动时间相对较晚,表现出明显的神经控制功能障碍。慢性腰痛患者腰部脊柱稳定性的神经控制功能较差且在初期损伤后的功能恢复不能自动进行,需要采用特殊的方法加以训练。

3个系统分别是维持脊柱稳定性的3个相对独立性因素,但相互之间可以影响,通常某一因素的损害,可以由其他要素加以代偿。而各个系统之间的功能无法代偿的时候,脊柱稳定性逐渐丧失,出现各种临床症状。

二、维持脊柱曲线之美的重要性

(一)脊柱生理曲度的重要性

脊柱的生理曲度可谓是自然选择的结果。新生儿的脊柱是由胸椎后凸和骶骨后凸形成的向前弯曲,这两个弯曲可以最大限度地扩大胸腔、盆腔对脏器的容量。婴儿出生时,颈部始呈稍凸向前的弯曲。生后3个月,婴儿抬头向前看时,即形成了永久性向前凸的颈曲,以保持头在躯干上的平衡;在出生6个月左右,幼儿学会了坐姿,形成了胸椎的后凸;在生后的12个月以后,幼儿学习走路时,又出现了前凸的腰曲,使身体在骶部以上直立。在人类慢慢开始独立行走的时候,自然的进化让人类有了脊柱的生理曲度,正是由于生理曲度的出现,使得人类在站立时脊柱得到了力学上的平衡(见图2-6)。

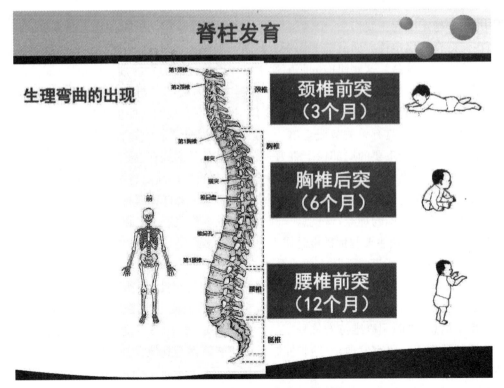

图2-6 脊柱各生理曲度形成时间

这样,脊柱出现了人类所特有的 4 个矢状面弯曲:两个后凸和两个前凸。胸椎的后凸是胸椎椎体前窄后宽的结果,而颈部的继发前凸主要是由椎间盘的前宽后窄来构成的,其椎体则前后等高或前方稍矮。腰椎的前凸则除了椎间盘外,L4 及 L5 椎体也变得前高后矮;L3 椎体不定,仍多为方形,而 L1、L2 椎体仍适应胸腰段的后凸而呈后高前矮的形态。

完成 4 个弯曲的人类脊柱在站立位时,重力线应通过每个弯曲的交接处,然后向下沿髋关节稍后方、膝踝关节稍前方而达地面。腰椎前凸在每个人并不一致,女性前凸较大;青年性圆背患者或老年性驼背患者,为保持直立位,腰椎前凸也增加;老年人椎间盘退变后颈椎及腰椎前凸可减少。脊柱的弯曲可协助椎间盘减少振荡,但却使支撑力减少,导致弯曲交界处容易损伤(如 T12、L1)及慢性劳损(如 L4、L5),成为腰痛的易发病处。

正常颈椎前凸为 20°～40°。实际临床中,颈椎所具有的所谓"正常"前凸变化范围较大。因此,对于某一患者个体是否存在异常弯曲应做具体评估。正常胸椎后凸为 20°～40°;正常腰椎前凸为 30°～50°;骶椎后凸时,S1～S5 融合成后凸曲线。

(二) 不良姿势是造成曲度异常的主要原因

脊柱曲度异常的改变以颈椎和腰椎最为常见,而颈椎由于其特殊性又首当其冲。在所有颈椎曲度异常的成因中,不良的生活、工作姿势占据了绝大部分的比例。

随着信息化、智能化时代的到来,人们的生活及工作方式发生了很大的改变。人们过多地使用电脑和智能手机,长期处于颈部前倾、低头体位,颈椎向前突起的生理曲度就会逐渐消失、变直,甚至出现反弓等异常改变(见图 2-7)。

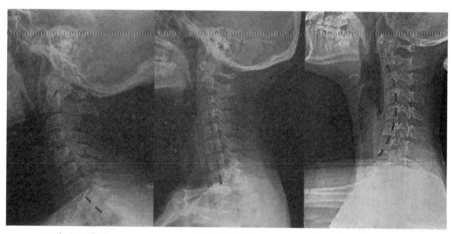

正常生理曲度　　　　　生理曲度变直　　　　生理曲度反张（颈椎反弓）

图 2-7　各种颈椎曲度状态

而脊柱生理曲度异常带来的危害是非常可怕的,其表面上看起来只是静力系统的改变,但是长期积累之后往往会影响到动力系统,甚至反馈和控制系统也会受其影响,下面的章节都会陆续介绍相关的内容。

第二节　颈部的解剖与生理

一、颈部的骨性结构与连接

(一) 颈椎的基本形态

普通颈椎每块椎骨均由椎体、椎弓和突起 3 部分组成。椎体自 C2～C6 椎体逐渐增大，椎体的横径约为矢状径的 1.5 倍，上面略小于下面，后缘略高于前缘。

颈椎椎体较小，椭圆形，上下均呈鞍状，C3～C7 椎体的上面呈额状位方向的凹陷，在椎体两侧缘偏后部有向上的嵴样突起，称椎体钩。椎体的下面呈额状位方向的隆凸，在其两侧缘有斜坡样的唇缘，椎体侧方的椎体钩与相邻上位椎体侧方的唇缘相连，构成椎体侧方滑膜性关节，称之为钩椎关节，也就是临床上所谓的"Luschka 关节"。钩椎关节能起到限制颈椎侧方滑动的作用，这样就使相邻椎体的稳定性增强，同时还能防止退变的椎间盘向侧后方突出。由于下部颈椎的钩椎关节面的斜度大，所承受的重力较大，因此容易发生退变增生性改变。同时，当颈椎间盘退化变薄时，使钩椎关节间隙变狭窄，上下椎体缘往往可以发生触碰和磨损，因而也容易发生增生，导致椎间孔缩小。钩椎关节和相邻的椎体部分构成椎间孔的前壁，而其侧方与椎动脉相毗邻，因此钩椎关节退变增生发生骨刺时，向侧后方能挤压椎间孔内的组织结构，刺激或压迫椎间孔内的神经根；向侧方能刺激或压迫椎动脉和其周围的交感神经(见图 2-8、图 2-9)。

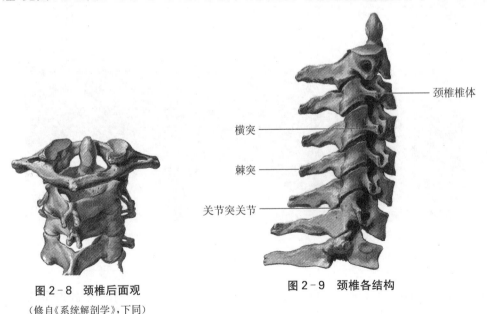

图 2-8　颈椎后面观

（修自《系统解剖学》，下同）

图 2-9　颈椎各结构

颈椎椎体

横突

棘突

关节突关节

(二) 颈椎的特殊结构

第 1 颈椎又名寰椎。该颈椎由前后两弓及两个侧块相互连成环状，上与枕骨髁相关节，下与枢椎构成关节。前弓较短,其后(内)面中部有关节面与第2颈椎的齿状突构成寰齿关节;前面中部有前结节,是两侧颈长肌的附着处。后弓较长,其后方有一结节而无棘突;此后结节突向上、后方,是两侧头小直肌的附着处。后弓上面两侧近侧块部各有一沟,称椎动脉沟;椎动脉上行出横突孔,绕过侧块,跨过此沟,再穿通环枕后膜,经枕骨大孔而进入颅腔。侧块上方有椭圆形凹陷的关节面,朝向内、前、上方,与枕骨髁构成寰枕关节;侧块下方有较平坦的关节面,朝向前、下、稍内方,与第2颈椎的上关节面构成寰枢关节。侧块的外方有横突,能作为寰椎旋转运动的支点,比其他颈椎的横突既长且大(见图2-10)。

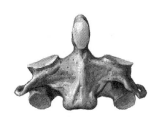

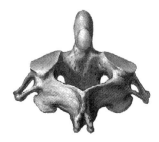

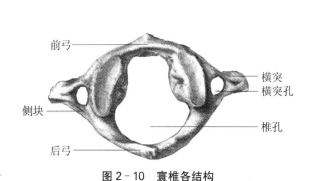

图2-10　寰椎各结构

图2-11　枢椎的前面和后面观

前弓

横突
横突孔

侧块

椎孔

后弓

第2颈椎又叫枢椎。它和一般的颈椎相似,但椎体上方有齿状的隆突称为齿突,此齿突可视为寰椎的椎体。齿突根部的后方有寰横韧带,但此韧带较细小;齿突前面有一关节面与寰椎前弓构成寰齿关节。上关节面位于椎体和椎根连结处上方的粗大稍出的骨块上,朝向上、后、稍外方,与寰椎的下关节面构成寰枢关节;第2颈脊神经位于该关节的后方,与下位颈脊神经和椎间关节的位置关系不同。枢椎的椎板较厚,其棘突较其下位者长而粗大,在X线片上看到上部颈椎有最大棘突者即为第2颈椎。枢椎的横突较小,方向朝下,只具有一个明显的后结节(见图2-11)。

(三)骨的连接

1. 椎间盘

从第2颈椎至第1胸椎共有6个椎间盘。每个椎间盘由纤维环、髓核和椎体的透明软骨板所组成,纤维环前部厚,后部较薄,其上下纤维均由软骨细胞与软骨板相连,组成一个封闭的球样体。不论外力从上下来,还是从左右来,它的体积均不变,压力则平均地分配到各个方面。第1颈椎与第2颈椎之间为寰枢关节,无椎间盘(见图2-12)。

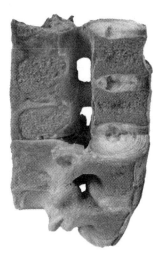

图2-12　颈椎间盘组织

2. 韧带组织

在颈椎椎体及椎弓周围有一系列韧带,对颈椎的固定及限制颈椎的运动有重要作用。从椎体前方一直往后主要有以下 4 条主要的韧带。

(1)前纵韧带:位于所有椎体和椎间盘前面的纵长韧带,上起于枕骨大孔前缘,下至第 1 或第 2 骶椎,韧带的宽窄厚薄各部有所不同,前纵韧带内层纤维与椎间盘外层纤维和椎体的骺环相连,但并不进入椎体,前纵韧带整个看来是一条长而宽的纤维带,非常坚韧。前纵韧带有防止脊柱过度后伸的作用。

(2)后纵韧带:位于椎管内椎体的后方,窄而坚韧。为脊柱的长韧带,起自枢椎并与覆盖枢椎椎体的覆膜相续,下达骶骨。与椎间盘纤维环及椎体上下缘紧密连接,而与椎体结合较为疏松,有限制脊柱过度前屈的作用。其长度与前纵韧带相当,与椎体相贴部分比较狭窄,但在椎间盘处较宽,后纵韧带有限制脊柱过分前屈及防止椎间盘向后脱出的作用。

(3)黄韧带:分左右两半,上方附着在上位椎板的前下方,下方附着在下位椎板的上缘。韧带内侧缘在中线上留有小孔,有静脉通过。外侧缘到达关节突,在腰部最发达,可达椎间孔的后缘。黄韧带增厚,可使椎管管腔减小及椎间孔缩小,从而压迫脊神经根产生临床症状。

(4)棘间韧带连接各棘突之间,后接项韧带。

项韧带为项部正中的板状韧带,由弹力纤维构成,向上附着于枕外隆凸,向下附着于颈椎棘突,续于棘上韧带,其后缘游离,前缘附着于棘突(棘上韧带是连接胸、腰骶各棘突间的纵行韧带,限制脊柱过分前屈,见图 2-13)。

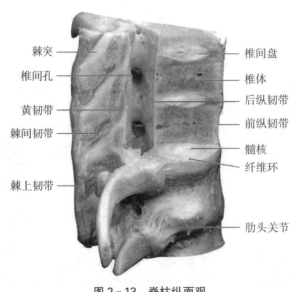

图 2-13 脊柱纵面观

(修自《速记解剖学》)

3. 关节突关节

关节突关节由相邻椎骨的下、上关节突连接组成,关节面较平,向上倾斜 45°,关节囊附着于关节软骨边缘,较为松弛,易发半脱位。关节突关节构成椎间孔的后壁,颈部的神经根从关节突关节的前方通过,下颈段关节突承受压力较大,增生机会较大(见图2-14)。

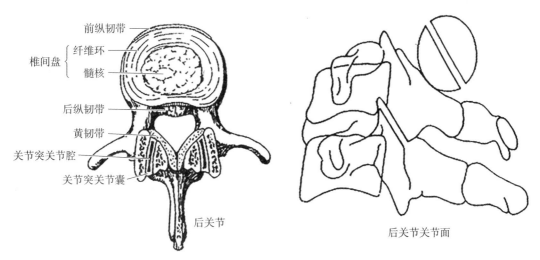

图2-14　关节突关节示意图

4. 特殊连接

寰枢关节。寰枢关节是第1颈椎寰椎和第2颈椎枢椎之间连接的总称,包括3个独立的关节,即2个寰枢外侧关节和1个寰枢正中关节。寰枢外侧关节由寰椎下关节凹和枢椎上关节突构成。关节囊的后部及内侧均有韧带加强。寰枢正中关节由枢椎齿突与寰椎前弓后面的后关节面和寰椎横韧带构成(见图2-15)。

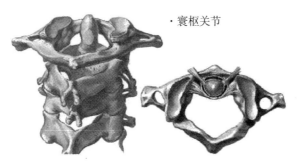

图2-15　寰枢关节

(修自《系统解剖学》)

齿突尖韧带由齿突尖延伸到枕骨大孔前缘。翼状韧带由齿突尖向外上方延至枕髁内侧。寰椎横韧带连接寰椎左、右侧块,防止齿突后退。从韧带中部向上有纤维束附于枕骨大孔前缘,向下有纤维束连接枢椎体后面,因此寰椎横韧带与其上、下两纵行纤维索共同构成寰椎十字韧带。覆膜是坚韧的薄膜,从枕骨斜坡下降,覆盖于上述韧带的后面,向下移行于后纵韧带寰枢关节,以齿突为垂直轴进行旋转运动,使头连同寰椎绕齿突做旋转运动。

二、颈部的软组织

(一)颈部的深浅筋膜

1. 浅筋膜

颈部的浅筋膜一般较薄,含有少量脂肪,在颈前部和颈外侧部浅筋膜内含有颈阔肌。浅筋膜内还有浅静脉、浅淋巴结和皮神经,均位于颈阔肌的深面。颈阔肌(platysma)为阔而薄的肌片,起于胸大肌上部和三角肌表面的筋膜,向上行,前部肌纤维附于下颌下缘。后外侧部纤维越过下颌骨下缘延至面部,与口角的肌肉纤维交织。前部纤维在颏下方与对侧颈阔肌纤维交织,而越往下两侧肌间的距离越远。颈阔肌变异较大,可一侧或双侧缺如。收缩时,颈部皮肤出现斜行皱纹。其前部纤维可协助降下颌,后份纤维可牵引下唇和口角向下(见图 2 - 16)。

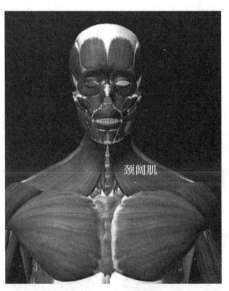

图 2 - 16 颈阔肌

(修自《维萨里 3D 解剖软件》)

2. 深筋膜

位于浅筋膜及颈阔肌的深侧,分浅、中、深 3 层,包绕肌及其他结构形成筋膜鞘和筋膜间隙。

(1)浅层形似围领包绕颈部,并形成胸锁乳突肌、斜方肌的鞘,因此又称封套筋膜。在颈的上、下界它与所遇到骨面愈合。在胸锁乳突肌后缘附近,从封套筋膜的深面分出一薄层形成舌骨下肌的鞘。

(2)中层又称气管前筋膜或内脏筋膜,居气管颈部及颈动脉鞘的前方,并分层包绕颈部脏器和甲状腺,并形成甲状腺鞘。

(3)深层又称椎前筋膜,较厚,位于椎前肌,斜角肌,臂丛根、干和锁骨下动脉的前方,并随臂丛和锁骨下动脉延入腋窝,形成腋鞘(见图 2 - 17)。

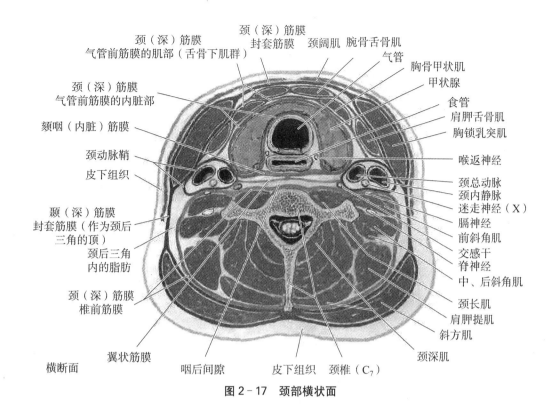

图 2-17　颈部横状面

（二）颈部的肌肉

颈部以斜方肌前缘为界分为前后两部分。前部为颈部，后部为项部。根据颈肌的位置，将颈肌分为颈浅肌、颈前肌、颈深肌 3 群和颈部筋膜。其中以几块临床较为常见的肌肉做详细介绍，主要是一些颈后肌的功能与介绍（见图 2-18）。

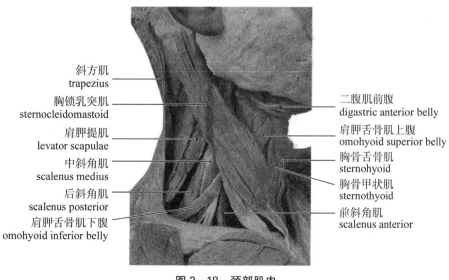

图 2-18　颈部肌肉

（修自《系统解剖学》）

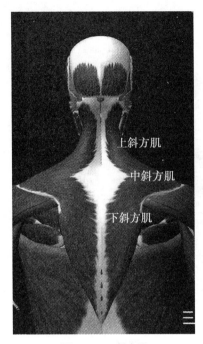

图 2－19　斜方肌
（修自《维萨里 3D 解剖软件》）

1. 斜方肌

单侧的斜方肌近似一个三角形，合起来如同一个斜方形，故名斜方肌。此肌肉较为表浅，且范围大，联动关节多，临床上容易出现肌肉的问题。

肌肉的起止点：起于枕外隆凸、上项线、项韧带和全部胸椎棘突；止于锁骨外侧 1/3、肩峰及肩胛冈。

主要功能：拉肩胛骨向脊柱靠拢；上部纤维上提肩胛骨，与肩胛提肌、菱形肌协同可以完成耸肩的动作，单侧收缩可以侧头和使头向对侧旋转，双侧收缩可以完成仰头的动作；中部纤维使肩胛骨向脊柱正中靠拢；下部纤维能下降肩胛骨（见图 2－19）。

歌诀：斜方表浅连颈胸，锁骨肩峰肩胛冈，

项背疼痛问题多，上中下部要分清。

2. 斜角肌

颈每侧 3 块，按位置排列命名为前、中、后斜角肌，均起自颈椎横突，纤维斜向外下，分别止于第 1、第 2 肋骨。前、中斜角肌与第 1 肋形成一个空隙，穿行于锁骨下动脉及臂丛，当发生问题时会对两者进行挤压，出现胸廓出口综合征；而中斜角肌紧张时，可能对肩胛背神经及胸长神经造成挤压，从而引起后背、胸前的疼痛。

（1）前斜肌：位于胸锁乳突肌的深面，部分位于颈外侧三角内，起自 C3～C6 横突前结节，肌纤维斜向外下方，止于第 1 肋骨上面内侧的斜角肌结节。

（2）中斜角肌：位于前斜角肌的后方，起自 C2～C7 横突的后结节（也有认为起自前后结节），肌纤维斜向外下方，止于第 1 肋骨上缘外面。

（3）后斜角肌：居于斜角肌的下方，可认为是中斜角肌的一部分，起自 C5～C7 横突的后结节，肌纤维斜向外下方，止于第 2 肋骨的外侧面中部的粗隆。

主要功能：前、中、后斜角肌都有屈曲、侧屈头部的功能；前斜角肌单侧收缩使头颈转向对侧；前、中斜角肌均附着第 1 肋，因此用力吸气时都可上提该肋，同理后斜角肌在用力吸气时具有上提第 2 肋的作用（见图 2－20）。

歌诀：乳后并行斜角肌，三条肌肉成斜线，

上至颈椎横突缘，下至一二肋骨面，

神经血管穿行过，胸廓出口莫忘记，

更有肩胛与胸长，后背前胸痛宜查。

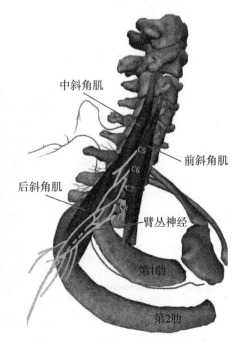

图 2－20　斜角肌
（修自《3DBODY 解剖软件》）

3. 胸锁乳突肌

这是颈部一条非常重要的肌肉,其损伤可以引起头面部及颈部的症状,但其本身几乎不会出现症状,因此有人称之为"哑巴肌"。

起止点顾名思义起于胸骨柄(上部)、锁骨(内侧 1/3),止于乳突(外侧)和上项线外侧 1/2。

主要功能:

双侧同时收缩:①屈曲颈部并将头部往前拉拽,使下巴靠近胸部。②能控制颈部过度伸展。③在说话及咀嚼时与上斜方肌一起作用帮助稳定头部在空间的位置。④可以在头部伸直时协助呼吸肌吸气。⑤也参与吞咽动作。因此,临床上很多吞咽障碍的患者不仅要处理颈前肌肉,也要处理胸锁乳突肌。⑥胸锁乳突肌有助于空间性的定向力、重量的感知以及运动的协调性。

单侧收缩:①使颈部同侧侧屈、对侧旋转。②与斜方肌一起作用,使耳朵向下方能碰到肩膀(见图 2 - 21)。

歌诀:胸锁乳突两边斜,颈部稳固全凭它,

下连胸锁两个头,上至乳突项线外,

头面症状与五官,头晕呕吐落枕关。

4. 肩胛提肌

顾名思义,肩胛提肌主要是一块提肩胛骨的肌肉。因此,日常生活中单肩背包非常容易导致这块肌肉损伤,而其临床损伤的主要表现就是肩胛骨内侧缘及上角的疼痛。

起点:上位颈椎(C1~C4)横突;止点:肩胛骨上角和内侧缘上部。

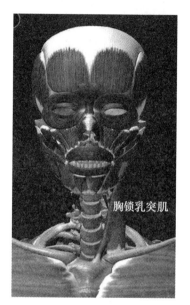

图 2 - 21　胸锁乳突肌

(修自《维萨里 3D 解剖软件》)

功能:提肩胛骨,并使得肩胛骨下角转向内侧。肩胛骨固定时,单侧收缩使颈部屈曲,双侧收缩使颈部后伸。辅助颈椎同侧旋转(见图 2 - 22)。

歌诀:肩胛提肌甚重要,肩背负重常受伤;

上至四个颈横突,下至肩胛角上方。

5. 夹肌

头夹肌与颈夹肌统称为夹肌,其与胸锁乳突肌形成一种有力的抗衡,它们共同形成一个倒置的"V"字形。

(1) 起止点:头夹肌。起点:项韧带下的第 7 节颈椎的脊突和上 3 或上 4 节胸椎的脊突;止点:颞骨乳突之后,上项线的外侧,胸锁乳突肌的附着点深处。颈夹肌。起点:T3~T6 的棘突;止点:上 2 或上 3 颈椎的横突后结节。

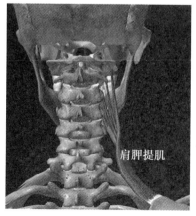

图 2 - 22　肩胛提肌

(修自《维萨里 3D 解剖软件》)

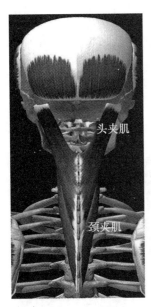

图 2-23 夹肌
(修自《维萨里 3D 解剖软件》)

(2) 主要功能：一侧收缩使颈部向同侧旋转和同侧侧屈，双侧同时收缩使颈部后仰。头夹肌是头颈部后伸、侧屈和旋转的原动肌，颈夹肌是颈椎强有力的伸肌，颈夹肌与后部的肩胛提肌和斜角肌共同附着于颈椎的横突上，对维持颈椎的稳定有重要作用。同时，这 3 块肌肉的问题，通过对颈椎横突的处理往往可以达到比较好的效果（见图 2-23）。

> 歌诀：头夹乳突三三连，颈夹横突胸三六；
>
> 拮抗胸锁力量强，仰头不忘颈项僵。

6. 枕下肌群

枕下肌群包括 4 对短小、发育良好的肌肉，即 2 对直肌和 2 对斜肌。这些肌肉位于头半棘肌的深侧，作用于寰枕及寰枢关节，均由枕下神经后支支配。枕下肌群虽然小，但却是临床上万万不可忽视的肌肉。枕下肌群是全身唯一连接在脊髓被膜上的肌群，当枕下肌群紧张时，会导致脊髓被膜紧张，进而使全身肌肉紧张。枕下肌群受损时，患者可能会出现上段颈椎曲度变化、寰枢关节紊乱、肌肉紧张、颈痛、头痛及头的位置控制不好等症状。

(1) 头后大直肌：起于枢椎棘突，止于下项线的外侧部。一侧收缩使头同侧旋转，双侧收缩使头后伸。

(2) 头后小直肌：起自寰椎后结节，止于下项线内侧部。双侧收缩使头后伸。

(3) 头上斜肌：起自寰椎横突，斜向内上方，止于下项线上方的骨面，一侧收缩使头转向对侧并向同侧侧屈，双侧收缩使头后伸。

(4) 头下斜肌：起自枢椎棘突，斜向外上方，止于寰椎横突。一侧收缩使头转向同侧并侧屈（见图 2-24）。

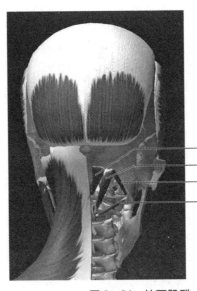

头后小直肌
头后大直肌
头上小斜肌
头下小斜肌

图 2-24 枕下肌群
(修自《维萨里 3D 解剖软件》)

歌诀：枕下头后大小直，斜肌分头上与下，

直肌上斜上下项，唯有下斜自两突，

四肌虽小用处大，头痛肌紧眼困乏。

关于颈部的肌肉与椎体之间的关系，图 2-25 可以很好地阐释。

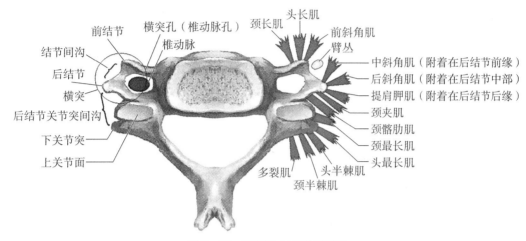

图 2-25　颈椎肌肉附着示意图

三、颈部的神经与血管

（一）与骨科症状相关的颈部神经

1. 颈髓

颈髓是脊髓的一部分，是颈部神经非常重要的一部分，其对人体的影响非常之大（见图 2-26）。

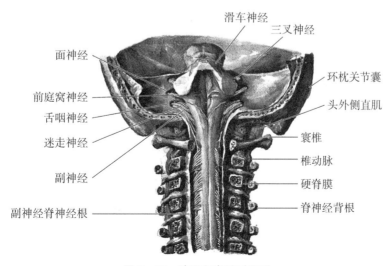

图 2-26　脑干和脊髓后面观

颈髓损伤的部位和遭受的外力不同,则表现出相异的神经损伤体征,主要分为几种类型:①脊髓前侧损伤综合征。当脊髓遭受前方致压物压迫时(常见椎体后缘骨块或间盘等),临床主要表现为损伤平面以下四肢瘫,痛觉、温度觉丧失,而位置觉等深感觉存在。②脊髓后部损伤综合征。多见于后伸性外力使椎管后结构破坏。临床特点是以感觉障碍和神经根刺激症状为主,损伤平面以下深感觉障碍。③脊髓中央损伤综合征。此种损伤也常见于过伸暴力,因根动脉或椎前动脉受阻。临床表现特征是瘫痪表现不一,上肢重于下肢。上肢为下运动神经元性损伤表现,下肢为上运动神经元性损伤表现。手部功能障碍明显。④脊髓半侧损伤综合征。典型的半侧脊髓损伤表现为损伤平面以下同侧肢体上位神经元损害性瘫,深感觉丧失。对侧肢体痛觉、温度觉丧失。⑤神经根损伤综合征。临床表现为损伤节段的1～2个神经根支配区功能障碍。

2. 颈脊神经

位于脊髓两侧,共 8 对,前根和后根在椎管内向椎间孔外延伸,并在椎间孔合为颈脊神经。前根的纤维来自脊髓前角细胞,后根由脊髓的后外侧沟发出,与前根会合,形成一纺锤形膨大,为脊神经节。在椎管内开始前根在前,后根在后;而当神经根穿出硬脊膜时,两根排列发生改变,在椎管中部呈后根在上,前根在下。在神经节的远端两根合在一起形成了脊神经。而脊神经穿出椎间孔后分为 3 支:脊膜支、后支和前支。临床上,神经根受损导致的神经症状多为前支所致(见图 2 - 27)。

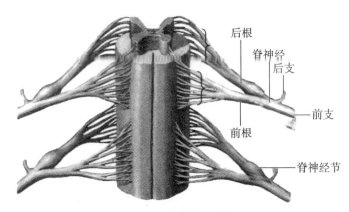

图 2 - 27　脊神经根示意图

颈神经 C1～C8,其中 C1～C4 组成颈丛,C5～C8 及 T1 大部分神经前支组成臂丛。在颈椎节段,一般椎间盘突出影响的是下位神经根,比如 C5/C6 椎间盘突出一般容易导致 C6 神经受压。但值得注意的是,当 C7/T1 节段有问题时,其受累的神经根是 C8 而非 T1。

(1) C1 神经:其自枕骨与寰椎两者之间的裂隙中穿出椎骨,沿椎动脉沟下行,有前、后分支。前支自头前侧肌和头侧直肌之间至颈椎的前方发出分支,支配头直前肌与头侧直肌两组肌肉;其后支称枕下小神经,属运动神经。经寰椎后弓之上向外后走行,进入枕下三角,支配头后大、小直肌和头上、下斜角肌 4 块肌肉。前支与后支所支配的肌肉主要司头的仰屈及侧方倾斜。受损后可致颈部活动受到一定限制。

(2) C2 神经:发自寰椎与枢椎之间,分为升支、降支和枕大神经。前两者支配头下斜肌、头夹肌与颈夹肌,司头部的后仰与旋转。枕大神经属感觉神经,主要支配枕部、项部和头顶部皮肤感觉。

（3）C3 神经:其内侧支支配颈部肌群,属运动神经。外侧支为感觉支,与颈 2 脊神经感觉支相吻合,构成枕小神经、耳大神经及颈皮神经等,沿枕大神经内侧走行,分布于枕部皮肤。

（4）C4 神经:受累椎节为 C3～C4 椎节,感觉障碍在枕外隆凸附近的皮肤,运动障碍在颈项肌及冈上肌,无反射改变。

（5）C5 神经:受累椎节为 C4～C5 椎节;感觉障碍在上臂外侧(腋神经),具有定位意义的是三角肌侧方一块 3cm×3cm 的范围,运动障碍主要累及三角肌(腋神经支配),其次为肱二头肌(为来自 C5、C6 的肌皮神经支配),其他肌群如冈上肌、冈下肌及肱桡肌等均可累及,但无定位意义;反射改变主要为肱二头肌反射(其同时受 C5、C6 两个脊节平面支配),早期活跃,后期减弱。

（6）C6 神经:受累椎节为 C5～C6 椎节,感觉神经障碍为前臂外侧及拇指、示指(肌皮神经)障碍;运动障碍为桡侧腕伸肌(来自 C6 参与组成的桡神经支配,而尺侧腕伸肌为 C7 支配区),次为肱二头肌(与 C5 共同支配)及前臂旋转肌群等;反射改变以桡骨膜反射(桡神经支配)为主,次为肱二头肌反射(与 C5 共同支配),早期活跃,中、后期减弱或消失。

（7）C7 神经:受累椎节为 C6～C7 椎节;感觉障碍主要为中指,但此区尚同时受 C6 与 C8 影响;运动障碍主要为伸腕、伸指肌群及肱三头肌(由 C7 参与组成的桡神经所支配),次为桡侧腕屈肌(发自 C7 的正中神经支配,而尺侧腕屈肌则为 C8 的尺神经),反射改变为肱三头肌反射(C7 的桡神经支配)减弱或消失。

（8）C8 神经:受累椎节为 C7～T1 椎节;感觉改变主要为小指及环指和前臂尺侧皮肤;运动障碍主要是手部肌肉,由正中神经和尺神经(C8)所支配的指浅屈肌、指深屈肌和蚓状肌;反射无影响(见图 2－28)。

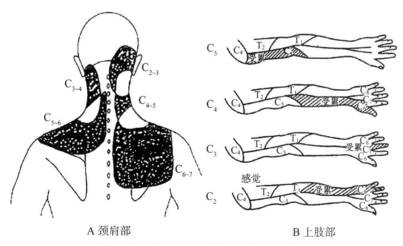

A 颈肩部　　　　　　　　　B 上肢部

图 2－28　不同受累椎节疼痛范围示意图

(修自《骨科神经病学》)

（二）颈部的血管

颈部的血管比较多,主要分为静脉和动脉两大类。在了解颈部血管分布特点之后,很多涉及颈部治疗才能有的放矢,避免医源性的损伤。

1. 静脉系统

(1)颈前静脉:起自颏下部浅静脉,在颈前正中线两侧,沿下颌舌骨肌浅面下行,至锁骨上方时转向外侧穿入胸骨上间隙,汇入颈外静脉末端或锁骨下静脉,少数注入头臂静脉。

(2)颈外静脉:由下颌下静脉后支与耳后静脉及枕静脉等汇合而成,沿胸锁乳突肌浅面斜行向下,于锁骨中点上方2~5cm处穿颈深筋膜,汇入锁骨下静脉或静脉角。

(3)颈内静脉及其属支:由下颌后静脉前支、面静脉及舌静脉等汇合而成,位于胸锁乳突肌前缘深面,颈总动脉外侧,其颈部的属支包括面静脉、舌静脉及甲状腺上静脉、甲状腺中静脉以及甲状腺下静脉。

(4)锁骨下静脉及其属支:自第1肋外侧缘续于腋静脉。沿第1肋上面经锁骨与前斜角肌之间,向内侧与颈内静脉汇合成头臂静脉。颈内静脉与锁骨下静脉汇合处的夹角称为静脉角。左侧有右胸导管注入,右侧有右淋巴导管注入(见图2-29)。

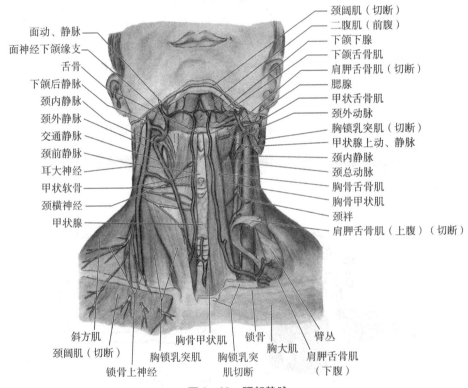

图2-29   颈部静脉

2. 动脉系统

颈总动脉:是头颈部的动脉主干,左、右各一条。右颈总动脉起自头臂干,左颈总动脉直接起自主动脉弓。两侧颈总动脉均沿食管、气管和喉的外侧上升,到甲状软骨上缘处分为颈内动脉和颈外动脉。颈总动脉外侧有颈内静脉,两者间的后方有迷走神经,三者共同包于筋膜鞘内。

(1)颈外动脉:平甲状软骨上缘起自颈总动脉,位于颈内动脉前内侧,经其前方转至外侧上行。从甲状软骨上缘至舌骨大角处,自前壁由下而上依次发出甲状腺上动脉、舌动脉、面动脉。

（2）颈内动脉：由颈总动脉发出后,自颈外动脉后外方行至其后面,该动脉在颈部无分支。行于颈动脉鞘内,颈内静脉内侧,上行至二腹肌后腹深面至下颌后窝,经颈动脉管进入颅中窝。

（3）锁骨下动脉：右侧锁骨下动脉起自头臂干,左侧锁骨下动脉起自主动脉弓,出胸廓上口弯向外,经斜角肌间隙进入锁骨上三角,到第 1 肋外侧缘处移行为腋动脉。其中,椎动脉起自双侧的锁骨下动脉（是锁骨下动脉近段的第一分支,也是最大的分支,见图 2 - 30、图 2 - 31）。

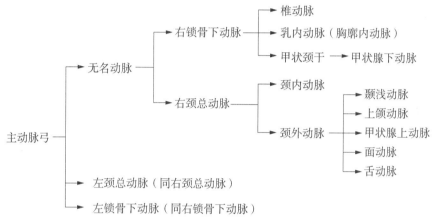

图 2 - 30　颈部动脉流向

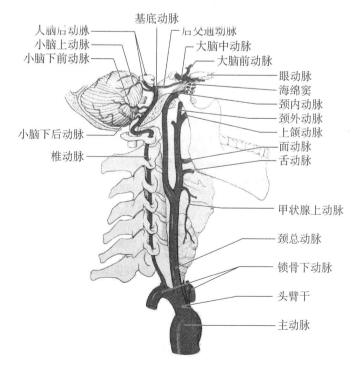

图 2 - 31　颈部动脉

四、颈椎病生理曲度异常的病理及假说

进入现代社会之后,不同于以往的农耕时代,现代人需要长时间伏案工作,一天中低头时间特别之长,办公室人群尤其容易发生颈椎生理曲度异常,使颈椎生理曲度变直甚至反张。

颈椎曲度简称颈曲,为人体脊柱最上端的生理弧度,使颈椎富有弹性,具有维持人体重心平衡和缓冲外界冲击震荡的功能。临床使用最为广泛的测量颈椎曲度的方法是 Borden 法,具体的测量办法是:自枢椎齿突后上缘到 C7 椎体后下缘画一直线为 A 线,沿颈椎各椎体后缘画一连线 B 线,在 A-B 线间最宽处的垂直横交线为 C 线,即为颈椎生理曲线的深度,测量数值均以绝对数值表示,人体正常的生理曲度 C 线数值为(12 ± 5)mm。当这条 C 线数值小于 7 mm,即为颈椎曲度异常;当弧线变成直线时,为颈椎曲度变直;当弧线从前凸变成后凸时,即为曲度反张(见图 2-32)。

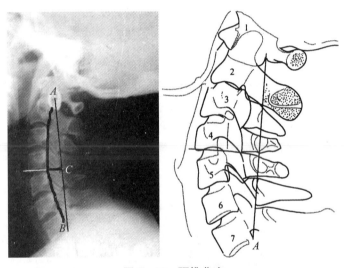

图 2-32　颈椎曲度

颈椎曲度是反映颈椎平衡的重要指征,与很多疾病的发生和治疗有联系。颈椎曲度前凸、减小和反屈后弓与颈痛、头痛等症状存在着一定的相关性,也就是说颈椎曲度异常者发生颈痛、头晕、头痛的概率较高。颈椎曲度异常与颈椎间盘的退变也有一定相关联系。我们的初步研究发现颈椎曲度异常的患者与颈椎间盘的突出存在较大的相关性,也就是颈椎曲度异常者发生颈椎间盘变性甚至突出的概率比正常曲度者要大得多。由于颈椎长时间前屈时,上位椎体向前倾斜和滑动,压迫椎间盘前部,把髓核推向后方,并牵张纤维环后部纤维,长期应力作用下,髓核后移,纤维环及韧带被拉变薄破裂,引起椎间盘变性甚至突出。

从肌肉与力学角度看,头部的重力中心位于头的前部,颈后伸肌对抗重力,颈前屈肌群则受重力辅助,这也是为何颈后肌肉总是处于强力活跃状态以防止头部下垂。但当颈椎生理曲度变直时,头部下垂趋势加重,颈后肌群需要更多的力量来维持头部位置。因此,颈后的很多肌群都可能都会被拉长,从而导致肌肉紧张。一般而言,当颈椎生理曲度变直甚至反

张时,被拉长的肌肉是上斜方肌、肩胛提肌、头夹肌、颈夹肌、胸锁乳突肌。这些肌肉在颈椎曲度变直或反张时就会变得紧张,从而容易引发各种问题。而肌肉软组织的长期紧张也会影响颈椎椎体的稳定。失去了动力系统的稳定,静力系统也会做出相应的变化来适应。为了进一步减少椎体的不稳,局部可能就会代偿地骨质增生来达到再平衡的过程,由此带来不断进行的恶性循环。因此,颈椎生理曲度异常的早期预防与纠正非常重要。我们团队也在这方面做了不懈的努力。

　　还有一个现象就是颈椎曲度变直或反张可能会使整个颈椎的脊髓处于紧张状态,并且紧贴着椎体、椎间盘的后缘,那么即使是轻度的突出或增生压迫也会导致比较严重的脊髓受压症状。而当颈椎生理曲度正常的时候,脊髓与椎体后缘是有一定的空间的,即使有轻度的椎间盘突出可能都不会表现出太明显的症状(见图 2 - 33)。

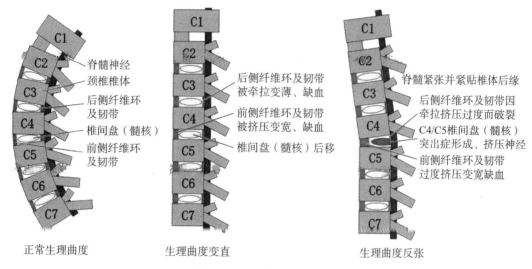

图 2 - 33　颈曲改变病理变化

第三节　腰部的解剖与生理

一、腰部的骨性结构与连接

(一) 腰椎的基本形态

　　一个完整的腰椎包括以下结构:椎体、椎板、椎弓根、横突和棘突。

　　腰椎椎体有 5 块,因负重较大,所以椎体体积大,横径大于矢状径;又因发生腰曲的缘故,其前后缘高度之比较低,仅为 0.88。但自 L1 以下逐渐升高,L5 最大,达 1.17,男女基本相同。

　　腰椎的椎体呈横肾形,上下面平坦,周缘有环形的骺环,环中骨面粗糙,为骺软骨的附着处;椎弓根粗大,椎弓根上切迹较浅,椎弓根下切迹宽而深,椎弓板较胸椎宽短而厚。棘突为长方形的扁骨板，水平伸向后，上下缘略肥厚，后缘钝圆呈梨形。关节突量矢状位，上关节突的关节面凹陷，向后内方。上关节突的后缘有一乳状突，而横突根部的后下侧，有一小结节，称为副突。下关节突的关节面凸隆，向前外方。第3腰椎横突最长，附于其上的肌肉若强烈收缩，可产生撕脱性骨折。腰椎的棘突呈板状，水平伸向后方（见图2-34）。

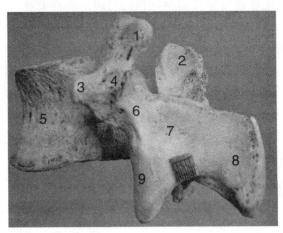

1. 乳状突
2. 上关节突关节面
3. 横突
4. 副突
5. 椎体
6. 椎弓峡
7. 椎弓板
8. 棘突
9. 下关节突关节面

图2-34　腰椎各结构

（二）骨的连接

1. 椎间盘

腰椎间盘是连接相邻两椎体之间的纤维软骨盘，由周围的纤维环和中间的髓核构成。椎间盘突出最基本的病因是腰椎间盘的退行性改变。在幼儿期，髓核的结构与纤维环可明显分开，但到老年时，由于椎间盘纤维变粗，两者的分界不明显。不同年龄段髓核的密度不同，密度随年龄的增长而增大。胎儿时期，椎间盘的血管来自周围组织和椎体，椎体的血管穿过软骨板至纤维环的深部；出生后，血管逐渐闭锁，12岁左右完全闭锁。成人除纤维环周边外，其他部分无血管存在，髓核和纤维环的营养靠周边组织渗透供应。在20岁以后椎间盘即开始逐渐退变，髓核含水量逐渐减少，椎间盘的弹性和抗负荷能力也随之减退。在这种情况下，因各种负荷的作用，椎间盘易在受力最大处，即纤维环的后部，由里向外产生裂隙。在此基础上，某些因素可诱发纤维环的破裂，导致髓核组织突出或脱出。

腰部椎间盘有5个，即L1~L2、L2~L3、L3~L4、L4~L5、L5~S1。椎间由纤维环、髓核、透明软骨终板和sharpey纤维组成。纤维由坚韧的纤维组织环绕而成，外层主要是Ⅰ型胶原纤维，排列密集，部分胶原纤维插入椎体；内层主要是较低密度的Ⅱ型胶原纤维，与外层相比，缺乏明显的板状排列。髓核在腰部位于椎间盘中心的稍后方，在年轻人尸体上，外观呈半透明的凝胶状，主要由软骨基质和胶原纤维组成，通过sharpey纤维附于椎体骺环。透明软骨终板是椎体的上、下软骨面，构成椎体的上、下界，与相邻椎体分开。sharpey纤维围绕于椎间盘的最外层，主要由胶原纤维组成，无软骨基质。椎间盘通过固定相邻的椎体稳定脊柱并维持其排列，允许椎骨间的相互运动，同时吸收加载到脊柱上的载荷和能量。腰椎间盘与其周围组织如脊神经有紧密联系，椎间盘突出或退行性变可继发周围组织的病理变化,引起腰腿痛。

椎间盘在椎体间的"弹簧垫",不但在椎体之间起到连接与支持结构的作用,更主要的是腰椎运动和吸收震荡的主要结构。因此,其保护和控制腰椎的活动,同时缓冲着外界的力量,因此不难理解为什么总是最容易受伤和退变。这是在"能者多劳"机制下的"首要压力担当"(见图 2-35)。

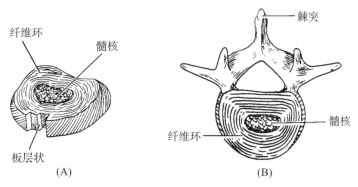

图 2-35 椎间盘的组成

2. 韧带组织:与颈椎大致类同,仅作简要介绍

(1)前纵韧带:位于椎体的前面,上起枕骨的咽结节和寰椎前结节,下至 S1～S2,在其行程中借纤维束紧密附着于各椎体边缘,但与椎体连接疏松。此韧带在最上部为一束带,附着于寰椎前结节,并延至枕骨基底。前纵韧带是人体最长的韧带,较宽,非常坚强。前纵韧带由 3 层纵行纤维构成,浅层跨越 3～4 个椎体,中层跨越 2～3 个椎体,而深层仅连接相邻 2 个椎体。由于前纵韧带极其坚强牢固,椎间盘较为罕见从前方突破前纵韧带而突出。

(2)后纵韧带:相比前纵韧带,后纵韧带要薄弱很多,其位于椎体的后部,上起枢椎,下达骶骨,最上部延展为覆膜。后纵韧带较前纵韧带狭窄,宽窄不齐,不能完全遮盖椎体的后部和椎间盘,其纤维作齿状,与椎体疏松相连,间隔以静脉丛。后纵韧带分浅、深 2 层。浅、深层韧带均由中央部和扩张部组成,扩张部与椎间盘后纤维环紧密愈着,中央部与椎体后壁结合疏松,间隔以硬膜周围膜。由于其比较薄弱,椎间盘通常突破后纵韧带而突出,这也是其临床特点。

(3)黄韧带:又称弓间韧带,是连于相邻椎弓板之间的节段性组织,主要协助围成椎管,限制脊柱过度前屈。从上位弹性纤维组成的弹性结缔组织,参与围成椎管的后壁和神经根管的后外侧壁。其厚度和宽度在脊柱的不同部位有所差异:颈段薄而宽,胸段窄而稍厚,腰段最厚。腰穿或硬膜外麻醉,需穿经此韧带才达椎管。两侧黄韧带间在中线处有一窄隙,有小静脉穿过。随年龄增长,黄韧带可出现退变、增生肥厚,以腰段为多见,可导致腰椎管狭窄,压迫马尾和腰脊神经根,引起腰腿痛。

(4)椎间孔的韧带:横孔上韧带从椎弓根与横突的夹角发出,横跨椎间孔上缘(即椎弓根下切迹),止于同位椎体或间盘的外下侧。其内上方孔隙走行动静脉和交感神经。横孔下韧带从上关节突前缘发出,横跨椎间孔下缘(即椎弓根上切迹),止于同位椎体或间盘的外下缘。其下方孔隙走行静脉。体横上韧带由横突下缘发出,止于同位椎体外下缘、椎间盘侧壁或下位椎体外上缘。体横下韧带由横突上缘发出斜向内上,止于同位椎体外上缘、椎间盘侧壁或上位椎体外下缘。这些小的韧带分隔椎间孔内的区域和椎间孔外的区域,在不同的区域内有不同的组织行走。当椎间孔狭窄,特别是伴有滑脱等情况下,椎间孔韧带会增厚甚至钙化。手术滑脱复位、椎间孔增高后神经和椎间孔韧带的关系突然改变,会压迫神经,从而可能造成一些疼痛。

(5)棘上、棘间韧带:沿棘突尖端自上而下的1条细长而坚韧的韧带,叫棘上韧带,腰部的棘上韧带宽而厚。棘间韧带是较薄弱的韧带,连接上、下两棘突,前面连接黄韧带,后方移行于棘上韧带。在腰椎部宽而厚,呈四方形。此韧带有限制脊柱前屈的作用。

3. 关节突关节

与颈椎的结构类似,腰椎后部的骨性连接主要由关节突关节完成,也称椎间关节,由相邻腰椎的上下关节突构成,属于滑膜关节。上腰椎关节面的方向近似矢状,与水平夹角约 90°,向下角度减少,在腰骶部近似冠状。上关节突从侧面观呈凹面,而从上下观呈平面;下关节突从侧面观呈凸面,而从上下观也呈平面。关节面覆透明软骨。双侧椎间关节联合运动,可使脊柱前屈、后伸和侧屈,但几乎不能旋转(见图 2-36)。

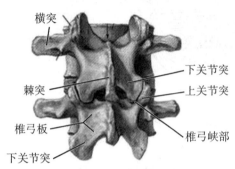

图 2-36 第 3、4 腰椎后面观

正常椎间盘承载时,关节突关节承受总载荷的 1/3,椎间盘承载 2/3,在椎间盘退变时,椎间盘的承载就转移到了关节突关节上,因而关节突关节退变在所难免。与其他运动关节退化一样,关节突关节严重的损伤或反复的微小创伤可以导致非特异性滑膜炎。附着的透明软骨逐渐失去水分,最后软骨完全消失。当椎间高度丢失,关节囊牵拉活动时关节突就会相互重叠,导致关节紊乱,关节突关节增生、肥厚及生物力学功能上的不协调。因关节突关节构成侧隐窝后壁,其增生、肥厚可导致侧隐窝狭窄,压迫神经根(见图 2-37)。

在急性腰部扭伤过程中,也可能存在着关节突关节的轻度错位,关节软组织的嵌顿等,常常表现为急性、剧烈的疼痛,但进行一定的局部处理之后,症状可以立刻得到缓解,具体的机制尚未做进一步的研究。

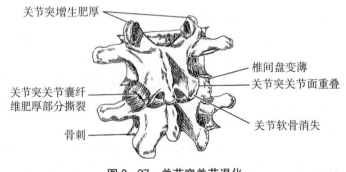

图 2-37 关节突关节退化

二、腰部的软组织

(一) 腰部的筋膜

腰背筋膜是全身最厚和最强大的筋膜之一,包绕骶棘肌形成肌鞘,并作为背阔肌、腹内斜肌和腹横肌腱膜的起始处。通常将腰背筋膜分为浅深两层,也可将腰方肌筋膜并入,而分为前(腰方肌筋膜)、中(深层)、后(浅层)3 层。

浅层最厚,位于竖脊肌的表面,与背阔肌、下后锯肌的起始腱膜融合,向下附着于髂嵴和骶外侧嵴,内侧附着于腰椎棘突和棘上韧带,外侧在竖脊肌外侧缘与中层愈合,形成竖脊肌鞘;中层位于竖脊肌与腰方肌之间,内侧附于腰椎横突尖和横突间韧带,外侧在腰方肌外侧缘与深层愈合,形成腰方肌鞘;深层较薄,位于腰方肌的前面,又称腰方肌筋膜。3 层筋膜在腰方肌内侧缘会合而成为腹内斜肌和腹横肌的起点。由于腰部活动度大,在剧烈运动中,胸腰筋膜常易扭伤,是腰腿痛的病因之一。

腰方肌筋膜前层位于腰方肌之前,与腹横筋膜相连续,属腹内筋膜的一部分。后层与腰背筋膜深层相接。腰大肌筋膜为腹内筋膜所形成的单独筋膜鞘,向下与髂肌筋膜腔相连续。腰神经后支的外侧支,穿骶棘肌后,在腰背筋膜浅层下走行一段,然后穿过此筋膜外缘至皮下浅筋膜中,越髂嵴后形成臀上皮神经。受筋膜嵌压,可产生腰及臀部痛。

(二) 腰部运动的肌肉

腰部的肌肉主要是根据肌肉功能活动来介绍,分别是后伸、前屈、侧屈及旋转的几块重要肌内。

1. 竖脊肌

竖脊肌是背肌中最强大的,特别在腰部。此肌下端起于骶骨背面、腰椎棘突、髂嵴后部和腰背筋膜,沿脊柱两侧上行,为腰背筋膜所包被,肌束上行分为 3 组,自外向内依次为髂肋肌、最长肌和棘肌,是腰部最主要的伸肌(见图 2-38)。

功能:一侧收缩使脊柱向同侧屈,双侧同时收缩使脊柱后伸和仰头。

(1) 髂肋肌:此肌为外侧肌束,自下而上又分为 3 部分,即腰髂肋肌、背髂肋肌及项髂肋肌。腰髂肋肌起自骶骨背面及髂嵴,向上外分为 6～7 束止于下位 6～7 条肋骨的肋角处。背髂肋肌及项髂肋肌以类似方式起于上位肋骨及椎骨,最后止于第 4～6 颈椎横突后结节。

(2) 最长肌:该肌位于髂肋肌内侧及深侧,纤维较长,也分为 3 部:背最长肌、颈最长肌及头最长肌。

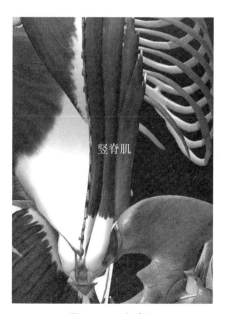

竖脊肌

图 2-38 竖脊肌
(修自《维萨里 3D 解剖软件》)

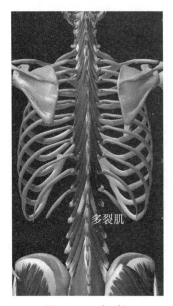

图 2-39 多裂肌
（修自《维萨里 3D 解剖软件》）

以背最长肌最为发达。

（3）棘肌：该肌居最内侧，起止于第 1～2 腰椎及胸椎棘突。骶棘肌受腰神经后支供应，从形态结构及位置上，此肌两侧皆收缩时，可背伸脊柱，单侧收缩时，可使脊柱向同侧倾斜。

歌诀：竖脊背部起肌群，三组肌肉护平衡，
　　　　髂肋肌居最外侧，长肌棘肌居内宫，
　　　　脊柱后伸居功伟，从颈到腰要区分。

2. 多裂肌

多裂肌是之前长期被忽略的一块肌肉，是后背中最重要的稳定肌群。多裂肌对加强椎体之间的微动联系至关重要。如果把整个脊柱比作一座桥，那么多裂肌就是桥上串联的钢索（见图 2-39）。

（1）起点：自骶骨背面、腰椎棘突、胸椎棘突、胸椎横突和下位 4 个颈椎的关节突。

（2）止点：止于全部脊柱的棘突。

（3）作用：维持脊柱稳定，后伸脊柱。

歌诀：多裂脊柱两边排，犹似串索甚强大；
　　　　下至骶骨和韧带，上至所有椎脊突。

3. 髂腰肌（髂肌和腰大肌）

（1）起点：髂肌起于髂窝，腰大肌起于 T12 和所有腰椎体、横突的前面。

（2）止点：股骨小转子。

（3）主要功能：上方固定，前屈和外旋髋关节；下方固定，可使躯干前屈，是前屈腰部的肌肉（见图 2-40）。

歌诀：重要屈腰髂腰肌，两者向下连小转；
　　　　髂肌出自髂窝里，腰大横突来相连；
　　　　十二胸椎并腰椎，直腰疼痛要查缉。

4. 腹直肌

腹直肌虽然在腰的前方，但也是一块重要的使腰部前屈的肌肉。腹直肌位于前腹壁中线两侧。上起于第 5～7 肋软骨及剑突，下端止于耻骨结节，全长为腹直肌鞘所包被。其前面与肌鞘间有 3～4 个横腱划相连，以增加其收缩能力。受下位肋间神经支配，收缩时除保护腹部脏器外，可自前方拉动胸廓前倾，从而有力地使腰椎前屈（见图 2-41）。

主要功能：单侧收缩的时候能使脊柱侧屈，双侧收缩使脊柱前屈。

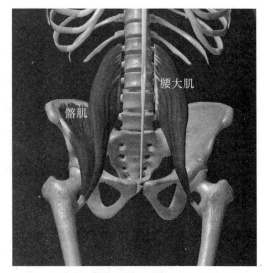

图 2-40 髂腰肌
（修自《维萨里 3D 解剖软件》）

歌诀：腹直上起五七肋，耻骨结节连下方；

卷腹屈腰尤擅长，腹痛腰痛要查找。

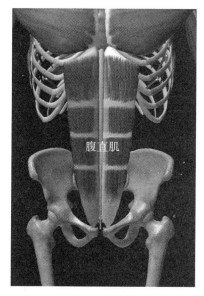

图 2-41 腹直肌

（修自《维萨里 3D 解剖软件》）

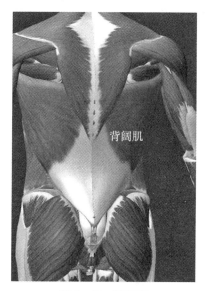

图 2-42 背阔肌

（修自《维萨里 3D 解剖软件》）

5. 背阔肌

背阔肌为一三角形阔肌，以薄腱膜与腰背筋膜浅层相接合。其起于下位第 6 胸椎和全部腰椎的棘突、胸腰筋膜，髂嵴后部，外侧附着于肱骨小结节嵴（见图 2-42）。

主要功能：背阔肌除了使肱骨内旋、内收、后伸，上拉肢体以外，还有一个常被人忽略的功能，即当它一侧收缩，可拉脊柱向同侧弯曲，是一块使得脊柱侧屈的肌肉。

歌诀：大而有力背阔肌，稳固下背与上臂；

下连六胸和腰椎，上支合束大圆肌；

上臂内收与内旋，引体侧腰莫忘怀。

6. 腰方肌

该肌位于脊柱两旁，略呈长方形，下端较宽，起于髂腰韧带及髂嵴内缘后部。向上内斜行止于第 12 肋内半的下缘，部分纤维止于 L1～L4 横突。腰方肌也是一块重要侧屈脊柱的肌肉（见图 2-43）。

主要功能：腰方肌受 T12 及 L1～L2 神经前支纤维支配，收缩时可使第 12 肋下降并固定膈肌脚以利吸气。对脊柱的作用：在一侧收缩则可使躯干向同侧倾斜，两侧收缩时可稳定躯干。

歌诀：腰方肌在筋膜下，稳腰侧腰作用大；

下至髂嵴腰横突，上至腰椎十二肋。

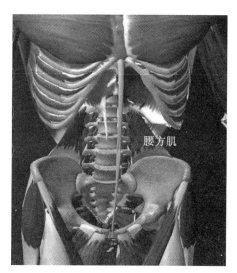

图 2-43 腰方肌

（修自《维萨里 3D 解剖软件》）

7. 腹斜肌

分为腹内斜肌和腹外斜肌,是重要的腰部旋转肌肉。

腹外斜肌以肌齿起于下位的 8 个肋骨外面,纤维斜向前下,后部纤维止于髂嵴,中部前部移行为腱膜,构成腹直肌前鞘,在中线与对侧相交织。

腹内斜肌居其深面,后部纤维起于腰背筋膜外缘、髂嵴及腹股沟韧带外侧部。纤维成扇形斜向内上,部分止于第 10~12 肋下缘,其余向前延伸为腱膜,参与腹直肌鞘构成。

主要功能:一侧腹外斜肌和对侧腹内斜肌收缩,可使脊柱旋向对侧;双侧腹内外斜肌同时收缩,则拉腰椎向前弯;同侧腹内外斜肌收缩,则拉脊柱倾向同侧。

腹内外斜肌连同腹横肌及腹直肌在脊柱运动上起重要作用,当屏气及各腹壁肌同时收缩时,则腰部躯干形成一个总的圆柱体,此时重力中心前移,大大减轻脊柱包括椎间盘的压力,特别是在弯腰搬物时,腹肌收缩可从前面支持脊柱,在后面拉紧腰背筋膜,使竖脊肌更好地发挥作用(见图 2 - 44)。

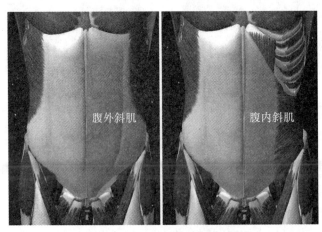

图 2 - 44　腹外斜肌、腹内斜肌

(修自《维萨里 3D 解剖软件》)

歌诀:腹斜肌分内与外,腹外起于下八肋,
髂嵴腹沟与白线,腹内髂嵴腹沟外,
胸腰筋膜与白线,前部稳腰功劳现。

三、腰部的神经与血管

(一) 腰部的神经

1. 脊髓及马尾神经

1) 脊髓及马尾神经的被膜由外向内分为 3 层(见图 2 - 45)

(1)硬脊膜:由致密结缔组织构成,厚而坚韧,形成一长筒状的硬脊膜囊。上方附于枕骨大孔边缘,与硬脑膜相续,向下在平第 2 骶椎高度形成一盲端,并借终丝附于尾骨。硬脊膜囊内有脑脊液、脊髓和 31 对脊神经根,每对脊神经根穿硬脊膜囊时被包被形成神经外膜,

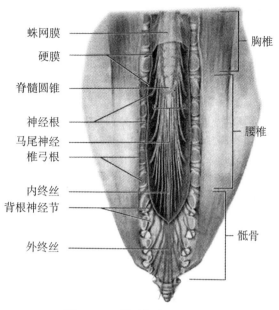

图 2-45　腰骶部脊髓横截面

并与椎间孔周围的结缔组织紧密相连,起固定作用。

(2)脊髓蛛网膜:蛛网膜很薄,柔软,无血管,呈蛛网状,故名为蛛网膜。与硬膜之间有间隙称为硬膜下腔。蛛网膜和软膜有宽大的间隙称为蛛网膜下腔,内充满不断循环着的脑脊液,并有较大的血管走行。蛛网膜下腔向上在枕骨大孔处有正中孔和外侧孔与小脑延髓池相通;向下于第1腰椎下缘平面以下,腔内已无脊髓,间隙较大,叫终池或腰池。池内只有马尾与终丝浸于脑脊液中,是腰穿抽取脑脊液、注射麻醉药或注射造影剂进行脊髓造影的埋想部位。

(3)软脊膜:软脊膜柔软而富含血管,紧贴脊髓表面,其由2层组成。内层由网状纤维和弹力纤维形成致密网,紧贴于脊髓表面,并发出纤维隔进入脊髓。血管沿此小隔进出神经组织,它形成血管周围间隙的外壁。血管周围间隙位于血管外膜和软膜延伸部之间,此间隙可延伸到小动脉和小静脉移行于毛细血管的地方。软脊膜内层无血管,其营养由脑脊液来供给;软脊膜外层是由胶质纤维束组成的疏松网,并与蛛网膜小梁相连。外层内有脊髓血管,还有不规则的腔隙与蛛网膜下腔相通,走向深部,通入血管周围间隙。

在脊髓的两侧,有由软脊膜外层形成的隔膜(即齿状韧带),将脊髓固定在硬膜上。这样,脊髓两侧借齿状韧带悬系,浮于脑脊液之中,再加上硬脊膜外腔的脂肪组织形成良好弹性垫,一般的震荡不致损伤脊髓。而且,齿状韧带不影响脊髓随着脊柱的弯曲活动。

2)脊髓圆锥

脊髓在胚胎早期与椎管等大,脊神经呈水平方向经相应的椎间孔离开椎管。每一脊髓节段与其对应的椎骨高度一致。从胚胎第4个月开始,脊髓生长慢于脊椎,而脊髓上端与脑相连,位置固定,因此脊髓下端逐渐上移。出生后2个月至成年,脊髓圆锥下端位于L1椎体下缘或L2椎体上缘。脊髓圆锥下端在不同月龄的胎儿上升速度不一样,脊髓圆锥下端在19周快速上升到L4水平,此后至出生后2个月,脊髓下端以较慢的速度上升到成人水平。

正常人脊髓圆锥下端位置最高位于 T12~L1 椎间盘层面,最低者位于 L2 椎体上 1/3 层面,以位于 L1 椎体范围居多,占 75%。

但是,当脊髓低于腰椎 1、2 间隙以上,进入了下位腰椎椎管中,称为脊髓栓系状态,可能会引发临床上的脊髓栓系综合征,这在临床上也是特别需要注意的地方。脊髓栓系状态的患者因为脊髓低于正常人,在一些腰椎手术中往往容易受到损伤,从而引起较为严重的后果。

3) 马尾神经

脊髓圆锥以下的腰骶神经根称为马尾神经,在椎管内沿脑脊液向下漂浮而行,因其走行下方发出一根根的终丝,酷似马尾,因此得名马尾神经。

2. 脊神经根

每个脊神经有 2 根,前根较后根大,前根(运动根)自灰质的前角细胞发出,后根(感觉根)依次在脊髓的后外侧进入脊髓。

(1)脊神经根与脊髓被膜的关系。脊神经前后根穿出椎管时,各自被脊髓硬脊膜及蛛网膜囊突出的鞘所包裹,称为神经根鞘,两鞘之间的间隙与蛛网膜下腔相通,脊神经根完全浸于脑脊液中。前后两根各自穿经硬脊膜并分别为硬脊膜形成的鞘包裹,此鞘还包被后根的脊神经节。脊神经前后根在脊神经节远侧会合硬脊膜鞘,也随之合为鞘,成为脊神经的被膜即神经外膜。

(2)脊神经根与椎间孔的关系。每个脊神经根在硬膜外腔都包以由硬脊膜而来的神经根鞘,后者至椎间孔外侧延续为神经根的外膜。

脊神经根和椎间孔的关系与年龄及孔的节段水平有关。胚胎时,脊神经根作水平位;儿童时期斜行向下,并随年龄增长而斜度增大。

在不同椎间盘水平,腰脊神经根在椎间孔的位置与腰段脊柱的前凸角度有关。在下腰部,这个角度最大,上关节突前倾,而在上腰部则几乎垂直。

下腰部的椎间孔,特别在 L4、L5 及 L5~S1,神经根紧位于椎间盘之上,在上一椎体椎弓根之下,并在椎体后外侧面所成的槽内。下腰部的椎间孔较上腰部为小,但神经根较粗,L5 尤为明显。孔的大小在屈曲时增加,伸展时减少。

极少数情况下,一个椎间孔内可以通过两个神经根,这种畸形如果发生在比较窄小的 L5~S1 的椎间孔,神经受压的可能性就更大,临床上常表现为坐骨神经痛,有时与椎间盘突出不易鉴别。

3. 脊神经的分支

一般来说,每个脊神经的前、后根在椎间孔内或其附近会合成脊神经,然后分为腹侧支(前支)及背侧支(后支)。这两支均包含有运动、感觉纤维,为混合神经。不同的是腹侧支支配躯体侧面、前面及肢体肌肉的皮肤,背侧支支配躯体背侧肌肉及皮肤(见图 2-46)。

(1)腰神经的后支,在横突间内侧肌的内侧向后行,即分成内侧支和外侧支。各腰神经后支的内侧支,皆分布于多裂肌。下 3 对腰神经,还发出细支到骶部的皮肤。上 3 对腰神经后支的外侧支,斜行向外,发支支配附近的竖脊肌;其皮支穿背阔肌腱膜,在竖脊肌的外侧缘,跨过髂嵴后部,至臀部皮下,称臀上皮神经。第 1 腰神经的外侧支较小,分布于臀中肌表面的上部;第 2 腰神经外侧支分布于臀中肌表面下部和臀大肌浅层;第 4 腰神经外侧支细小,终于骶棘肌下部;第 5 腰神经外侧支分布于骶棘肌,并同第 1 骶神经相交通。

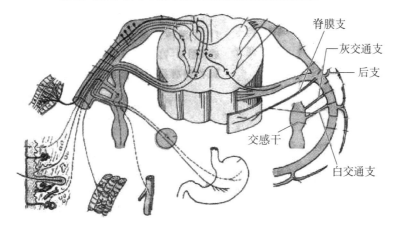

$$\text{脊神经的分支} \begin{cases} \text{脊膜支：} \longrightarrow \text{椎管} \longrightarrow \text{脊髓被膜、韧带} \\ \text{交通支：} \begin{cases} \text{白交通支} \\ \text{灰交通支} \end{cases} \text{内脏、腺体、立毛肌} \\ \text{后支：细小，呈节段性分布于颈，背，腰，骶部的深层肌肉和皮肤；} \\ \text{前支：粗大，分布于躯干前外侧及四肢的皮肤和肌肉.} \end{cases}$$

图 2-46　脊神经结构及传导关系

（2）腰神经的前支，由上而下逐渐粗大。第 1～4 腰神经的前支，大部分组成腰神经丛（有 50% 的第 12 胸神经的前支分支加入腰丛）。第 4 腰神经的小部分和第 5 腰神经合成腰骶干，参加骶神经丛的组成（见图 2-47）。

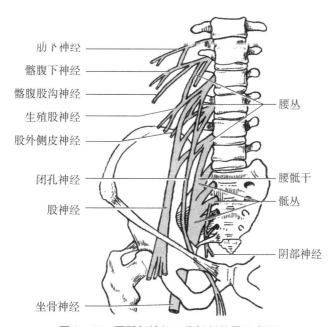

图 2-47　腰骶部神经正常解剖位置示意图

4. 腰椎间盘突出与腰神经根的关系

一般而言，腰椎间盘突出症引起的是下位神经受压，从而引起相应的神经症状，当然也会有特殊的情况,在诊断章节会详细说明。比如,L4/L5 椎间盘突出,一般是压迫到 L5 神经根,从而引起 L5 神经根的症状(见图 2－48)。

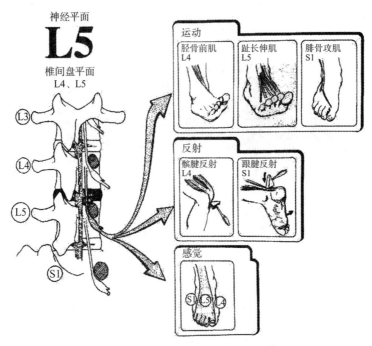

图 2－48　L5 神经根传导症状示意图

(修自《骨科神经病学》)

5. 窦椎神经

窦椎神经是由脊神经发出的一支分支,通过椎间孔之后又重返椎管,它在脊神经分出前支和后支之前分出,与主干反向走行。受刺激时引起腰部和股后肌群反射性痉挛及腰腿痛(见图 2－49)。

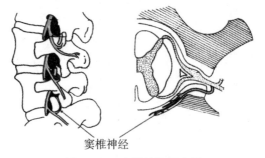

图 2－49　窦椎神经示意图

(二) 腰部的血管

1. 腰椎动脉系统

腰椎的血供来自腰动脉,由腹主动脉的后壁发出,沿椎体的中部向后外侧走行,沿途发出一些垂直小支进入椎体前方,以营养椎体。腰动脉至椎间孔前缘先后分为脊椎前支、横突前支及背侧支,形成椎管外、内血管网两组。前者以横突为界又分为2组。

(1) 椎管外血管网前组:由横突前支(横突前动脉)形成。此支比较粗大,沿途在横突前方发出许多肌支,还有许多交通支与相邻横突前动脉吻合。此动脉位置较深,破裂可产生巨大腹膜后血肿,随后可发生顽固性肠麻痹。

(2) 椎管外血管网后组:由背侧支的关节间动脉及上、下关节动脉组成。关节间动脉绕过椎弓根峡部向后方延伸,走行于椎板与肌筋膜之间,然后向中线行走,沿途发出许多肌支,最后分布于椎板间韧带及棘突。椎管内血管网包括脊前、后支(椎间孔前后动脉)。脊前支先分出一个小支供应神经根,然后经椎间孔的前缘进入椎管内,随即分为升降支,由升支再分出横支,在中线汇合,经椎体后面的静脉窦孔进入椎体相邻节段。脊前支的升降支彼此吻合,形成纵行的血管网。

动脉前支神经支与椎管内窦椎神经沿脊椎上下伴行。脊后支较前支细,呈网状分布于椎板和黄韧带内侧,然后穿入椎板,以微细小支在硬膜外脂肪中走行,与硬脊膜动脉丛相连。

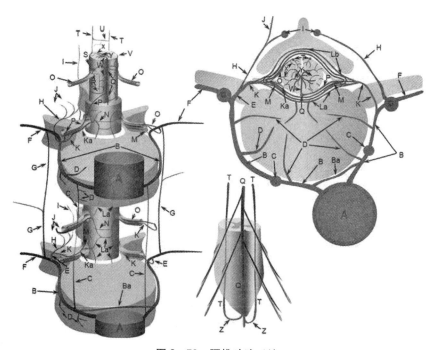

图 2-50 腰椎动脉系统

A. 主动脉;B. 节段动脉;Ba. 节间吻合动脉;C. 椎间吻合点;D. 椎体直接供血动脉;E. 脊髓背动脉;F. 横突下动脉;G. 横突间动脉网;H. 脊髓背动脉分支;I. 后吻合;J. 肌支动脉;K. 脊髓背动脉腹支;La. 腹侧背侧硬膜外动脉;Q. 脊髓前动脉;S/T. 脊髓后动脉

2. 腰椎静脉系统

(1) 椎骨内静脉。椎体周围静脉注入椎体中央管道,然后在后纵韧带及骨膜的深面经椎体后部滋养孔汇入静脉窦内,与椎管内静脉相交通。

(2) 椎管内静脉。①椎管内前静脉:此静脉在椎弓根部弯行向内,在椎间盘部弯行向外;②椎管内后静脉:离椎间盘较远,一般位于椎板内面,但也有小支至黄韧带,还有少数的横行、纵行或斜行的吻合支跨越黄韧带的内面;③跟静脉:为节段静脉,每个腰椎成对,分别在双侧椎体椎弓根的上下穿出椎间孔,椎弓根下方的一对静脉与神经根密切相关。

(3)椎管外静脉。主要为双侧的腰升静脉,在椎体、横突及椎弓根交界处形成的沟内纵行向上(见图2-51)。

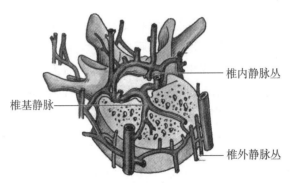

椎内静脉丛

椎基静脉

椎外静脉丛

图2-51 椎管外静脉示意图

四、腰部附近的组织

(一)腹主动脉

之所以特别提及腹主动脉,是因为我们在临床上遇见腹主动脉导致腰部症状的病例,风险极高。

腹主动脉系降主动脉在腹腔的部分。位于腹膜的后面,椎体的前方,稍偏左侧。在其右侧有下腔静脉,前方有胰、十二指肠的下部和小肠系膜根。在第4腰椎下缘,腹主动脉分为左、右髂总动脉。腹主动脉沿途有许多分支。降主动脉的远心端部分,自膈的主动脉裂孔处续主动脉胸部,沿脊柱前方下降,至第4腰椎体下缘附近处分为左、右髂总动脉。主动脉腹部右侧有下腔静脉,前方有胰、十二指肠水平部和小肠系膜根。

腹主动脉瘤是指腹主动脉呈瘤样扩张,通常直径增大50%以上定义为动脉瘤。腹主动脉瘤好发于老年男性,男女之比为10:3,尤其是吸烟者,吸烟也显著增加动脉瘤破裂风险。多数患者无症状,常因其他原因查体而偶然发现。若有腹主动脉瘤的患者近期出现腹部或腰部剧烈疼痛,常预示瘤体濒临破裂。如果没有及时发现引起腰痛的真正原因,则可能因为延误时机而导致腹主动脉瘤的破裂。值得注意的是有些腹主动脉瘤的患者是可以表现为腰痛的,非常容易造成临床上的误诊、漏诊,并且风险高,病死率高。

(二)肾脏

肾脏(kidney)位于脊柱和大血管的两侧,紧贴腹后壁,居腹膜后方,属腹膜后脏器,在横膈之下。前面有腹腔内的肠管,后面有强壮的腰部肌肉。肾的长度相当4个椎体的总高度,左肾上端平第11胸椎下缘,下端平第2腰椎下缘,左侧第12肋斜过左肾后面的中部。右肾由于肝脏关系比左肾略低1~2厘米(右肾比左肾低半个椎体),右侧第12肋斜过右肾后面的上部。距髂嵴最高点 2.5～5 厘米。左肾门对第 1 腰椎横突，右肾门对第 2 腰椎横突。正常肾脏上下移动均在 1～2 厘米范围以内。肾脏的高度随体位和呼吸而变动，站立时比卧位时低 2.5 厘米，呼吸时随膈的升降而上下移动。肾的体表投影：位于上腹部，左肾上极平剑突处尖部，下极平第 10 肋下最低点。右肾下极则稍低于肋下平面，伸入中腹部。肾的上下极分别离人体正中线 2.5 厘米和 5.5 厘米，瘦弱的人腹肌松弛，用力吸气时，医师可用腰腹双合诊法触得右肾下极。

当肾脏出现问题时，也可能会表现为腰部的疼痛，在肾脏病早期可以没有任何症状，而当症状明显时，病情已十分严重。实际上，大部分急、慢性肾炎、肾病综合征患者仅有腰部轻微不适或腰酸，很少出现剧烈的腰痛。因此，腰痛患者有时要排除是否由肾脏病引起。

（三）妇科系统

1. 子宫

子宫位于盆腔中部，膀胱与直肠之间。其位置可随膀胱与直肠的充盈程度或体位而有变化。直立时，子宫体几乎与水平面平行，子宫底伏于膀胱的后上方，子宫颈保持在坐骨棘平面以上。

2. 卵巢

卵巢位于子宫底的后外侧，呈葡萄状，与盆腔侧壁相接。

妇科系统的疾病有时候也会表现为腰痛，如慢性炎症、卵巢囊肿蒂扭转等疾病，需要在临床上加以鉴别。

第三章　病因病机

第一节　中医学病因病机

一、颈椎疾病

（一）病因病机

颈椎疾病中医学上分属为"项痹病""眩晕"等，在病因学上通常认为是外伤、风寒湿邪侵袭、气血不和、经络不通所致。一般情况下，头晕、目眩、耳鸣与痰浊、肝风、虚损有光，疼痛多与外伤、风寒、气滞血瘀等有关。中医学不仅将颈椎疾病着眼于颈、肩、背等局部，而且运用整体的思维把颈椎疾病与脏腑、经络、气血等有机联系起来进行相关的辨证论治；并将肝、肾、脾等脏腑功能与筋骨、肌肉、关节功能有机结合，注重两者之间的相互影响、相互促进的作用，将颈椎疾病分为风寒痹阻证、气滞血瘀证、痰湿阻络证、肝肾不足证、气血亏虚证5个基本的临床证型。

（二）中医学辨证分型

1. 风寒痹阻证

主要症状为颈、肩、上肢串痛麻木，以痛为主，头有沉重感，颈部僵硬，活动不利，恶寒畏风。舌淡红，苔薄白，脉弦紧。

2. 血瘀气滞证

主要症状为颈肩部、上肢刺痛，痛处固定，伴有肢体麻木。舌质暗，脉弦。

3. 痰湿阻络证

主要症状为头晕目眩，头重如裹，四肢麻木，纳呆。舌暗红，苔厚腻，脉弦滑。

4. 肝肾不足证

主要症状为眩晕头痛，耳鸣耳聋，失眠多梦，肢体麻木，面红目赤。舌红少苔，脉弦。

5. 气血亏虚证

主要症状为头晕目眩，面色苍白，心悸气短，四肢麻木，倦怠乏力。舌淡苔少，脉细弱。

二、腰椎疾病

（一）病因病机

腰痛病因为内伤、外感与跌仆挫伤,基本病机为筋脉痹阻,腰府失养。内伤多责之禀赋不足,肾亏腰府失养;外感为风、寒、湿、热诸邪痹阻经脉,或劳力扭伤,气滞血瘀,经脉不通而致腰痛。

（1）病因:外邪侵袭,多由居处潮湿,或劳作汗出当风,衣着单薄,或冒雨着凉,或暑夏贪凉,腰府失护,风、寒、湿、热之邪乘虚侵入,阻滞经脉,气血运行不畅而发腰痛。湿性黏滞,所以感受外邪多离不开湿邪为患;体虚年衰,先天禀赋不足,加之劳役负重,或久病体虚,或年老体衰,或房事不节,以致肾之精气虚亏,腰府失养;跌仆闪挫,举重抬异,暴力扭转,坠堕跌打,或体位不正,用力不当,摒气闪挫,导致腰部经络气血运行不畅,气血阻滞不通,瘀血留着而发生疼痛。

（2）病机:腰为肾之府,由肾之精气所溉,肾与膀胱相表里,足太阳经过之。此外,任、督、冲、带诸脉,也布其间,所以腰痛病变与肾脏及诸经脉相关。外感腰痛的主要发病机制是外邪痹阻经脉,气血运行不畅。寒为阴邪,其性收敛凝闭,侵袭肌肤经络,郁遏卫阳,凝滞营阴,以致腰府气血不通;湿邪侵袭,其性重着、黏滞,留着筋骨肌肉,闭阻气血,可使腰府经气不运;热邪常与湿合,或湿蕴生热而滞于腰府,造成经脉不畅而生腰痛。内伤腰痛多由肾精气亏虚,腰府失其濡养、温煦。经脉以通为常,跌仆挫扭,影响腰部气血运行,以致气滞血瘀,壅滞经络,凝涩血脉,不通而痛。

（二）中医学辨证分型

1. 寒湿腰痛

主要症状表现为腰部冷痛重着,转侧不利,逐渐加重,静卧病痛不减,寒冷和阴雨天则加重。舌质淡,苔白腻,脉沉而迟缓。

2. 湿热腰痛

主要症状表现为腰部掣痛,痛处伴有热感,热天或雨天疼痛加重,而活动后或町减轻,小便短赤。苔黄腻,脉濡数或弦数。

3. 瘀血腰痛

主要症状表现为腰痛如刺,痛有定处,痛处拒按,日轻夜重,轻者俯仰不便,重则不能转侧。痛处拒按。舌质暗紫,或有瘀斑,脉涩。

4. 肾虚腰痛

（1）肾阴虚:主要症状为腰部隐隐作痛,酸软无力,缠绵不愈,心烦少寐,口燥咽干,面色潮红,手足心热。舌红少苔,脉弦细数。

（2）肾阳虚:主要症状为腰部隐隐作痛,酸软无力,缠绵不愈,局部发凉,喜温喜按,遇劳更甚,卧则减轻,常反复发作,少腹拘急,面色㿠白,肢冷畏寒。舌质淡,脉沉细无力。

第二节 颈腰椎疾病的病因和发病机制

一、病因

颈腰椎都是脊柱中的活动关节,每天都需要大量的活动。因此,自出生后,随着人体的发育、生长和成熟,不断地承受各种负荷、劳损,甚至外伤而逐渐出现退行性变。

(一) 颈腰椎的退行性变

颈腰椎的退行性变是颈腰椎疼痛发生的主要原因。

1. 椎间盘变性

椎间盘由髓核、纤维环和上下软骨板构成一个完整的解剖单位。椎间盘维持着椎体间高度,吸收震荡,传导轴向压缩力,在颈腰椎的各种活动中维持应力平衡,这种功能完全由椎间盘各个结构的相互作用来完成。若其中之一出现变性,则可导致其形态和功能的改变,最终影响或破坏颈椎骨性结构的内在平衡,并使其周围的力学平衡发生改变。因此,椎间盘的退行性变是颈腰椎病发生与发展的主要因素。

2. 椎间失稳

韧带-椎间盘间隙的出现,由于椎间盘的变性,不仅造成变性和失水化的髓核突向韧带下方,以致使压力增高而有可能引起韧带连同骨膜与椎骨间的分离,而且椎间盘变性的本身尚可造成椎体间关节的松动和异常活动,从而更加剧韧带-椎间盘间隙的形成。

3. 骨质增生退变

随着椎间盘的变性、椎体的失稳等因素刺激,机体为了维持再平衡,最后形成突向椎管或突向椎体前缘的骨赘(或称之为骨刺)。此骨赘可因局部反复外伤、周围韧带持续性牵拉和其他因素,通过出血、机化、骨化或钙化而不断增大,质地变硬。骨赘的形成可见于任何椎体节段,但以遭受外力作用较大的椎体节段较为常见,在颈椎上以 C5/C6、C4/C5 和 C6/C7 最为多见,腰椎上以 L4/L5、L5/S1 最为多见。

(二) 慢性劳损

慢性劳损是长期静力因素作用于颈腰部从而导致一系列的改变。

1. 睡眠姿势不良

主要是枕头不合适及床垫不合适。在睡眠状态下,长时间的不良体位使椎间盘内部受力不均,加速椎间盘的退化。其次颈腰部肌肉和关节也因此平衡失调,使得外源性的稳定系统发生改变。

2. 日常生活、工作习惯

长时间低头看手机、看电脑,久坐不动,坐姿不正等,尤其是躺在床上高枕而卧都是不良习惯。以上习惯的共同特征是颈腰椎长时间处于异常状态,颈腰部肌肉及韧带组织超负荷,容易引起劳损。

3. 急性外伤

颈腰部外伤与颈腰椎疾病的发生和发展有明显的关系,根据损伤的部位、程度可在各种不同阶段产生不同影响。如明显的暴力可致脊柱骨折,或者导致软组织的损伤,使得椎间盘异常受力,加速椎间盘的退变等。

4. 颈腰部及附近的炎症

炎症可直接刺激邻近的肌肉和韧带,致使韧带紧张、肌张力增高、椎节内外平衡失调,破坏了其稳定性,加速和促进退变的发生和发展。

5. 颈腰椎的先天畸形

颈腰椎的先天性畸形对颈椎疾病发病的影响主要表现在以下两个方面:一是应力改变,严重时发生骨质明显位移;二是神经血管的刺激和压迫。

二、发病机制

(一)椎间盘变性阶段

椎间盘是无血运的黏弹性组织,在自身承受范围内的活动基本不会有太大影响,但颈腰椎本身活动度比较大,大的旋转力可引起纤维环外层破裂(有如自行车外胎磨损后内胎膨出一样),随之可出现椎间盘突出。当屈曲或后伸时再加上旋转外力,可引起纤维环从内向外断裂。突出的髓核一旦穿过中央裂隙的后纵韧带进入椎管内,则称为脱出。无论突出或脱出,在椎管狭窄的情况下,可以压迫脊髓,也可压迫或刺激神经根或椎管内的血管。究竟何者受累,主要取决于脊髓变位的方向与程度。在无椎管狭窄的情况下,也可因椎管内的窦椎神经末梢受刺激而出现颈部症状。当然椎体不稳的本身也可引起与髓核变性相似的症状。

椎间盘发生突出,除外伤原因外,还有内分泌及生化改变等原因。髓核是胶状体,含水量高达70%～90%。随年龄增长髓核内水分减少,黏多糖增加,透明质酸减少,胶原纤维沉积,髓核胶状体的功能减低,使椎间盘吸收震荡的能力下降。当继续退行性变时,在轻微外力作用下,椎间盘向四周隆起,椎间隙变窄,椎体间不稳。

(二)骨刺形成阶段

此期是前者的延续,实际上可视为突(脱)出髓核及其引起的骨膜下血肿通过骨化的过程将其持续化。骨刺来源于韧带-椎间盘间隙血肿的机化、骨化或钙化。突向椎管内骨刺是否引起症状,正如髓核突出一样是由椎管矢状径等多种因素决定的,其发病因素两者基本相似。

骨刺的早发部位多见于两侧椎体的周围,以小关节缘及椎体前后缘为主,但至后期几乎所有骨缘均可出现。在节段上由于生物力学的特点,颈椎以 C5/C6 最多,次为 C4/C5 和 C6/C7;鉴于胸椎稳定,且活动度较小,因此 C7/T1 的骨刺少见。腰椎以 L4、L5 到 S1 节段比较常见。

侧方的骨刺主要刺激根袖而出现根性症状,突向后方的骨刺主要对脊髓本身及其血管造成威胁,而对于一个宽椎管者,即便是较大的骨刺,只要长度未超过椎管的临界点,一般不易发病。但要注意预防各种附加因素,尤其是外伤及劳损。当骨刺突向前方,由于椎体前方为空腔结构,罕见出现症状。先天性颈椎椎管狭窄者,平常脊髓与小椎管相安无事,稍受外伤,特别是颈椎过伸或屈伸加旋转外伤,立即会出现四肢瘫痪,X线片检查也无骨折脱臼表现,脊髓造影椎管也尚通畅,也没有明显的颈椎间盘突出或椎体后骨刺。

(三)继发性改变

有了上面两种机制,就带来很多改变的可能性。如果椎间盘突出明显,或者后纵韧带、黄韧带等增生、骨化,使椎管狭窄,脊髓受压,可能出现脊髓症状;当椎间盘突出只是刺激或压迫神经根时,则可能是神经受压的表现。这些变化可能很复杂并且繁多,但临床上需要注意其基本的发病机制。

第四章 颈腰椎疾病的诊断

第一节 颈腰椎疾病的问诊与相关检查

一、颈腰椎疾病的问诊

在颈腰椎疾病的诊断中,病史的收集是一个重要的环节。一个完整的病例信息应该包括病史、症状、体征和辅助检查,4 个环节缺一不可。而问诊涵盖了病史和症状,是非常重要的。

(一)病史采集

1. 患者基本情况

包括姓名、性别、年龄、职业、家庭住址、电话号码等。可以初步了解患者的情况。比如,青壮年人容易患腰椎间盘突出症,而老年人容易患腰椎管狭窄症;伏案工作的脑力劳动者容易患颈椎病,而体力劳动者容易肌肉受伤等。

2. 个人史

出生、成长及居留的地点和时间(尤其应注意疫源地和地方病流行区),受教育程度和业余爱好等;起居习惯、卫生习惯、饮食规律、烟酒嗜好及其摄入量,有无其他异嗜物和麻醉毒品摄入史,有无重大精神创伤史;从事过的职业、劳动保护情况及工作环境等。重点了解患者有无经常与有毒有害物质接触史,并应注明接触时间和程度等;有无冶游史,是否患过下疳及淋病等。

3. 既往史

既往一般健康状况;有无患过传染病、地方病和其他疾病,发病日期及诊疗情况;有无预防接种、外伤、手术史,以及药物、食物和其他接触物过敏史等。

4. 家族史

家族史是指某一种病的患者的家族成员(较大范围的家族成员,不仅限于祖孙等直系亲属)中的发病情况。

(二)主诉与现病史

1. 主诉

主诉是疾病诊断中非常重要的一项,是感受到的最主要的痛苦、就诊最主要的原因或最明显的症状、体征、性质，以及持续时间，并能够初步反应病情轻重与缓急，对某系统疾患能提供诊断线索，比如"腰痛伴右下肢外侧麻痛1周"。清晰的主诉能让人第一印象对疾病有大致的判断。腰痛伴右下肢麻痛一般考虑腰椎神经受压所致，主要为椎管内病变；右下肢外侧主要定位在L5神经根，一般考虑L4/L5节段椎管的问题；1周说明病程时间不长，一般预后较好；结合患者的年龄及平时工作、生活等特点，基本就有比较明确的一个判断了。

2. 现病史

现病史是记述患者病后的全过程，即发生、发展、演变和诊治经过。

如果涉及外伤的病例，一定要问清楚受伤的整个过程，包括如何受伤、受伤的情况、治疗的过程及受伤后病情有没有发生变化等。

（1）受伤的机制：包括致伤物、致伤原因、身体状态、当时脊柱的情况等。

（2）受伤的程度：受伤后当时的情况以及之后的情况，有没有脊柱及肢体的功能障碍，能否正常生活、工作等情况。

（3）受伤后的治疗经过：包括有无去医院诊治，有没有服用药物，如何治疗等。

如果不涉及外伤的病例，也需要通过详细的询问诊来对病情进行充分了解。

3. 症状的性质和特点

（1）以疼痛为主诉的，需要详细询问患者的疼痛部位、疼痛的性质（酸痛、钝痛、刺痛、麻痛等）、疼痛的程度、疼痛持续的时间、夜间痛还是白天痛、疼痛与体位变化有没有关系、疼痛与天气变化有没有关系、疼痛与心情变化有没有关系等。

（2）伴随症状：有无发热、头痛、咽痛、肌痛、关节活动障碍、尿频尿痛、月经、白带异常及痛经等症状，有没有伴随肢体的麻木、无力等。

（3）神经症状：有无走路踩棉感，有无走路不稳，有无四肢肌肉的萎缩、无力等。

（4）具体的诊疗过程：需要了解出现症状后患者有没有去诊疗，如果有，需要尽可能地详细了解具体的诊疗过程，包括诊疗时的具体情况、当时的诊断、辅助检查以及当时的治疗与用药等，可以让患者带来之前的就诊病历作为参考，包括治疗后症状的转归情况，这些都可以为我们下一步的诊疗带来非常重要的参考。比如患者腰痛，在上一次的诊疗中诊断为腰椎间盘突出症，经过规范的治疗后症状不但没有缓解反而加重了，那我们就应该多考虑一下，很可能是之前的诊断出现偏差，需要再重新考虑一下是否存在其他的问题。

二、颈腰椎疾病的相关检查

（一）临床诊查

1. 视诊

1）脊柱专科视诊

（1）脊柱的外形：包括颈腰部的皮肤情况，有无皮肤长疹、溃烂，有无局部的红肿、包块，局部有无瘀斑等，一些常见的皮肤或体表问题所致的颈腰痛是可以通过视诊得到一些线索的。比如，如果腰部出现红疹伴明显疼痛，需要排除带状疱疹的问题；又如，颈部包块伴疼痛，需要排除是否可能存在淋巴结的问题，外形的观察是接诊时第一眼印象。

（2）姿势：包括患者走路的姿势，站立、坐位时的姿势，有无强迫体位等。落枕的患者通常是头部固定体位，无法活动颈部；腰椎间盘突出症的患者往往伴有扶腰侧屈的姿势；患者是步行、需要搀扶、坐轮椅或者平车过来，这些都可以为病情提供一些客观的参考。

（3）脊柱的曲度：这个很多医师重视得不够，但是往往有比较大的临床价值，是视诊中一个比较重要的内容。首先观察颈腰部双侧结构和骨性标志是否对称，脊柱的生理弯曲有无改变，有无侧弯。一般来说，颈椎生理曲度变直的患者通常是平时低头时间过长，多伏案工作；腰椎后凸畸形通常是老年的骨质疏松患者，多有椎体压缩；腰椎向前凸的患者往往伴有较为明显的腰椎滑脱等。

2）整体望诊

（1）面色：面色是中医学望诊的一个重要内容，往往可以提示疾病的一个整体转归。面色一般分为红润、苍白、萎黄、紫暗、黧黑五种。

① 面色红润：为正常的健康颜色，预示着身体的正气足，内脏功能较好，疼痛的预后也比较好。

② 面色苍白：为体质较差的表现，多见于贫血的患者；剧烈疼痛的患者也可能表现为面色苍白；消耗性的疾病也可能出现面色苍白无华。

③ 面色萎黄：多因脾胃虚弱，气血不能上荣所致。常见于慢性消耗性疾患、失血、久痢、胃脘痛及贫血等。

④ 面色紫暗：多为淤血内蕴所致。常见于循环功能障碍或者病程时间较长的患者。

⑤ 面色黧黑：此色多为阳气不足、寒湿太盛，或血运不畅、瘀血阻滞所致。多见于肾脏疾病的患者，预后较差。

（2）神态：指面部表情、神色和姿态，可反映不同的疾病状态。精神状态好的患者说明身体状况尚可，病程较短或者病情较轻，或者心理状况良好。此类患者往往恢复较快，效果较好。而精神状态比较差的患者，说明身体状况较差、病程时间较长或者心理状况较差，治疗此类患者一定要有较为前瞻的判断，可能效果不好或者疗程时间较长。

2. 触诊

触诊是查体的第二步，在第一眼印象后，需要对患者进行一系列的专科触诊。通常取坐位或卧位，一般颈椎取坐位、腰椎取卧位临床比较常见。

（1）棘突：棘突位于脊柱正中，首先是定位，一般在 C7 棘突最为明显，上颈段以 C2 棘突比较明显，在腰段双侧髂嵴最高点的连线一般是对 L4 椎体的棘突。

需要注意棘突有无异常隆起或者凹陷，是否有台阶感，棘突有无偏歪、缺如，棘突间有无压痛等。

（2）椎旁肌肉：触诊可以了解椎旁肌肉是否紧张，肌肉有无萎缩，肌肉是否存在压痛等。

（3）周围组织：在颈椎要重视颈前及颈侧的触诊，颈前、颈侧可触及胸锁乳突肌及斜角肌，把颈前的组织拨开还可以直接触及颈椎椎体及椎间盘的前方。

在腰椎主要触诊腹前的腹直肌及腹斜肌，了解这些肌肉是否存在紧张、压痛，对腰椎疾病的治疗也是非常有帮助的。

（4）压痛：压痛是触诊的重要内容，很多的骨科治疗都需要寻找压痛或者寻找有问题的肌肉，如触发点治疗需要寻找触发点，浮针治疗需要寻找患肌，局部阻滞需要寻找压痛点。

压痛点常见的位置和规律如下。

① 棘突压痛：通常是棘上韧带的问题所致，也可能是椎体的骨质破坏时出现。

② 棘突间压痛：多见于棘间韧带的问题，椎间盘突出也可能会有压痛。

③ 棘突旁压痛：棘突旁分别是椎板、小关节，脊柱旁的肌肉问题、小关节的问题都可能导致棘突旁压痛，椎间盘突出也可能导致该处压痛。

④ 横突压痛：无论是颈椎还是腰椎，棘突都有很多的肌肉附着。因此，当这些肌肉出现问题时，横突常常出现压痛。

⑤ 颈腰部肌肉：如颈椎旁边的斜方肌，腰椎的腰方肌等，都是容易出现压痛的肌肉。

以下诊断章节也会就颈腰椎常见的压痛点及意义分别介绍。

3. 叩诊

(1) 直接叩诊法：患者坐位或者俯卧位，检查者用叩诊锤或握拳（小鱼际）以适当力量叩击脊柱的各个棘突，观察有无深部叩痛及叩痛部位。

(2) 间接叩诊法：患者取坐位，检查者将手掌置于患者头颈腰部，以另一手握拳叩击手掌背，观察疼痛部位。阳性多见于骨折、椎间盘突出、椎间盘炎等。腰痛剧烈者，可叩击患者的床，如果疼痛明显加重，则考虑椎间隙感染或椎间盘炎，临床又称之为"震床试验"。

4. 听诊

听诊在颈腰椎运用比较少，需要注意的是颈腰椎的一些弹响。颈腰椎在活动时局部是否会出现一些弹响，通常跟韧带钙化与周围组织的摩擦或者小关节的退变有关系。还要注意颈腰椎周围的血管是否存在杂音，如腹主动脉瘤往往可以听到血管杂音，尤其是局部出现包块的情况下，不能忽视局部的听诊。

5. 运动检查

运动的检查对颈腰椎也是比较重要的一项内容，因为颈腰椎活动度较大，损伤的机会也比较多。

(1) 前屈：颈椎前屈的角度在 35°～45°，腰椎前屈角度正常人可到 90°。前屈活动受限或者前屈疼痛，通常是椎间盘突出或者前屈的肌肉或其拮抗的肌肉出现问题，脊柱后纵韧带出问题时也可能导致前屈困难。

(2) 后伸：颈椎后伸的角度在 35°～45°，腰椎后伸的角度在 20°～30°。后伸活动受限或者后伸疼痛，通常是椎管狭窄或者后伸的肌肉或其拮抗的肌肉出现问题，脊柱后面的小关节问题也会引起后伸的障碍和疼痛。

(3) 侧屈：颈椎侧屈正常可到 45°，腰椎侧屈的角度在 20°～30°。如果出现侧屈受限或者侧屈疼痛，通常是椎间盘的问题或者椎间关节的病变。肌肉出现问题时，通常向患侧侧屈时肌肉松弛，疼痛缓解。

(4) 旋转：颈椎后伸的角度在 60°～80°，腰椎的旋转可达 30°。如果是旋转的主动肌肉或者拮抗肌肉出问题，椎间关节病变的时候会出现旋转疼痛或旋转活动受限。

6. 颈腰椎特殊检查：下面简要介绍一下颈腰椎常见的特殊检查

(1) 颈椎椎间孔挤压试验：令患者头偏向患侧，检查者左手掌放于患者头顶部，右手握拳轻叩左手背，则出现肢体放射性痛或麻木、表示力量向下传递到椎间孔变小，有根性损害。对于根性疼痛严重者，检查者用双手重叠放于头顶、间下加压，即可诱发或加剧症状。如果阳性,多提示颈椎间盘突出或者神经根型颈椎病。

（2）臂丛牵拉试验：患者坐位,头微屈,检查者立于患者被检查侧,一手推头部向对侧,另一手握该侧腕部做相对牵引,此时臂丛神经受牵拉,若患肢出现放射痛、麻木,则为阳性,多见于神经根型颈椎病患者。

（3）分离试验：检查者一手托在患者下颌部,另一手托住枕部,然后逐渐向上牵引头部,如果患者感到颈部和上肢的疼痛减轻,即为阳性。提示神经根型颈椎病。

该试验可以拉开狭窄的椎间孔,减少颈椎小关节周围关节囊的压力,缓解肌肉痉挛,减少神经根的挤压和刺激,从而减轻疼痛。

（4）前屈旋颈试验：令患者前屈,让其左右旋转颈部,如果旋转过程中出现疼痛,则可能是该处颈椎小关节出现问题。

（5）直腿抬高试验并加强试验：即 Laseque 征,是让患者双下肢伸直仰卧,检查者扶膝使之伸直,另一手握患者足部并缓慢抬高患者下肢,直至患者产生下肢放射痛为止。记录此时下肢与床面的角度,即为直腿抬高角度。正常者抬高 $70° \sim 90°$ 无任何感觉,小于以上角度即产生疼痛或麻木者为阳性,多见于坐骨神经痛、腰椎间盘突出症。直腿抬高加强试验指在直腿抬高试验基础上,将患者下肢抬高到最大限度后,放下 $10°$ 左右,在患者不注意时,突然将足背屈,若能引起下肢放射痛即为阳性。该试验可鉴别神经根性或肌肉因素所引起的直腿抬高受限。后者直腿抬高试验阳性,加强试验可呈阴性。

（6）膝髋屈曲试验：患者仰卧位,检查者使其膝髋关节尽量屈曲,将其膝部尽可能地向头部推挤。此时,患者的腰骶关节及骶髂关节均发生活动,若存在这两个关节的病变即可引发疼痛,并可以根据疼痛的部位做进一步检查,以明确疼痛在哪一个关节。对腰腿痛患者而言,在做直腿抬高试验、挺腹试验、屈颈试验等均为阴性结果,而作膝髋屈曲试验呈阳性结果时,可以推断其腰痛症状可能是腰骶关节病变引起,而不是患有腰椎间盘突出症。

（7）仰卧挺腹试验：患者仰卧,双手放于腹部或两侧,以头部及两足跟为着力点,将腰部和臀部向上抬。检查结果为阳性,即出现腰痛或患肢放射痛,仰卧挺腹试验阳性的基础是神经根周围是否存在软组织损伤和无菌性炎症,仅有椎间盘突出而无以上病理基础,该试验阴性。

（8）股神经牵拉试验：患者俯卧位,患侧膝关节伸直 $180°$,检查者将患肢小腿上提,使髋关节处于过伸位,出现大腿前方痛即为阳性,在 L2/L3 和 L3/L4 椎间盘突出时为阳性。上述动作使股神经紧张性增高,从而刺激了被突出的椎间盘所压迫的神经根。而 L4/L5、L5/S1 椎间盘突出时,此试验阴性。对诊断高位椎间盘突出有比较大的意义。

（9）"4"字试验：被测试者仰卧平躺,一腿伸直,另一腿屈髋屈膝,以足搁置于对侧小腿的膝上,即两腿构成一个"4"字。检查者一手固定患者骨盆,一手下压屈曲的膝关节使其向床面靠近,观察是否诱发同侧骶髂关节疼痛。正常者一侧的膝盖能够轻易碰到地面或床面,而下压时骶髂关节出现疼痛,或者曲侧膝关节不能触及床面为阳性。阳性结果表明骶髂关节有病变。

7. 相关神经系统检查

1）感觉检查

感觉检查对判断神经系统疾病有重要的意义。检查宜在安静、温暖的环境下进行。注意两侧对称部位的比较,由感觉障碍区向健处逐步移行。如有必要,可以重复检查,以避免患者的主观误差。

(1)感觉程度分为以下6级:0级,无知觉;1级,深区感觉存在;2级,触觉及浅区感觉存在;3级,能辨别尖锐及钝性感觉;4级,能分辨触觉部位;5级,两点辨别觉及形体感觉正常。

(2)感觉检查内容。浅感觉:触觉、痛觉、温觉;深感觉:运动觉、振动觉、位置觉;皮质觉:定位觉、两点辨别觉、图形觉、实体觉、重量觉等。

(3)感觉检查方法。

① 浅感觉。触觉:用棉絮轻触皮肤或黏膜,自躯干到四肢上端逐次向下,并问患者有无觉察及敏感程度。对异常区域做出标记。痛觉:用锐针轻刺皮肤,询问有无痛感及疼痛程度。要求用力适当,不应重刺,以免出血,并记录结果。检查时应自上而下,从一侧至另一侧,从无痛觉区移向正常区,不应遗留空白区。温觉:选用盛冷(5~10℃)水、热(40~50℃)水的试管轻触皮肤,询问患者感觉(冷或热)。

② 深感觉。动觉:轻轻搬动患者的手指或足趾,做被动伸、屈动作,询问是否觉察及其移动方向。振动觉:将振动的音叉(C128 Hz或C256 Hz)置于患者骨隆起处,如踝、腕、肘、指、趾及髂嵴等,询问有无振动感及其程度和维持时间。位置觉:让患者闭目,然后将其肢体放置在某种位置上,询问能否确切说明肢体所处的位置。

2)反射检查

临床上根据感受器的深浅不同,分为浅反射及深反射,而正常人不出现的反射,称为病理反射。

(1)浅反射:常见的浅反射有以下两种。

① 腹壁反射:患者仰卧,两下肢略屈曲以使腹壁松弛。检查者用棉签或钝针由外向内快速轻划患者腹壁上、中、下部腹壁,引起腹肌收缩称腹壁反射。正常时,可见同侧腹壁肌肉收缩。若无此反应或反应加强,均为腹壁反射异常。

② 提睾反射:患者仰卧,用钝头竹签由下向上轻划股内侧上方皮肤,可以引起同侧提睾肌收缩,使睾丸上提,就叫提睾反射。提睾反射比腹壁反射对病损抵抗力强,故减低或丧失比腹壁反射要晚。双侧反射消失见于L1~L2节病变,一侧反射减弱或者消失见于锥体束损害。老年人、睾丸积水、精索静脉曲张、睾丸炎、副睾丸炎或睾丸肿瘤、脑部病变、脊髓病变、锥体束损害时腹壁及提睾反射均可出现减弱或消失。

(2)深反射。

① 肱二头肌反射:检查者以左手拇指按在其肘关节稍上方的肱二头肌肌腱上,然后用右手持叩诊锤叩击此拇指。正常时,即引起前臂屈曲,若上述反射亢进、减弱或消失,均为肱二头肌反射异常。神经定位:C5~C6。

② 肱三头肌反射:患者外展前臂,肘部半屈,检查者托住其前臂,用叩诊锤叩击鹰嘴上方的肱三头肌肌腱,反应为肱三头肌收缩,肘关节伸直。神经定位:C7~C8。

③ 桡骨膜反射:患者一侧肘关节置于半屈半伸位,前臂轻度旋前。检查者用叩诊锤叩击该侧桡骨茎突上2 cm处。正常时,可表现为肘关节屈曲。神经定位:C5~C8。

④ 膝腱反射:坐位检查时,患者下肢完全放松,自然下垂。卧位时,患者下肢放松,检查

者以手托患者腘窝处,使髋、膝关节放松,稍屈曲,然后用叩诊锤叩击髌骨下缘与胫骨粗隆之间的髌韧带。正常反应为股四头肌收缩,伸小腿。若患者精神紧张,反射无法引出,可嘱患者两手相扣,用力拉紧再试。股四头肌由股神经支配,神经定位为L2~L4。

⑤ 跟腱反射:患者取仰卧位,膝、髋关节稍屈,下肢外旋外展,检查者以左手托患者足掌前部,使足轻度背伸,用叩诊锤叩击患者跟腱,正常反应为腓肠肌收缩,踝关节跖屈。如卧位不能引出,可嘱患者跪于床上,双足自然下垂,然后检查者轻叩跟腱。腓肠肌由胫神经支配。神经定位为S1~S2。

(3)病理反射:正常情况下(除婴儿外)不出现,仅在中枢神经系统损害时才发生异常反射。脊髓性和脑性的各种病理反射主要因由锥体束受损后大脑失去了对脑干和脊髓的抑制作用而出现的。1岁半以内的婴幼儿由于神经系统发育未完善,也可以出现这种反射,不属于病理性。常见的病理征有以下几种。

① Babinski征:又名巴宾斯基征。被检查者仰卧,下肢伸直,医师手持被检查踝部,用钝头竹签划足底外侧缘,由后向前至小趾根部并转向为内侧,正常反应为跖屈曲,阳性反应为拇趾背伸,余趾呈扇形展开。

② Oppenheim征:又名奥本海姆征。医师用拇指及示指沿被检查者胫骨前缘用力由上向下滑压,阳性表现同Babinski征。

③ Gordon征:又名戈登征。检查时用手以一定力量捏压腓肠肌,阳性表现同Babinski征。

④ Chaddock征:又名查多克征、查氏征,属于病理反射。Chaddock征阳性是锥体束损害时最重要的体征。阳性表现为拇趾背屈,其余四趾呈扇形散开。

⑤ Hoffmann征:又称霍夫曼征、弹中指试验,是一种病理性神经反射。检查时检查者以右手的示、中两指夹持患者的中指中节,使其腕关节背屈,其他指各处于自然放松半屈状态,然后检查者以拇指迅速弹刮患者中指指甲,若出现其他各指的掌屈运动,即为霍夫曼征阳性。

3)肌力检查

肌力评定是肢体运动功能检查最基本的方法之一,测定受试者在主动运动时肌肉或肌群的力量,以评价肌肉的功能状态,判断肌肉功能损害的范围及程度,并间接判断神经功能损害的情况。目前,临床上运用最广泛也是最实用的办法就是徒手肌力检查。

肌力的分级标准一般采用公认的Code分级标准。

0级:肌肉完全瘫痪,无任何收缩。

1级:可见肌肉轻微收缩,但不能引起关节活动,相当于正常肌力10%。

2级:肌肉收缩在减重状态下可带动关节活动,相当于正常肌力25%。

3级:能够抵抗重力做关节活动,但不能抵抗阻力,相当于正常肌力50%。

4级:能抵抗重力,也能对抗部分的阻力,相当于正常肌力75%。

5级:正常肌力。

肌力的检查一般在临床上运用于关键肌上,如肘屈肌(肱二头肌、肱肌)、腕背伸肌(桡侧腕长、短伸肌)、肘伸肌(肱三头肌)、髋屈肌(髂腰肌)、髋屈肌(髂腰肌)、踝背屈肌(胫骨前肌)、趾长伸肌(拇长伸肌)及踝跖屈肌(腓肠肌、比目鱼肌)等。通过具体肌肉的检查,可以大致判断神经功能损害的情况。肌力检查是临床检查重要的一个环节。

（二）辅助检查

1. 影像学检查

1）X线检查

X线检查是临床检查的一部分，对脊柱疾病有良好的诊断效果。许多脊柱疾病可以根据X线表现直接做出诊断，如骨骼畸形、外伤及肿瘤等；椎管内及脊柱附近的病变，也可根据X线检查获得重要的诊断依据。另外，对治疗效果进行评价，X线检查也是重要的手段方法之一（X线技术为观察骨骼状态的主要方法）。

颈椎的一般X线征象：颈椎常见的X线分为正位、侧位、斜位、动力位及开口位，X线可以起到一个初步的判断与筛查作用，其临床意义也是比较大的。

（1）颈椎正位片：可观察棘突偏移、寰枢关节半脱位、齿状突骨折或畸形、钩椎关节骨赘及横突肥大、颈肋、隐裂等。

（2）颈椎侧位片：可观察颈椎曲度、椎体前后缘骨赘、椎间隙改变、椎体滑脱、先天畸形、项韧带钙化、椎前软组织阴影的改变、椎管前后径、后关节错位等。

（3）颈椎斜位片：主要观察椎间孔有无狭窄及其狭窄的程度。

（4）动力位片：即过屈、过伸位片。可动态观察椎体滑移等常规位X线片无法显示的X线征。

（5）张口位片：即张口位投照的片，主要是观察寰枢椎的情况，观察齿状突是否居中，观察寰椎椎弓及寰齿关节间隙等。

（6）腰椎的一般X线征象：腰椎常见的X线分为正位、侧位、斜位及动力位。与颈椎的各个功能位类似，腰椎的X线检查同样是起到一个初步的判断与筛查的作用。

2）CT检查

我们可能经常有听过一句话："自从出现了CT后，脊柱骨科进入了椎间盘时代。"虽然这句话是非常不严谨的，但是从侧面说明了CT在脊柱方面的重要价值。CT具有良好的密度分辨力，能够清楚地分辨椎骨、椎管内外组织的细微结构，尤其是在骨性、高密度的结构上有着不可替代的作用。

（1）CT是诊断及定位椎管狭窄最精准的方法，能观察到造成狭窄的各种因素。CT能精准地测量椎管的各径线及面积，观察椎管的形态以及构成管壁的骨和软组织结构的异常，如短的椎弓根、增生的骨刺、关节突关节的肥大和椎板增厚、黄韧带肥厚等。

（2）CT可以判别椎间盘突出的存在，用窄的窗宽可分辨出突出的髓核与硬膜囊之间的密度差别，直接显示出突出髓核及其对硬膜囊或神经根的压迫。

（3）CT能全面观察脊柱的先天性畸形，如在Chiari畸形中，CT扫描可证实枕骨大孔及上部颈椎椎管扩大，也能观察到其内充满下移的延髓及小脑。对隐性脊柱裂，除可看到骨结构异常外，还能观察有无椎管内、外的脂肪堆积及脊髓脊膜的膨出。CT扫描不仅能显示脊髓纵裂畸形中的骨性隔，还可通过CT脊髓造影见到软骨或纤维隔。

（4）CT可以早期发现腰腿痛患者深居的椎骨、椎管及脏器肿瘤，并了解骨骼的病变范围和破坏程度，便于及时选用治疗方法。CT不但可看到结核及肿瘤对椎体的破坏情况，而且可看到骨与周围组织的情况。如有腰大肌肿胀改变,提示为结核;如骨病变边缘完整清晰,未累及周围组织,则病变以良性可能为大,因而有助于肿瘤性质的确定。

3）MRI 检查

MRI 在颈腰痛的诊断上兼有常规 X 线纵向观察与 CT 横向观察的优点,能从矢状面与轴状面全面显示脊柱、椎管与脊髓的全貌,清晰地显示椎间盘的退变,清晰地分辨脊髓肿瘤的存在与确切定位,辨别术后瘢痕与肿瘤残余及复发,看到椎体是否存在水肿信号,从而辨别新鲜与陈旧的椎体骨折等。

以下是颈腰椎不同组织的 MRI 表现总结:

正常的脊柱 MRI 表现

组织	形态	T1 信号	T2 信号
椎骨	四边略凹的方形	灰白	灰白,周边缘(黑)
椎间盘	光滑,梭形	均匀灰	白,中央裂隙(黑),周边缘(黑)
椎管	光滑,有一定间距	水(黑),脊髓(灰)脂肪(白),韧带(黑)	水(白),脊髓(灰),脂肪(灰白),韧带(黑)
脊髓	光滑,连续	均匀灰	均匀灰
马尾	矢面为条状,横断近周边的点或片	均匀灰	均匀灰
椎间孔	V 形,有一定间距	神经根(灰)	神经根(灰)
椎旁软组织	对称,光滑	肌肉(黑),脂肪(白)	肌肉(黑),脂肪(灰白)
附件(包括小关节)	对称,光整	同骨信号,关节面(黑)	同骨信号,关节面(黑)小关节,腔间隙水(白)

影像学检查的价值与限度大致归纳如下。

X 线检查:初步判断,有很大限度,快速、方便,价格较低。

CT 检查:骨结构或钙化性病变优于 X 线及 MRI;可显示部分椎间盘突出(腰椎明显优于颈椎),价格介于 X 线及 MRI 之间,辐射在三者为最大。

MRI 检查:能清楚地显示脊柱的基本解剖结构、病理异常。椎体附件骨折线逊于 CT,判断椎体内软组织骨化情况差于 CT,检查用时较长,价格高。

在很多的脊柱疾病中,通常需要参考 X 线、CT 及 MRI 影像学表现才能做出一个最为精准的判断,三者角度不一样,因此不是重复的检查。

4）超声检查

肌骨超声是目前非常热门的技术。传统的超声在腹腔脏器、心脏、泌尿系及妇产科有着广泛的运用。随着超声影像技术的发展及超声仪器的进步,超声技术已经逐步运用于颈腰椎疾病的诊疗领域。超声除了具备诊断意义外,同时在一些介入治疗中的引导有着非常明显的优势。下边是一些软组织在超声成像的基本特点:

组织	超声成像
静脉	无回声(黑色),有压缩性改变
动脉	无回声(黑色),呈波动性改变
脂肪	低回声(黑色)
筋膜	高回声(白色)
肌肉	低回声及高回声条带(黑色及白色)
肌腱	高回声(白色)
神经	低回声(黑色)
神经内、外膜	高回声(白色)

5) 红外热成像检查

红外热成像的原理并不神秘,从物理学原理上分析,人体就是一个自然的生物红外辐射源(radiation source),能够不断地向周围发射和吸收红外辐射。正常人体的热态(温度)分布具有一定的稳定性和特征性,机体各部位温度不同,形成了不同的热场(thermalfield)。当人体某处发生疾病或功能改变时,该处血流量会相应发生变化,导致人体局部温度分布改变,表现为温度分布偏高或偏低。根据这一原理,通过热成像系统采集人体红外辐射,并转换为数字信号,形成伪色彩热成像图,利用专用分析软件,经专业医师对热成像图分析,判断出人体病灶的部位、疾病的性质和病变的程度,为临床诊断提供可靠依据。红外热成像提供的是非常客观的指标,但正是因为与温度的变化密切相关,所以有时候所受的干扰也是比较大的。因此,在做此项检查时要尽可能避免干扰因素,尽量还原身体的本质状态。

红外热成像的图像简单来说温度越高越趋于红色,温度越低越趋于蓝色,绿色则是两者中间。简单的规律:温度高、颜色趋红则反映身体在该处的温度较高,可能与局部的炎症(包括肌肉、关节、椎间盘的有菌性或无菌性的炎症)、肿瘤、静脉淤血或者干扰等因素有关;而低温、颜色趋蓝则可能与局部血液循环不佳、神经卡压、根性疼痛、积液等因素有关。临床上,可以起到很大的鉴别作用。

如图 4-1 所示,单从红外线热成像来分析该患者左臀部及左下肢明显比右臀部、右下肢温度低,而腰部则是左腰部温度比右腰部温度高,按照红外热成像的规律,很可能是左侧腰椎的问题导致左侧下肢神经受压。而临床上通过相应的影像学检查,该患者是左侧 L5/S1 椎间盘的突出,临床的症状表现为左侧腰痛伴左臀部、左下肢后侧疼痛。

6) 肌电图检查

肌电图是通过肌电对疾病进行辅助检查的一种手段,是应用电子学仪器记录肌肉静止或收缩时的电活动,应用电刺激检查神经、肌肉兴奋及传导功能的方法,英文简称 EMG。通过此检查可以确定周围神经、神经元、神经肌肉接头及肌肉本身的功能状态。其检查对颈腰椎疾病的意义如下。

(1) 判定根性损害:当骨折碎片、椎体位移、骨赘或椎间盘突出对脊神经根形成压迫后,可出现部分损害,此时可出现多种肌电位,如低电位、震颤电位、干扰相及其他异常电位,可

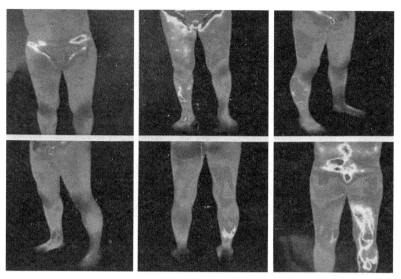

图 4-1 红外热成像图

判定脊神经根损伤的程度。

（2）判定周围神经损伤：无论周围神经属于何种性质的损伤，都可利用肌电图检查，以协助确诊，并判断损伤程度。

（3）鉴别诊断：根据肌电图波形改变，不但可区别肌原性萎缩与神经原性萎缩，而且可根据其用力收缩时电位波幅的高低来判定是属于周围性神经，还是中枢性神经损伤。此外，还可根据根性损害的范围推断是单纯性，还是多节性神经根的脊髓节段性损伤。

（二）血液、组织液等生化检查

1. 血常规检查

血常规是最基本的血液检验。血液由液体和有形细胞两大部分组成，血常规检验的是血液的细胞部分。血液有 3 种不同功能的细胞——红细胞（俗称红血球）、白细胞（俗称白血球）及血小板。通过观察数量变化及形态分布，判断疾病。在血常规的检查中，与颈腰椎疾病相关的几个指标是需要重点关注的。

（1）血红蛋白浓度（Hb）：正常值为男 120～160 g/L，女 110～150 g/L。大于正常值，多见于真性红细胞增多症、严重脱水、肺源性心脏病、先天性心脏病、高山地区的居民、严重烧伤、休克等；小于正常值，多见于贫血、出血。如果老年人伴压缩性骨折且血红蛋白较低，注意排除多发性骨髓瘤的可能。

（2）白细胞计数（WBC）：正常值为男 $(4\sim10)\times10^9$/L，女 $(4\sim10)\times10^9$/L。大于正常值，常见于感染、出血、中毒及白血病等；减少常见于流感、麻疹等病毒性传染病及严重败血症、药物或放射线所致及某些血液病等；小于正常值，多见于白细胞减少症、脾功能亢进、造血功能障碍、放射线、药物、化学毒素等引起骨髓抑制、疟疾、伤寒、病毒感染、副伤寒等。在颈腰椎疾病，白细胞计数有着比较重要的作用，作为炎症性指标之一，对颈腰椎类疾病是否存在感染有着诊断鉴别的价值。

（3）血小板计数（PLT）：正常值为男（100～300）×10^9/L，女（100～300）×10^9/L。大于正常值，常见于原发性血小板增多症、真性红细胞增多症、慢性白血病、骨髓纤维化、症状性血小板增多症、感染、炎症、恶性肿瘤、缺铁性贫血、外伤、手术、出血、脾切除后的脾静脉血栓形成、运动后；小于正常值，常见于原发性血小板减少性紫癜、播散性红斑狼疮、药物过敏性血小板减少症、弥散性血管内凝血、血小板破坏增多、血小板生成减少、再生障碍性贫血、骨髓造血功能障碍、药物引起的骨髓抑制、脾功能亢进等。血小板计数在骨科疾病中是判断凝血功能的一个重要指标。

2. 红细胞沉降率检查

红细胞沉降率（erythrocyte sedimentation rate，ESR）是以红细胞在第一小时末下沉的距离来表示红细胞的沉降速度，简称血沉。临床指标的衡量通常采用魏氏（Westergren）法：成年男性 0～15 mm/h，成年女性 0～20 mm/h。血沉值达 25 mm/h 时为轻度增快，达 50 mm/h 时为中度增快，大于 50 mm/h 则为重度增快。

血沉增快的主要意义有：①各种炎症。一般炎症发生后 2～3 天即可见血沉增快。风湿热的病理学改变为结缔组织性炎症，其活动期血沉增快；慢性炎症如结核病时，纤维蛋白原及免疫球蛋白含量增加，血沉明显增快。临床上常用血沉来观察结核病及风湿热有无活动性及其动态变化。②各种原因导致的高球蛋白血症。亚急性感染性心内膜炎、黑热病、系统性红斑狼疮等所致的高球蛋白血症时，血沉常明显增快；各种原因引起的相对性球蛋白增高如慢性肾炎、肝硬化时，血沉也常增快；多发性骨髓瘤、巨球蛋白血症时，浆细胞的恶性增殖致使血浆病理性球蛋白高达 40～100 g/L 或更高，故血沉增快。另外，恶性肿瘤、组织损伤及坏死、贫血、高胆固醇血症均可导致血沉增快。

3. C-反应蛋白

C-反应蛋白（C-reactive protein，CRP）是在机体受到感染或组织损伤时血浆中一些急剧上升的蛋白质（急性蛋白），激活补体和加强吞噬细胞的吞噬而起调理作用，清除入侵机体的病原微生物和损伤、坏死、凋亡的组织细胞。参考值≤10 mg/L。

CRP升高的程度反映炎症组织的大小或活动性。在急性炎症和感染时，CRP与疾病活动性有良好的相关性，其临床意义通常有如下几点。

（1）各种急性炎症、组织损伤、心肌梗死、手术创伤、放射性损伤等疾病发作后数小时迅速升高，并有成倍增长之势。病变好转时，又迅速降至正常，其升高幅度与感染的程度呈正相关。

（2）CRP与其他炎症因子，如白细胞计数、血沉等具有密切相关性，又与白细胞计数存在正相关。在炎症反应中起着积极作用，使人体具有非特异性抵抗力。在患者疾病发作时，可早于白细胞而上升，恢复正常也很快，故具有极高的敏感性。

（3）CRP可用于细菌和病毒感染的鉴别诊断，一旦发生炎症，CRP水平即升高，而病毒性感染则CRP大多正常。脓毒血症时CRP迅速升高。

（4）肿瘤的患者CRP也会升高。因此，对脊柱肿瘤的判断也有临床运用的价值。

4. 降钙素原

降钙素原（PCT）是一种蛋白质，当严重细菌、真菌、寄生虫感染以及脓毒症和多脏器功能衰竭时它在血浆中的水平升高。自身免疫、过敏和病毒感染时 PCT 不会升高。局部有限的细菌感染、轻微的感染和慢性炎症不会导致其升高。细菌内毒素在诱导过程中担任了至关重要的作用。当发生严重细菌感染和脓毒症时,血浆 PCT 异常升高,2 小时即可检测到,6小时急剧上升,8～24 小时维持高水平,半衰期为 22～29 小时。PCT 在体内外稳定性好,不易被降解,PCT 的检测几乎不受临床用药的影响。因此,该指标可靠性强且比较稳定。健康人群一般小于 0.5 ng/mL。一般情况认为大于 0.5 ng/mL 才有临床意义。其升高的临床意义如下:

（1）细菌感染早期的鉴别诊断。通常在发生细菌感染后 2～6 小时快速升高,并可检测到;对细菌感染的诊断特异性在 90% 左右,而在病毒感染、自身免疫性疾病、慢性非特异性炎症等情况下几乎不升高。

（2）与感染病情的严重程度和发展成正相关。随着感染严重程度的增加,PCT 浓度明显增高,尤其是对严重脓毒症和脓毒性休克的诊断特异性明显高于白细胞计数、CRP 等指标。

（3）细菌感染治疗效果及预后观察。PCT 水平的下降表明炎性反应的降低及感染灶的清除。因此,可提示良好的预后及治疗效果,与疾病的发展成正相关。

血沉、CRP、PCT 都是可以衡量感染的指标,临床上往往结合起来观察。通常情况下如果三者都明显升高,基本可以考虑明显的感染发生,区别在于 CRP、PCT 反应的时间比较快,与疾病的感染程度基本成正相关,而血沉则是"后知后觉"的代表,即反应慢,回降也慢;在 CRP 与 PCT 的区别上,PCT 在局部有限的细菌感染、轻微的感染和慢性炎症时不会升高,而 CRP 可能会有体现,但 PCT 可靠性强且比较稳定。临床上诊断颈腰椎疾病需要对这些炎性指标灵活运用,为我们的诊断增加更多、更好的"砝码"。

5. 人白细胞抗原-B27

人白细胞抗原（HLA）-B27 是人体白细胞抗原,属于 HLA-B 位点之一。HLA-B27基因属于 I 型主要组织相容性复合物（MHC）基因,基本上表达在机体中所有有核的细胞上,尤其是淋巴细胞的表面含量丰富。现已证明 HLA-B27 阳性者比 HLA-B27 阴性者发生强直性脊柱炎的机会要大得多。

HLA-B27 在临床上并不是诊断强直性脊柱炎的特异性指标,但是当患者符合强直性脊柱炎的临床及影像学表现,并且 HLA-B27 为阳性时,可以认为该诊断基本确立。

6. 脑脊液检查

脑脊液检查是指通过物理学、化学、细胞学等方法对脑脊液进行检查。脑脊液含有一定的细胞及化学成分,病理情况下,被血脑屏障隔离的物质可进入脑脊液,导致其成分发生变化。脑脊液检查可了解这些变化,帮助进行疾病诊断。

脑脊液检查是特殊的检查,一般需要行腰部穿刺进行采集。脑脊液检查有适应证,具体包括以下这几个方面:怀疑椎管内有致压病变,诊断不明的脊髓疾病,或进行脊髓造影的同时可以抽取脑脊液检查。

脑脊液检查结果对疾病诊断尤其是中枢神经系统疾病的诊断有重要意义,其对细菌性脑膜炎、结核性脑膜炎和真菌性脑膜炎有高灵敏度和高特异性,对病毒性脑膜炎、蛛网膜下腔出血、多发性硬化症、神经梅毒及椎旁脓肿等有高灵敏度和中等特异性,对脑膜恶性肿瘤检查有中等灵敏度和高特异性,对颅内出血、病毒性脑炎及硬膜下血肿有中等灵敏度和中等特异性的提示作用。脑脊液中检出病原体具有直接诊断的意义,对脑脊液成分的检测可为治疗效果评估、预后判断提供参考。

第二节　颈腰椎疾病疼痛的分类与鉴别诊断

一、疼痛的提示

(一) 颈部疼痛

上面说到,疼痛是人体的一种提示,意味着相关部位的求助与警示。因此,当一个患者出现在医师的面前,告诉医师:我颈部疼痛。

这个时候,作为一个医师,你的诊断思路是什么;就颈部本身的问题而言,颈部疼痛需要考虑哪些因素。这些都是需要在临床上慢慢建立起来的思维。作为一个普通的患者朋友,了解一些基本的知识有助于你对疾病的认识,从而更好地配合医生治疗,增加彼此之间的信任。

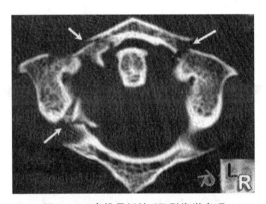

图4-2　寰椎骨折的CT影像学表现

1. 颈部疼痛首先要考虑颈部骨骼方面的问题

作为人体的头部与颈部相连的地方,骨骼也是比较容易出问题的地方。比如要详细了解患者有没有外伤史,以排除颈部骨折的可能性(见图4-2);还要注意有没有发育造成的问题,比如先天性的融椎等,这些都是可能出现的临床症状。而明确骨骼的问题在现代已经变得简单了,进行颈部的X线或者CT检查可以基本上做到确诊。

2. 对此,我们不能不考虑关节的问题

在颈部比较重要的有3个关节。

(1) 关节突关节:从前面的解剖可以知道,关节突关节位于椎管的后方,构成椎间孔,有关节囊,并且关节囊比较松弛,容易滑动。因此,关节突关节病变有两个特点,一是退变引起局部增生,可能会导致椎间孔的狭窄,造成相应的神经症状;二是可能使关节囊周围的神经受到刺激,因颈椎神经根的后支内侧支支配关节囊区域,此处的问题会造成颈部疼痛。

(2) 钩椎关节:在颈椎退变过程中,由髓核脱水、椎间盘高度丢失等因素导致钩突与上一位椎体直接接触面积增大或承载压力变大,因而在钩突周围出现骨赘。椎间隙高度的丢失,导致椎间孔狭窄,并对神经根造成压迫,从而也会引起相应的颈部症状。

(3) 寰枢关节:目前,对这个关节存在着争议。很多人行开口位X线检查显示寰枢关节不等宽,于是便有了"寰枢关节半脱位""寰枢关节紊乱综合征"等诊断,这些诊断有待商榷。但临床上比较常见的是儿童的寰枢关节紊乱,通常由于外伤或上呼吸道炎症后,出现颈部疼痛、活动受限,行 X 线检查后很多可以看到明显的齿状突偏歪,行牵引、制动后症状可缓解,复查 X 线片后可以明显发现寰枢关节基本正常。

3. 椎间盘的问题是目前引起颈部疼痛的一个重要原因

椎间盘的问题通常表现为髓核的退变以及突出。因现代的影像技术可以清楚地查看到椎间盘的问题,所以我们通常说自从 CT、MRI 出现之后,我们快速地进入了椎间盘的年代。椎间盘突出理论固然不能反映疾病的全部规律,但椎间盘突出导致的问题还是比较明显的。

临床上发现,颈部疼痛并且伴有头晕,排除其他相关疾病所致,往往可能与颈椎间盘退变有关,并且有很大一部分在 C5/C6 及其椎间盘水平以上。其他的较为典型的颈椎间盘突出伴相应神经节段症状的是颈椎病,下面会详细讲到。一般来说,椎间盘突出的致痛因素主要有:①机械性压迫。由椎间盘的突出直接压迫脊髓、神经所致,是临床上最为常见的情况。②炎性刺激。因为椎间盘在胚胎发育过程中就是一个免疫的豁免区,当纤维环破裂,髓核组织流出时,其可能引起周围的免疫反应及炎性刺激,从而引起症状。

另外,我们在临床观察到的情况表明,颈椎的生理曲度的变化往往与颈椎间盘的退变有关,往往生理曲度变直或者反张的患者颈椎间盘突出及其引起的症状要比正常的生理曲度者重,进一步的研究仍在继续中,也表明颈椎的退变是一个关联的整体。

4. 软组织的问题是颈部疼痛最主要的原因

从内到外的软组织如下。

(1) 韧带:颈椎的韧带主要有前纵韧带、后纵韧带、黄韧带及项韧带等。

颈椎前纵韧带在椎体的前面,并且前纵韧带比较坚强,罕有前纵韧带出现问题者;即使前纵韧带有了问题,一般也不出现临床症状。

颈椎后纵韧带贴住颈椎的后缘,一些 50~60 岁老人群体中,可能会出现后纵韧带的骨化。颈椎后纵韧带骨化症的发生与发展一般均较缓慢。因此,患者早期可不出现任何临床症状。但当骨化块增厚、增宽到一定程度引起颈椎椎管狭窄,病变进程较快以及遇到外伤,或后纵韧带骨化虽不严重,但伴有发育性椎管狭窄症时,则可造成对脊髓或脊髓血管的压迫。因此,患者多在中年以后出现症状。

颈椎黄韧带位于椎管的后方,其退变的机制容易引起黄韧带的肥厚甚至是骨化,从而减少整个椎管的容积,造成脊髓及神经的压迫。黄韧带肥厚、骨化的发病原因尚不清楚。一般认为其与局部力学因素、代谢异常、家族遗传等众多因素关系密切。各种使黄韧带的骨附着部负荷异常增强的因素都有可能造成韧带损伤,而反复的损伤叠加和反应性修复过程将导致韧带的骨化。

项韧带是颈椎棘突尖向后扩展成三角形板状的弹性膜层。项韧带常被认为与棘上韧带和颈椎棘突间韧带同源,向上附着于枕外隆凸及枕外嵴,向下达第 7 颈椎棘突并续于棘上韧带,是颈部肌肉附着的双层致密弹性纤维隔。项韧带在拮抗头部前屈中起重要作用,在维持头部和颈椎稳定中所发挥的作用也更重要,如维持颈曲和颈椎旋转时稳定头部等,在长期头颈部劳损的过程中,其在棘突的附着处容易出现磨损和撕裂,也可能是造成颈后疼痛的原因。

(2) 肌肉:肌肉问题导致颈部疼痛的原因不在少数,原因是肌肉系统是颈椎活动的动力系统,活动都是依靠肌肉完成,用得多,自然也就更容易受到伤害。颈部主要的肌肉上文已经做了详细的介绍,不再重复。肌肉系统是动力系统,参与各种动作。因此,颈椎在不同动作模式下引发的疼痛需要考虑与肌肉相关的因素。

颈部后仰时,主要参与的肌群有:斜方肌上束是原动肌,协同的有头夹肌、颈夹肌、头半棘肌、头最长肌、多裂肌、回旋肌以及枕下小肌群。

颈椎前屈时,主要参与的肌群有:胸锁乳突肌是原动肌,协同的有颈长肌、头长肌、颈阔肌、前斜角肌及头前直肌。

颈椎侧屈时,主要参与的肌群有:胸锁乳突肌是原动肌,协同的有斜角肌、头夹肌及颈夹肌。

颈椎旋转时,主要参与的肌群有:胸锁乳突肌是原动肌,协同的有颈半棘肌、颈长肌、颈横突间后肌、颈夹肌、前斜角肌、头半棘肌、头长肌、头夹肌及枕下小肌群。

颈部关键的肌肉,了解其起止点及主要功能,当颈部活动出现疼痛的时候,对疾病的精确判断有着很好的解剖学基础。这对于颈部的后期康复的指导、锻炼也至关重要。

5. 诊断思路

以上只是颈部疼痛骨科方面的一些基本考虑,当颈部疼痛的时候,我们更需要有一种综合的思路,也就是我们通常所说的诊断思路。颈部的任何组织遭受损伤、刺激、压迫及牵张时,都能引起疼痛,疼痛的部位可以在颈部,也可以在头部、肩背部及上肢等部位。甚至我们还需要考虑到心因方面的因素及生化异常引起的疼痛。

(1)要辨别疼痛是否是神经受压或刺激所致。硬脊膜及神经根受损后主要出现三大症状:疼痛、感觉异常和运动障碍。单纯的神经受压不是引起神经痛感的唯一因素,但不变化的持续压力作用到神经上,能使神经功能发生障碍,包括:感觉功能的部分损失(感觉减退)、感觉传导全部丧失(感觉消失)、运动障碍(肌力减弱、麻痹、反射改变及肌肉萎缩)。颈部交感神经症状也要仔细判断,上肢反射性的交感神经营养不良,表现为无节段性的神经根痛,在C5、C6神经根受刺激时表现为肩关节及关节周围疼痛,可发展为肩关节炎及肩关节周围炎,甚至肩萎缩。有血管舒缩功能的椎神经受到刺激时可出现3种类型的临床症状,称为巴列综合征:眩晕症状;头面部症状,如面部疼痛、面部潮红、头痛、耳鸣、鼻功能失调;咽部症状,如咽部感觉异常。

(2)在骨关节方面:骨性关节炎的疼痛症状是关节囊增厚而关节活动受限所致。颈部活动时,牵拉关节周围增厚和挛缩的组织,从而引起疼痛。颈部滑膜关节明显的骨侵蚀,相对关节面不平滑时,可引起一种"摩擦感"和"摩擦音"。椎间盘和关节突关节变性所引起的椎间孔狭窄能造成神经后根的损害,特别容易发生在后根与脊神经节的连接部或神经节本身,而前根很少遭到损害。C4和C5神经根受损害最常见,也最严重,常引起从臂桡侧到手指的疼痛和麻木。因为颈椎中部活动度最大,成角也最大,所有椎间盘变性也最严重。

(3)肌肉源性方面:持续性肌肉紧张收缩(精神紧张、不良姿势等)使肌内压增高,血管被压缩并阻断肌肉循环,而收缩的肌肉还在做功,代谢产物集聚于肌肉组织内,组织缺血、缺氧,产生疼痛。肌肉一旦全部收缩,自动松弛便不能发生。因此,肌肉常处于持续收缩状态,肌内压不能缓解,这也使缺血加重,进一步产生代谢产物,代谢的最终产物还具有刺激性,进一步促进肌肉收缩,形成恶性循环。因此,紧张的肌肉是会引起明显的疼痛症状的。强力的肌肉收缩与持续性收缩一样,能使肌筋膜的骨膜附着处受到牵拉,引起局部疼痛和压痛。此外,被动的牵拉肌肉或使肌腹主动的收缩都可能产生疼痛,细小肌纤维撕裂或肌肉内纤维成分的断裂可产生同样的后果。

(4)心因性的颈部疼痛:主要是心理因素造成的,可不伴有明显的器质性病变。颈部疼痛与患者的性格倾向、情绪、逃避现实甚至工伤保险等各种个人、社会因素有关。如果此类的疼痛伴有一定的器质性病变,但疼痛模式不相符或者症状夸张,甚至可能症状过于典型时,都需要注意进行深入鉴别,充分考虑患者的性格因素,才能做出比较准确的判断。

(5)生化异常引起的疼痛:现代生化研究的不断进步,证实疼痛与机体细胞生成的各种生物活性因子有关,并发现这些生化因子异常引起的疼痛十分常见,相关的机制研究有待进一步深入。

6. 在影响疼痛的因素中,需要辨别以下几点

1)疼痛与活动的关系

(1)肌筋膜炎为静息痛或休息后初活动痛,活动渐好,初按压痛,按揉后渐好,通常的特点是半夜痛醒。

(2)肌肉劳损在活动时痛,且逐渐加重。

(3)颈椎退变性骨关节炎则晨起发僵,初活动痛,渐渐减轻。

(4)大多数颈背部疼痛者减少活动与卧床休息能使疼痛明显好转,但严重的颈椎间盘突出症、颈椎管内占位性病变等,因病变对神经根挤压较重,头颈部活动时患者可自行调整体位,减轻病变对神经根的挤压而使疼痛减轻,卧床休息时头颈部体位不易调整合适,故疼痛更重。

2)疼痛与风寒的关系

一般软组织疼痛都可因天气冷而加重,寒冷可使血管收缩,肌肉痉挛,代谢产物不能运走而导致酸痛,遇风、遇寒疼痛往往是软组织尤其是肌肉的原因,而并非民间所说的"风湿病"。

3)疼痛与体位的关系

颈椎间盘突出症患者,颈部弯曲时神经根紧张,压迫更重而使疼痛加重,颈椎管狭窄患者则与此相反。颈椎间盘突出症患者还因突出物与神经根的关系不同,有的头向患侧弯时疼痛加重,有的头向对侧弯时疼痛加重。头向患侧弯加重者其突出物多位于神经根外上方,称肩上型;向对侧弯加重时突出物多位于神经根的内下,称腋下型;颈背部筋膜及肌肉劳损者,多为低头时疼痛加重,而颈椎后小关节囊损伤者常有颈椎过屈和过伸性疼痛。

7. 颈肩部常见的压痛点

(1)后枕部压痛点:上项线压痛点主要为斜方肌、头夹肌及胸锁乳突肌的附着点,其中有枕大、小神经及枕动脉穿行;下项线压痛点主要为枕下肌群附着。

(2)颈椎棘突压痛点:棘突主要为项韧带、斜方肌、夹肌、半棘肌、菱形肌及上后锯肌等附着。这些棘突软组织附着处和颈部肌肉在颈椎椎板所在部位出现无菌性炎症病变时,则会产生颈痛或不适感。

(3)项部肌肉压痛点:位于颈椎棘突与横突之间隆起的部位,主要为斜方肌、夹肌和半棘肌,如果是这些肌肉的问题,会导致项部的压痛。

(4)颈椎横突压痛点:颈椎横突有多块肌肉附着,横突的压痛涉及很多肌肉的问题,是临床上值得关注的压痛点。

（5）肩胛冈上方压痛点：多为肩胛提肌在肩胛冈附着点的压痛。肩胛骨脊柱缘压痛点：多为菱形肌在肩胛骨附着点的压痛。

（6）冈上肌肩胛骨附着处压痛点：此点位于冈上窝，当冈上肌发生问题的时候，此处会有明显压痛。冈下肌肩胛骨附着处压痛点：冈下肌病变时，会出现肩胛冈以下不适与酸痛，常伴有肩胛骨活动发响，冈下窝的疼痛常常会传导到肩后方，甚至肩后方痛还会向肩前方传导，引出肩胛骨喙突或肱二头肌长头处疼痛。冈下窝的疼痛还可以传射到上臂、前臂，类似臂丛神经刺激症状，还可能与胸脊柱背伸肌痛一样，向前胸传射，引起心悸、胸闷、胸痛、呼吸不畅及哮喘等症状。

（7）肩胛冈外上缘压痛：多为斜方肌问题所致，可出现肩胛不适与酸痛、颈后外侧方痛，有时发生颈部活动受限、肩外方痛、上举动作受影响和携物乏力。

（8）肩胛骨外侧缘上部压痛点：此处为小圆肌起点，当小圆肌出现问题时通常此处有疼痛。肩胛骨下缘压痛：此处为大圆肌起点，当大圆肌有问题时可能会出现此处疼痛。两者均会出现肩前方、上臂、手指及胸壁放射痛、麻木，常误诊为颈椎病的神经根型；对肩前方放射痛也常误诊为"肩胛骨喙突炎"或"肱二头肌腱鞘炎"。

（9）喙突压痛点：喙突上方为喙肩韧带与喙锁韧带附着处，下方为喙肱肌、肱二头肌短头和胸小肌附着。包括大小圆肌及上述肌肉的问题时，此处会有压痛。

（二）腰部疼痛

以腰痛为主诉就诊的患者，基本的思路与颈痛类似，同样需要考虑可能引起腰痛的骨科相关因素有哪些，如何从中寻找一些规律，从而完成疾病的诊断。

1. 腰部疼痛要考虑腰骨骼方面的问题

腰椎骨骼本身的问题常见有两种情况：一是腰椎椎体的压缩性骨折；二是腰椎椎体的滑脱，常伴有椎弓根的峡部裂。在有明显外伤的情况下，还可能有横突骨折、棘突骨折的出现。骨骼的问题一般通过 X 线、CT 检查可以明确诊断，但如果是腰椎的压缩性骨折，还需要做核磁共振才能明确是否是新鲜骨折。颈椎罕见压缩性骨折的发生，但是胸腰段却是发生压缩性骨折最为常见的位置。如果是下腰部的疼痛，还不能忽略骨盆的问题。还有一些比较特殊的情况，如发育性的问题、脊柱的先天隐裂，或者 L5 横突过长直接与骨盆接触形成假关节，这些也可能会导致腰部的症状。

2. 腰部疼痛也要考虑其关节的情况

腰椎的小关节是临床上比较容易出问题的地方，其中某个或几个小关节在外力作用下引起细微的解剖结构或位置改变，失去自身的稳定性，出现小关节的退变、增生以及关节囊和周围组织的炎性改变，继之出现腰臀部及下肢放射性疼痛等症状。在急性腰扭伤的过程中，往往腰椎小关节也会出现相应的问题。因此，很多时候腰椎旋扳手法可起到立竿见影的效果。骶髂关节也是临床上造成腰痛的一个很常见的原因。有研究认为，髂后上棘周围 $10\,cm \times 3\,cm$ 内的疼痛，往往来源于骶髂关节疼痛。

3. 腰部疼痛很多时候与椎间盘有着密切的关系

上面已提到，椎间盘致痛的因素一般分机械压迫和化学刺激，后面的章节会详细、重点介绍腰椎间盘突出症。

4. 软组织的问题同样是腰痛不可回避的重要原因

(1)韧带：跟颈椎类似,腰椎的韧带从前到后也有前纵韧带、后纵韧带、黄韧带、棘上韧带及棘间韧带,这些都可能由于韧带本身的问题影响周围组织而引起腰部甚至神经的症状,因基本相同不再重述。值得注意的是,连接腰椎和髂骨的髂腰韧带,损伤在临床中也能见到,通常是第 5 腰椎两侧或一侧深在性疼痛,患者只能指出疼痛部位,指不出明显的痛点。查体时腰部屈伸、侧屈、旋转活动受限,在第 4 和第 5 腰椎外侧缘和髂骨内嵴之间的髂角处有深在性压痛。但也有学者认为髂腰韧带为人体中最强大的韧带,不易引起损伤。

(2)肌肉：肌肉的问题在腰痛中所占的比例也是非常之大的。前面的章节已经详细介绍过主要的肌肉,仍以颈部各种姿势下参与的肌肉做一些说明,当腰椎体位改变时引起疼痛也需要充分考虑肌肉的因素。

腰椎前屈时,主要参与的肌群有：腹外斜肌是原动肌,参与的肌肉有腹横肌、腹内斜肌、腹直肌、腰大肌及腰小肌。

腰椎后伸时,主要参与的肌群有：胸最长肌是原动肌,参与的肌肉有多裂肌、胸棘肌、胸髂肋肌及腰髂肋肌。

腰椎侧屈时,主要参与的肌群有：腹外斜肌是原动肌,参与的肌肉有多裂肌、腹横肌、腹内斜肌、腹直肌、胸棘肌、胸最长肌、腰大肌及腰方肌。

腰椎旋转时,主要参与的肌群有：腹外斜肌是原动肌,参与的肌肉有多裂肌、腹横肌、腹内斜肌、腹直肌及胸棘肌。

5. 诊断思路

在具体的诊断思路上,我们要结合病史、症状、体征及辅助检查详细判断,在腰痛具体症状特点上,我们需要有以下的考虑。

(1)局部疼痛：由病变本身或继发性肌痉挛所致,其部位较局限,多有固定的明显压痛点,用麻醉剂行局部封闭治疗,疼痛可在短期内迅速消失。其中表浅组织疾患的压痛点常有特定的部位。如棘上或棘间韧带劳损压痛点在该棘突表面或两相邻棘突之间；第 3 腰椎横突综合征压痛点在横突尖端；臀肌筋膜炎时压痛点多在髂嵴内下方；臀上皮神经炎的压痛点在髂嵴外 1/3；腰肌劳损的压痛点在腰段骶棘肌中外侧缘；腰骶韧带劳损的压痛点在腰骶椎与髂后上棘之间等。深部结构病变(小关节、椎体、椎间盘等)仅在该结构的体表处有深压痛或叩痛,不如软组织病变时明确。

(2)牵涉痛或感应痛：也称反射痛,是指腰骶椎或腹膜、盆腔脏器疾病时,刺激传递到脊神经后根或脊髓丘脑束神经元,通过"聚合-易化"或"聚合-投射"作用,使同一节段的神经元兴奋,在相应的皮肤支配区出现感觉异常。其疼痛部位较模糊,少有神经损害的客观体征,但可伴有肌痉挛。

(3)放射痛：是神经根受到损害的特征性表现。疼痛沿受损神经向末梢放射,有较典型的感觉、运动、反射损害的定位体征。病程长者有肌萎缩及皮肤神经营养不良性表现。

6. 腰椎管内、外病变的区别

根据宣蛰人软组织外科学理论,腰痛类疾病大多是腰椎管内、外软组织损害所致。这两类损害可以单独或混合存在。临床上,依据病史特点、物理学检查、影像学特征及肌电图表现能作出区分。

（1）静息痛与运动痛。腰椎管外软组织损害：多表现为静息痛。若人体长期处于某种体位，尤其是静卧状态，势必加重缺血性损害，最终导致疼痛加剧。这种情况下，躯体只要进行适当的活动或行走，使腰部软组织的血供获得改善，疼痛可以逐渐缓解。腰椎管内病变：表现为运动痛，越是运动越会加剧疼痛，有时表现为运动之后突发疼痛，仅在静卧时才能缓解这种病理性刺激。

（2）腹压增高对疼痛的影响。椎管外软组织损害：所致的疼痛很少受到腹压变化的影响，在用力排便、咳嗽时疼痛一般不加重。椎管内病变：由于神经根处于激惹状态，用力排便、咳嗽、喷嚏等均可加剧疼痛。此时如果佩戴腰围减轻腰脊柱的轴向压力，则会抵消部分增高的腹压，从而缓解由此引起的疼痛。

（3）一日疼痛的变化。腰椎管外软组织损害：晨起腰腿痛明显，甚至凌晨时刻因痛醒而不能平卧，须起身活动后方能缓解疼痛，白昼一般工作与活动无妨碍。腰椎管内病变：晨起时无痛或轻微疼痛，下午或晚上疼痛最为明显，坐位姿势也使疼痛更快加重。

（4）下肢疼痛的性质。椎管外软组织损害：出现的下肢放射痛虽也多见，但下肢远端（足部）的感觉缺失较为少见。下肢痛的部位较模糊，很少传导至足部，一般为腰部或臀部向下肢后外侧放射至腘窝处。椎管内病变：由于椎管内窦椎神经或神经根受激惹，出现的多为或仅为腰椎单节段疼痛，并且往往累及下肢远端的神经感觉分布区域，疼痛伴随麻木的概率极高。

（5）搬提或支撑重物的影响。椎管内病变：当腹压升高，尤其是在腰部持重时，胸腹部肌肉作强力收缩，几乎可使椎体静脉丛内静脉压极度升高，若腰椎管内背根神经或窦椎神经原先已存在刺激性损害（如椎管内肿瘤、椎间盘突出、椎体骨折移位），此时可以增加受累的硬脊膜与神经根的压力而加剧腰背和下肢痛。因此，患者主诉腰背部负重后疼痛发作，而且不易自行缓解。椎管外软组织损害虽然也难以持重，但影响程度要小，一般经休息制动后疼痛可自然消失。

（6）病程演变特点。椎管外组织损害：疼痛可以突然发作，但一般在短期内即可缓解，且间歇期长，自限性明显，无须特殊处理。椎管内病变：引起腰腿痛突发频繁，间歇期随发作次数增多而逐渐变短；发作期长，一般须经疼痛科医师专门治疗方能缓解。腰椎管内外混合型病变：如果腰腿痛症状时轻时重，反复发作，甚至在无明显的诱因下，发作频度越来越高，间歇期缩短，发作由开始自行缓解转而不能缓解，应考虑腰椎管内外混合型病变所致。

（7）马尾神经损害。椎管内病变：腰椎管狭窄症、椎间盘巨大突出或椎管内肿瘤均可导致马尾神经压迫性损害。发病初期为缺血性局限性蛛网膜炎，临床表现为非典型的下肢麻刺感或沉胀痛，几乎所有患者都出现间歇性跛行，行走时间过长或刚下地行走即有下肢疼痛，患者自行蹲下休息或平卧后疼痛即刻缓解，如此症状循环出现。马尾损害严重时，则表现为患侧下肢或双侧下肢足下垂，迈台阶或上下阶梯时出现扳足。膀胱及直肠功能障碍，排尿无力、便秘，继而发展为大小便失禁，患者会阴部与肛周的感觉减退或消失。椎管外软组织病变不会引起马尾神经损伤的临床表现。

（8）椎管内的极端情况。椎管内肿瘤：倘若腰痛或腰腿痛持续发展，进行性加重，任何非手术治疗也无济于事，且出现下肢无力、沉重或萎缩现象，则要高度怀疑椎管内肿瘤的存在，不允姑息。腰椎管内蛛网膜下腔出血：若在病程中突发全身或下肢抽搐，甚至意识丧失、颈项强直、腰背部剧痛等,则应考虑腰椎管内蛛网膜下腔出血,这是腰腿痛病中的一种危象,应进一步排除硬膜内髓外血管肿瘤或变异。

(9) 牵涉性腰背痛:原发性腹腔或盆腔脏器的病变,伴发腰背部或腰骶部一处或几处浅表疼痛,同时又存在节段性腰部反射性肌肉痉挛,故患者还能感到深在的疼痛。所谓的牵涉性腰背痛患者,常常被当成原发性腰背痛而误诊误治,应引起警觉。这种患者其损害并非在疼痛部位的组织,也并不是沿着这些组织支配的传入纤维,而是在另外一些其神经支配与腰骶部组织节段性相关的内脏器官组织中。该内脏组织的伤害感受器传入纤维投射至脊髓后角灰质Ⅴ层内的交接细胞,与节段性相关皮区的传入纤维所投射到脊髓的交接细胞是同样的。临床实践中,妇科疾病(如痛经、卵巢病变、子宫脱垂及宫颈癌等)、上泌尿道病变(如肾盂肾炎、肾结石等)、后位阑尾炎、前列腺炎症均能涉及下腰背痛或骶尾痛。

7. 腰椎的一些常见压痛点

(1) 棘突及棘突之间:通常是棘上韧带或棘间韧带的问题所致,但很多椎间盘突出患者也可能会有此类的压痛点。

(2) 腰椎横突处压痛:尤其以第3腰椎横突处常见,通常认为是第3腰椎横突综合征所致,很多腰方肌损伤的患者也可见横突处压痛明显,但不仅仅限于第3腰椎横突,腰背肌筋膜炎很多时候也表现为腰椎横突的压痛。

(3) 腰椎椎旁压痛:由棘突旁开,分别是椎板、小关节。椎板处压痛通常是腰部深层肌如棘肌、多裂肌出现问题,腰椎间盘突出也会表现为椎旁的压痛,关节突关节处压痛通常是小关节的问题所致。

(4) 髂嵴处压痛:为腰方肌、腹外斜肌、腹内斜肌附着点,通常为这些肌肉的问题所致。髂嵴外下方压痛:为臀肌的位置,通常为臀肌筋膜炎所致。髂嵴外1/3处压痛:为臀上皮神经走形之处,通常为臀上皮神经问题所致。

(5) 腰骶椎与髂后上嵴之间压痛:此处多为腰骶韧带连接之处,该处压痛明显多为腰骶韧带问题所致。

(6) 耻骨联合上缘压痛:为腹直肌附着点,多为腹直肌问题所致。

(7) 骶髂关节压痛:通常是骶髂关节本身的问题所致。

(8) 髂前上嵴后方及股外侧压痛:通常要考虑阔筋膜张肌、髂胫束的问题。

(9) 坐骨结节外侧压痛:通常为股方肌问题所致。股骨大转子尖到髂后下棘处连线处压痛:通常为梨状肌问题所致。股骨小转子肌附着处压痛:为髂腰肌问题所致。耻骨上下支肌附着处压痛:通常为内收肌的问题所致。

二、需要与颈腰椎疾病鉴别的疾病

(一) 内脏疾病

颈椎、腰椎毗邻内脏,往往内脏疾病可能导致颈腰椎周围的疼痛,临床上需要加以鉴别。

1. 颈椎疾病需要鉴别的内脏疾病

(1) 颅脑问题:常见的如脑膜炎等疾病,往往在早期仅表现为颈部疼痛、僵硬,未见明显的意识障碍及相关病理征。笔者团队曾遇过一个患者，入院的主诉是颈部疼痛、活动受限，行颈椎查体也有相关阳性体征，影像学检查也符合颈椎病的特征，后因入院后血常规中血小板计数低、白细胞计数明显高，进一步检查明确为细菌性脑膜炎。此类患者非常有迷惑性，极易误诊、漏诊。

（2）心绞痛：心绞痛的患者可能会出现左侧的颈肩痛、左上肢疼痛等症状，常常会被误认为颈型或神经根型颈椎病，但心绞痛往往会有心电图的改变，生化检查也会有异常，临床需要加以鉴别。

2. 腰椎疾病需要鉴别的内脏疾病

内脏病变通过直接侵袭或循环通道可以累及后腹膜与脊柱腰段周围组织，也可以通过感觉传入纤维将疼痛刺激"嫁祸"到腰部皮肤筋膜。

（1）血管因素：与腰痛有关的主要有主动脉瘤。腹主动脉位于腰椎的前方，腹主动脉呈瘤样扩张，通常直径增大50%以上定义为动脉瘤。多数患者无症状，常因其他原因查体而偶然发现。若有腹主动脉瘤的患者近期出现腹部或腰部剧烈疼痛，常预示瘤体濒临破裂。急性破裂的患者表现为突发腰背部剧烈疼痛，伴有休克表现，甚至在入院前即死亡。若破裂后血液进入后腹膜，出血局限形成血肿，腹痛及失血休克可持续数小时或数天，但血肿往往有再次破裂入腹膜腔致死可能。

（2）泌尿系统：泌尿系炎症或结石、肾小球肾炎等都可能引起腰痛。肾结石所导致的腰痛大多很剧烈，而且多向大腿内侧放射，严重者会伴有大汗及恶心的症状；泌尿系感染、肾盂肾炎的腰痛多为一侧。此外，还伴有发热、肾区叩击疼痛、血尿、尿频、尿急及尿痛等症状；慢性肾炎及肾病综合征患者常常伴有腰部的隐隐不适和腰酸疼，但这种腰痛远不如肾盂肾炎及肾结石引起的疼痛强烈。

（3）妇科疾病：女性的生殖系统较为复杂，又邻近腰椎组织，很多的妇科问题是会引起腰痛症状的。当盆腔内有炎症时，盆腔内会发生各种炎性反应，出现充血、水肿等病理变化，结缔组织也可能发生粘连，这些因素都会直接刺激、压迫腰骶神经，从而引起腰骶疼痛的刺激症状；患有子宫内膜炎的女性在月经间歇期间，会出现下腹部坠胀痛、腰骶部酸痛等症状；慢性附件炎可能会导致女性盆腔充血，结缔组织纤维化，盆腔器官相互粘连，从而引起下腹部坠胀、疼痛及腰骶酸痛等症状，并伴有白带增多、腰痛、月经失调等，多在经期或劳累后加重；怀孕期间，随着胎儿逐渐长大，孕妇腰骶及盆腔各关节韧带松弛，同时子宫重量增加，致使身体重心前移，为了保持身体平衡，腰部多向前挺起，若不注意休息，则易引起腰痛。因怀孕使女性的腹压增大，也可能对椎间盘产生刺激而引起腰痛。

（4）腹膜相关疾病：特发性腹膜后纤维增生症，是指腹膜后的筋膜与脂肪组织的慢性非特异性炎症逐渐演变为纤维增生性疾病，病变可发展至腹腔、盆腔等组织。任何年龄甚至新生儿都能发病，但多见于中年人。男性患者为女性的2倍。通常起病隐匿，病程较长。早期表现为两侧下腹部钝痛，多在下腹外侧、腰骶部或下腹部感到钝性疼痛不适。腹膜后肿瘤有时也会出现腰痛的症状，由于肿瘤产生后腹膜的包膜张力增大，或者对神经造成挤压、刺激，可能造成腰痛甚至出现下肢的症状。

（5）胰腺疾病：胰腺疾病导致腰痛并不多见，但不能完全排除。胰腺是横在腹腔里的，有的胰腺炎的典型疼痛就是腰部束带似的疼痛。因此，在腰痛疾病的鉴别诊断中，一定不能完全排除胰腺疾病。

（二）肿瘤

与颈腰椎疾病有关的肿瘤一般分为脊柱本身的原发性肿瘤及转移肿瘤。

1. 脊柱原发性肿瘤

原发性肿瘤一般又分原发良性病变和原发恶性病变。

1）良性肿瘤

良性肿瘤的分期：1 期为静止性，一般没有临床症状，而且通常为偶然发现；2 期为活动性，通常有临床表现（最常见为病变部位的疼痛）；3 期为局部侵袭性，可以转移。常见的有以下几种。

（1）骨样骨瘤：骨样骨瘤占所有原发骨肿瘤的 11%，是最常见的原发良性肿瘤之一。患者的年龄从十几岁到二十几岁。疼痛性脊柱侧弯、夜间加重，以及非类固醇抗炎药能够缓解疼痛都应疑诊骨样骨瘤。病损可位于椎弓根、横突、椎板和棘突。腰椎最常受累。

（2）骨母细胞瘤：骨母细胞瘤的组织学和发病年龄与骨样骨瘤相似，不同的是病变的大小和病程。骨母细胞瘤的直径大于 2 cm，疼痛不一定能被抗炎镇痛药缓解。骨母细胞瘤占原发骨肿瘤的 5%，40% 发生于脊柱。与骨样骨瘤相似，疼痛是最常见的症状，但与骨样骨瘤不同的是，骨母细胞瘤常形成软组织团块，容易造成神经压迫而导致神经功能损害。

（3）神经纤维瘤：神经纤维瘤可以独立发生，也可以并发于神经纤维瘤病Ⅰ型（von Recklinghausen 病）或Ⅱ型。如果出现诸如牛奶咖啡斑、皮下神经纤维瘤和听神经瘤等特征性表现则应该怀疑神经纤维瘤病。神经纤维瘤多起于神经根鞘膜，约 80% 位于硬膜内和邻近的硬膜外腔。当位于神经孔时，会呈现典型的哑铃状外观。

（4）血管瘤：大多数血管瘤是隐匿的，都是因其他原因做检查时偶然发现的。较大的病灶可引起病理骨折或脊髓压迫。妊娠可诱发先前无症状的血管瘤产生症状，严重者可发生血管栓塞。病变较小时，平片多呈正常表现；较大的病变可表现为粗大的纵行条纹（栅栏状）。有时血管瘤容易和 Paget 病混淆，但血管瘤不会出现 Paget 病特征性的椎体增大。

2）恶性肿瘤

原发性的恶性肿瘤在脊柱的发病除了多发性骨髓瘤以外，其他的恶性肿瘤较少。恶性肿瘤通常发生在成年以后，在椎体上发生的比例较大，常见的脊柱恶性肿瘤有如下几种。

（1）多发性骨髓瘤：多发性骨髓瘤是最常见的原发恶性骨肿瘤。多发性骨髓瘤的发病率估计为 2.5/100000。好发于老年人，多在 60～70 岁。约 75% 的患者最初以疼痛就诊，约 20% 的患者有神经损害。疾病的最初表现经常是疼痛性椎体压缩骨折。持续不缓解的疼痛或夜间痛提示恶性病变的可能。

（2）骨肉瘤：骨肉瘤是常见的原发恶性骨肿瘤，累及脊柱的很少，仅占所有骨肉瘤的 3%。好发于 10～20 岁，而第 2 个发病高峰在 50～60 岁。男性比女性的发病率稍高，没有人种的倾向性。视网膜母细胞瘤基因携带者、Rothmund-Thomson 综合征或 Li-Fraumeni 综合征的患者发生骨肉瘤的概率更高。有 Paget 病史或有放疗史的患者发生骨肉瘤的风险也增高。大多数患者主诉疼痛，可发生于轻微外伤后或没有任何诱因。约 25% 的患者有夜间痛，70% 以上的患者有神经系统症状。

（3）软骨肉瘤：尽管软骨肉瘤是成人第 2 常见的原发恶性骨肿瘤，但在发生在脊柱上的仅占 7%～10%。不像多数恶性骨肿瘤，软骨肉瘤可起自前方或后方，因为椎体有 3 个生长中心，软骨肉瘤可能起源于其中的任何一个。几乎所有患者都主诉疼痛，50% 的患者有神经损害。原本没有症状的内生软骨瘤或骨软骨瘤患者出现疼痛应怀疑肿瘤恶变的可能。

2. 脊柱转移瘤

脊柱转移瘤是脊柱最常见的肿瘤。同时，脊柱也是肿瘤最常见的骨转移部位。脊柱转移的患者 20% 以上有神经损害。75% 的骨转移发生于乳腺癌、肺癌、肾癌、前列腺癌、甲状腺癌和多发性骨髓瘤的患者。

脊柱转移瘤最常见的部位为椎体，因为椎体血运较为丰富，其他的骨性结构有时也可见到。通常有肿瘤病史的患者出现颈腰背的疼痛，一定要排除肿瘤转移的因素；既往无肿瘤病史，出现新发的颈腰背疼痛，夜间症状明显加重，也需要排除肿瘤方面的因素。

脊柱转移瘤的患者主诉几乎都有相应区域的脊柱疼痛。疼痛根据转移的范围可有相应的疼痛范围，症状一般多为夜间加重，疼痛常常较为剧烈，往往进行性加重，通过生化及影像学检查可做进一步甄别。

（三）结核

脊柱结核现在已经越来越少，在落后的山区、牧区及医疗条件较差的地区较为多见。脊柱结核是结核分歧杆菌全身感染的局部表现（革兰氏阳性需氧菌），占所有结核患者的 3%～5%，占骨关节结核的约 50%。好发于儿童及青少年，30 岁以下患者占总数的 80% 以上。以发病缓慢、疼痛、寒性脓肿形成及脊柱畸形为特征，通常伴有慢性消耗性病容（倦怠、乏力、食欲不振、盗汗、贫血及消瘦等），局部症状多为持续性腰背部钝痛，卧床休息后减轻。

（四）感染

椎体化脓性骨髓炎：成人腰椎多见，多局限于椎体，可形成椎旁脓肿，病原菌以金黄色葡萄球菌多见。细菌侵入途径：血液播散、直接蔓延、淋巴引流播散。起病急、全身中毒症状明显，寒战高热，腰背部疼痛，不能翻身，椎旁肌痉挛、局部有叩击痛。椎间隙感染：成人多见、腰椎多见，病原菌以金黄色葡萄球菌、白色葡萄球菌多见，细菌侵入途径包括医源性感染、血液播散（泌尿道感染）、局部蔓延等，腰背痛进行性加重，可有放射痛，不敢翻身，精神紧张、恐惧，震床实验阳性。感染还可能出现在椎旁的软组织，一般都会伴随发热等全身症状，如果成脓可伴有局部肿胀，血常规及一些炎性指标一般会明显升高。

（五）躯体化因素

躯体化是指一种体验和表述躯体不适与躯体症状的倾向，这类躯体不适和症状不能用病理发现来解释，但患者将它们归咎于躯体疾病，并据此而寻求医学帮助。一般认为，这种倾向的出现是针对心理社会应激的反应。这些应激反应是由对个人具有个别意义的刺激性生活事件或境遇所造成的。在现代社会中，工作、生活、家庭的矛盾、压力等往往使此类疾病在加速。躯体化导致的颈腰痛大致分为两种：一是本身存在有颈腰椎的问题，但疾病没有治愈，或者疾病反复，从而使患者的精神紧张，形成一个恶性循环，造成疾病越来越难得到有效缓解、改善;另一种情况是完全由对心理社会应激的反应在颈腰椎上形成的症状。临床上第一种比较常见,主要特征为多种多样、反复出现、时常变化的躯体症状,有时有模拟的神经系统症状,患者反复申诉变化不定的躯体症状,可涉及身体的任何系统和任一部位,往往有所夸大。他们强调众多的躯体症状,常常到综合性医院寻求治疗,很少主动提出心理问题,可伴有明显的焦虑与抑郁情绪。由于病程呈慢性波动,有多年就医检查或手术、用药的经历,患者可有药物依赖或滥用,常有社会、人际及家庭方面的长期功能损害。

第三节 各型颈椎病的临床表现与诊断

其实就颈椎病本身的定义来看,代表的是颈椎不同状态的总称,包括有骨质的增生、椎间盘的退变突出、关节的退变,还包括周围软组织的问题,是一个比较大的概念,很多学者都提出过这个病名不够严谨,但是其能够一直延续到如今,很大程度上跟颈椎病的分型有关,颈椎病的分型可以很清楚地概括不同类型的颈椎病的特点,虽然目前对于椎动脉及交感型颈椎病还存在有一定的争议,但是大部分的分型还是可以清楚地描述其不同症状特点。

一、颈型颈椎病

颈型颈椎病又称韧带关节囊型颈椎病,急性发作时往往容易被认为是"落枕"。该型颈椎病多因睡眠时枕头高度不合适或睡姿不当,颈椎转动超过自身的可动度,或由于颈椎较长时间弯曲,一部分椎间盘组织逐渐移向拉伸侧,刺激神经,而引起疼痛。也有部分临床医师说是椎间小关节滑膜嵌顿引发疼痛。"落枕"也不排除非颈椎因素。如颈部肌肉受寒出现风湿性肌炎、项背肌劳损或颈部突然扭转等,也可导致"落枕"样症状。一般认为,颈型颈椎病是较轻的一种形式。颈型颈椎病也是临床上最容易治愈的颈椎病,但是非常容易反复,会进展为其他类型的颈椎病,并且其他类型的颈椎病通常伴随有颈型颈椎病的特点。从"已病防变"的中医学"治未病"理念,此类型的颈椎才是应该关注的重点。因为如果治疗得当,加上后期的一些功能锻炼,平时的健康管理,可以避免疾病进一步发展带给个人及社会的痛苦及医疗资源的付出。

(一)年龄

通常好发于青壮年,多见于伏案工作者。

(二)症状特点

以颈部僵硬、痛、胀及不适感为主,常在清晨醒后出现或起床时发觉转头或抬头困难,患者常诉说头颈不知放在何种位置为好。约半数患者颈部活动受限或呈强迫体位,个别患者上肢可有短暂的感觉异常。活动时疼痛加剧,休息可以缓解。

此型颈椎病病程较长,可持续数月甚至数年,且常反复发作或时轻时重。慢性病程患者主诉头部转动时发生奇异的响声。发作时,患者头部偏向患侧,以缓解疼痛及不适。总之,是以颈部软组织不适症状为主的一种颈椎病。

（三）临床检查

颈部生理弯曲常变浅,颈部活动受限,颈部后伸肌群通常是可触及压痛的,颈椎棘突及横突通常也会伴有压痛。

（四）影像学表现

X 线表现为颈椎的生理曲度异常、变直或反张,颈椎骨质出现退变,可出现颈部韧带的钙化;MRI 表现为颈椎间盘的变性、突出。

（五）鉴别诊断

需要与颈部外伤、先天性的畸形、肿瘤及炎症等做进一步鉴别,需要完善相关影像学及血液检查。

二、神经根型颈椎病

神经根型颈椎病是颈椎下中段最常见的一型,发病率最高,占颈椎病的 40%～60%。主要是颈椎间盘及增生的骨性组织向颈椎后外方突出,刺激或压迫相应脊神经根的结果,尤其以下部颈椎即第 4～7 颈椎段最为多见。一般而言,颈椎间盘突出引起的神经根型颈椎病常见,增生的骨性组织引起的症状较为少见。神经根型颈椎病多数在 30 岁以上发病,呈慢性经过,反复发作。

在根管内前根和后根的位置,开始前根在前,后根在后,继而后根在上,前根在下。因此,在根管狭小的范围内,神经根受压不同可能导致不同的症状。后根受压表现为颈肩部疼痛,上肢麻木、疼痛,是非常典型的神经根症状;若前根受压,表现为颈肩部肌张力下降、肌无力、肌肉萎缩及深反射减弱;若前后根同时受累,则可能同时伴有感觉与运动症状,并伴相应体征。临床上,后根引起的症状需要与神经系统疾病相鉴别,具有一定的困难(见图 4 - 3)。

（一）症状特点

主要有三个方面。

1. 根性痛

此疼痛为神经根型颈椎的主要症状。其性质呈钻痛或刀割样痛,也可以是持续性隐痛或酸痛,也可以向不同部位放射,如头、耳后或眼窝后部、肩、臂、前胸乃至手指,多局限于一侧。当咳嗽、喷嚏或上肢伸展以及颈部过屈、过伸时均可诱发或加剧疼痛。部分患者患侧手指指端有麻木感。夜间症状加重,常影响睡眠。一些特殊的根性症状包括前胸部、后背部的疼痛,是胸长神经及肩胛背神经受压所致,也是神经根型颈椎病的表现。

2. 肌力减弱

部分患者由于运动神经受损而引起上肢肌肉萎缩无力,手部活动不灵,持物不得力、容易脱落等现象。但并非每个患者都会表现为肌力减弱。

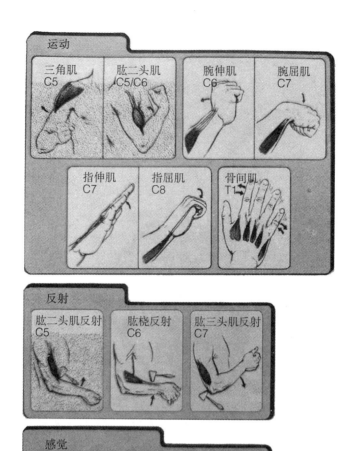

图 4-3　颈神经支配示意图
（修自《骨科神经病学》）

3. 颈部症状

一般在棘突、棘突旁或肩胛骨处有压痛。神经根牵拉试验、压头试验为阳性。肱二头肌或肱三头肌腱反射可减弱或消失。颈部、肩部肌肉张力增高或痉挛。

（二）临床查体

临床查体除了颈型颈椎病的体征之外，通常还伴有臂丛神经牵拉试验、颈部分离试验、椎间孔挤压试验阳性，还需要进一步检查患者的皮肤感觉、肌力、肌张力及腱反射的情况。

常见颈椎椎间盘突出的节段

椎间盘	神经根	感觉	肌肉	腱反射
C4/C5	C5	上臂外侧	三角肌 肱二头肌	肱二头肌腱反射

（续表）

椎间盘	神经根	感觉	肌肉	腱反射
C5/C6	C6	前臂外侧	肱二头肌 腕伸肌群	肱桡肌反射
C6/C7	C7	中指	肱三头肌 腕屈肌群 指伸肌群	肱三头肌腱反射
C7/T1	C8	前臂内侧	手内在肌 指屈肌群	

（三）影像学检查

X线检查可见颈椎生理曲度的异常、椎体的退变甚至椎体的不稳，还需要注意斜位片下观察椎间孔的情况；MRI检查可见颈椎间盘突出，对神经组织的压迫。

（四）鉴别诊断

颈椎间盘突出压迫神经所致的根性症状需与各神经通道的卡压症状相鉴别，如胸廓出口综合征、腕管综合征等；还需要与神经本身的病变相鉴别，如桡神经、尺神经、正中神经的炎症、受损等。有时候还需要与肩周炎、肱骨外上髁炎及肱骨内上髁炎等关节周围的软组织疾病相鉴别。

三、脊髓型颈椎病

脊髓型颈椎病的发病占颈椎病的12%～20%，也是目前许多骨科医师非常头痛的一种颈椎病类型，因为它的影响十分严重，甚至可造成肢体瘫痪。脊髓型颈椎病致残率高，治疗难度非常之大。

脊髓型颈椎病通常起病缓慢，以40～60岁的中年人为多。脊髓型颈椎病的发病和严重程度往往与有无颈椎管狭窄有很大关系。

（一）症状特点

（1）锥体束症状是脊髓型颈椎病最典型的特点：多数患者首先出现一侧或双侧下肢麻木、沉重感，随后逐渐出现行走困难。上下楼梯时需要借力。严重者步态不稳、行走困难。严重的患者双脚有踩棉感。

（2）出现一侧或双侧上肢麻木、疼痛，双手无力、不灵活，像写字、系纽扣等精细动作难以完成。严重者甚至不能自己进食。

（3）躯干部出现感觉异常，患者常感觉在胸腹部或双下肢有如皮带样的捆绑感。同时下肢可有烧灼感、冰凉感。

（4）部分患者出现排尿无力、尿频、尿急、尿不尽、尿失禁或尿潴留等排尿障碍，大便密结,性功能减退等。

(二)临床查体

颈部可有典型的颈型颈椎病的体征特点,但最为典型的还是此类患者会出现反射的障碍,生理反射如肱二头肌、肱三头肌腱反射可能表现为亢进或者消失,腹壁反射、提睾反射等也可能减弱或消失。在病理反射上,最为常见的是霍夫曼征阳性,踝阵挛、髌阵挛及巴宾斯基征也可能表现为阳性。典型的患者伴有曲颈试验的明显阳性。

(三)影像学检查

X线在影像学检查中主要表现为颈椎的退行性改变。CT、MRI可以显示椎管狭窄、骨质增生、韧带的钙化及椎间盘的突出等相关异常方面,具有主要的影像诊断意义。

(四)鉴别诊断

脊髓型颈椎病尤其需要同与神经有关的疾病相鉴别,如肌萎缩性侧索硬化症、原发性侧索硬化症、进行性脊髓萎缩症及脊髓空洞症等。

四、椎动脉型颈椎病

大部分的理论提出当颈椎生理曲度减小或反张,或出现节段性不稳定和椎间隙狭窄时,会造成椎动脉扭曲并受到挤压;骨质增生的形成也可以直接压迫椎动脉或刺激椎动脉周围的交感神经纤维,使椎动脉痉挛而出现椎动脉血流瞬间减小或持续减少的变化,导致供血不足而出现症状。在临床上,椎动脉型的颈椎病可能并不多见。

椎动脉型颈椎病多见于中老年人。

(一)症状特点

(1)眩晕,视物模糊。有时伴随恶心、呕吐、耳鸣或听力下降。

(2)下肢可能会突然无力,出现猝倒,但是意识清醒。

(3)偶尔有肢体麻木、感觉差的情况,甚至出现一过性瘫痪、发作性昏迷(这些都是椎动脉瞬间受到卡压,瞬间造成脑供血缺乏引起的。一般只要改变体位,休息一会就可以清醒,短则几分钟,最长不超过24小时)。

(二)临床查体

此类型颈椎病常无明显颈部体征或者表现为颈型颈椎病的体征特点。

(三)影像学检查

X线检查可以发现颈椎的退变,表现为钩椎增生、椎间孔狭窄、椎体不稳甚至有椎骨畸形等;可行颈部动脉血管的造影,通常可见局部的血流受阻。

（四）鉴别诊断

需要与引起眩晕有关的疾病相鉴别，包括颅脑疾病、耳原性眩晕、前庭性眩晕等。

五、交感神经型颈椎病

根据我们的观察，临床上颈椎引起的头晕多为此类型，是由于椎间盘退变和椎体不稳定等因素，对颈椎周围的交感神经末梢造成刺激，产生交感神经功能紊乱。交感型颈椎病症状繁多，多数表现为交感神经兴奋症状，少数为交感神经抑制症状，且往往会伴随椎动脉型颈椎病症状。

（一）症状特点

（1）头部症状：如头昏或眩晕、头痛或偏头痛、睡眠差、记忆力减退、注意力不集中等。

（2）五官症状：眼胀、干涩或多泪、视力变化、视物不清，耳鸣、听力下降，鼻塞，咽部异物感、口干及声带疲劳，味觉改变等。

（3）胃肠道症状：恶心、呕吐、腹胀、腹泻及消化不良等。

（4）心血管症状：心悸胸闷、心律失常、情绪不稳定及血压不稳定等。

（5）面部或某一肢体多汗无汗、畏寒或发热，有时感觉疼痛、麻木。

以上症状往往与颈部活动有明显关系，一般在坐位或站立时加重，卧位时减轻或消失。长时间低头、在电脑前工作时间过长或劳累时症状明显，休息后好转。

（二）临床查体

此类型颈椎病通常伴有颈型颈椎病的体征特点。临床上，可采用一种简单的查体办法——颈部旋转试验，由患者双手抱肩，医师双手掌固定头部，让患者头部不动的情况下转动颈部，如诱发头晕则高度怀疑颈椎因素。

（三）影像学检查

X线检查可以发现颈椎的退变。MRI主要表现为颈椎间盘的退变、突出，往往突出程度不重，且多分布于较高位的颈椎间盘。

（四）鉴别诊断

可参考椎动脉型颈椎病的鉴别诊断。

六、混合型颈椎病

混合型颈椎病是颈椎间盘和椎间关节退变及其继发改变，压迫或刺激了相邻的颈型、神经根、脊髓、椎动脉及交感神经等两种或两种以上相关结构，引起了一系列相应的临床表现。

第四节　腰椎常见疾病的诊断

前面章节我们已经提到过,引起腰部疼痛的疾病是非常多的,以下可以简单做个总结。

皮肤疾病所致的腰部疼痛,最常见的疾病如带状疱疹、肤的炎症等。

再往内如软组织、肌肉的炎症、损伤可以导致腰部的疼痛。比如,腰背肌筋膜炎、第3腰柱横突综合征等。

再到椎体外的一些部分,如棘上、棘间韧带的炎症、损伤,L5横突与髂骨所形成假关节等。

椎体及附件的损伤、病变,如椎体压缩性骨折、横突骨折及棘突骨折等。

椎体与椎体之间如小关节的退变。

椎管内的病变,如椎间盘突出、椎管狭窄、后纵韧带及黄韧带钙化等。

其他的一些因素也可能导致腰部疼痛,如内脏的因素、肿瘤的因素及躯体化的因素,前面已有介绍,不再赘述。下面主要介绍临床上最常见的几个腰椎疾病。

一、腰椎间盘突出症

(一)腰椎间盘突出症的概念

不得不说腰椎间盘突出症是一个知名度非常高的疾病,很多患者来看病很可能第一句话告诉医生的就是"我有腰椎间盘突出症"。

腰椎间盘突出症是在椎间盘发生退行变之后,在外力的作用下,纤维环破裂,髓核突出刺激或压迫邻近的神经根、脊髓或血管等组织而出现一系列腰痛并常伴神经损害为特征的一种病变。

过去的观点通常认为椎间盘突出是椎间盘表面的局部隆起压迫到神经引起的相关症状,而很多影像学表现为局部的突出,往往不伴随明显的临床症状。因此,有学者通过研究发现,突出的髓核不一定会压迫神经,当其释放的炎性介质刺激到神经时,同样可以引起临床的症状。

值得注意的是,腰椎间盘突出并不等同于腰椎间盘突出症,前者只是影像学的改变,在CT或者MRI下看到某个或某几个节段的椎间盘突出,但是腰椎间盘突出症则是有相应的临床症状的。临床上,我们往往可以看到很多人存在影像学上的椎间盘突出,但是并没有临床上的症状。这些临床现象也告诉我们,椎间盘突出并不一定有临床症状,这也是很多保守治疗可以起效的一种重要依据。我们并非一定要把椎间盘切除,可以缓解临床症状,让"椎间盘突出"与"临床无表现"共同存在。

(二)腰椎间盘突出症的病因

腰椎间盘突出症的原因无外乎内因与外因两个方面。内因与自身的退变以及脊柱力学改变有关,外因则与外伤、劳累、姿势、受凉等外在因素有关。

1. 内因

(1) 椎间盘的退行性改变：椎间盘退变是腰椎间盘突出症最主要的内因。目前公认的研究发现，椎间盘是缺乏血运的，修复能量弱。日常生活中能量累积，易致椎间盘髓核、纤维环、终板逐渐老化，从而使包绕髓核的纤维环发生破裂，髓核从破裂的纤维环突出，则形成椎间盘突出。如果此时突出的髓核正好压迫、刺激到脊髓、神经根，引起相应的临床症状，则形成腰椎间盘突出症。年龄是引起椎间盘退变的重要因素，年轻人髓核富含水分，退变容易引起临床症状。一般男性到了 20 多岁、女性到了 30 多岁即出现腰椎间盘的退变，到了 50 岁以后，大部分人已经发生了退变，较少引发椎间盘突出症。因此，腰椎间盘突出症好发于青壮年，20~40 岁为高发期，患病人群居高不下，而这个年龄的人群，正是社会上主要的工作人群，这也决定了腰椎间盘突出症这个病成为影响患者日常工作、生活与学习的骨科主要疾病之一。

(2) 脊柱生物力学因素：常见的有脊柱的畸形、骨质的异常。如腰椎生理曲度变直，使得腰椎产生异常的应力，增加了椎间盘损伤的机会，椎间盘退变加速；又如腰椎一侧横突肥大与髂骨形成假关节，同样可以使得腰椎局部的力学结构发生改变，从而导致椎间盘的退变、突出。

(3) 遗传因素：有研究表明，约 30% 的腰椎间盘突出症病例可能有阳性家族史。阳性家族史的患者中，21 岁以前发生腰椎间盘突出症的相对风险性高于正常人群 5 倍。

(4) 妊娠：妊娠期间由于孕妇的激素水平及内分泌的变化，可能导致整个韧带系统处于松弛的状态。孕妇的子宫增大使得腰椎形成代偿性前凸，腰椎的负荷增大，腰椎的应力也增大，在原来退变的基础上更容易导致椎间盘的膨出、突出，出现腰腿疼痛症状，往往妊娠结束后症状缓解。

2. 外因

(1) 外伤：外伤是腰椎间盘突出症外因中的一个重要因素。腰椎呈生理性前凸，椎间盘前厚后薄，当患者发生腰部扭伤、跌伤等急性损伤时，椎间盘髓核可以急速向后移动，突破本已退变的纤维环，造成椎间盘的突出。因此，临床上很多诊断为急性腰扭伤的患者，往往伴有腰椎间盘的突出。

(2) 姿势不良：姿势不良是造成腰椎慢性劳损的最重要的原因。不良的坐姿体位、长期久坐等均可导致腰椎软组织的劳损，从而导致椎旁肌肉、韧带及关节的平衡失调，并由椎管外的平衡失调影响椎管内的组织，从而加速椎间盘退变的进程。因此，在椎间盘突出症的治疗上，日常生活姿势的调整与注意是一个比较重要的环节，但同时也是最容易被忽视的环节。

(3) 医源性损伤或者锻炼损伤：由于从事推拿、按摩行业的人员技术参差不齐，有报道因为不当的手法导致腰椎间盘突出并引发症状的时有存在，因此治疗前必须要寻求有资质的机构或人员治疗，避免外源性的人为损伤。同时现代社会各种锻炼、拉伸层出不穷，同样可能导致腰部的损伤，加重椎间盘的退变，从而引发临床的相关症状。因此，科学、合理并且适合自身情况的锻炼才能起到真正的作用。此外，脊柱手术后导致的腰椎不稳也可能加重腰椎的退变，引起腰椎间盘的突出。

(4) 吸烟：国外有学者做过一项研究，吸烟者的腰椎间盘退变平均分较不吸烟者增大18%。其原因可能是吸烟影响腰椎间盘的血供。长期吸烟对椎间盘周围的血供产生影响，营养物质进入椎间盘受到影响，从而加重椎间盘的退变，使得临床症状出现。

（5）受寒受湿：寒冷或潮湿可能导致腰椎的小血管收缩，肌肉痉挛，使得椎间盘的压力持续增加，加速椎间盘的退变，导致最终突出改变。

（三）腰椎间盘突出症的临床分型

腰椎间盘突出症的疼痛与椎间盘突出的程度及位置有比较大的关系，其分型的方法比较多，本文主要介绍临床上较为实用及对诊断有较大帮助的按突出程度与位置的分型。

1. 按突出程度来分，目前较为常见的影像学描述

（1）腰椎间盘膨出：整个椎间盘纤维环均匀向外突出，突出物小于 5 mm，也叫做包裹型椎间盘突出。一般情况下，此类的椎间盘突出的纤维环是完整的。通常情况下，此类椎间盘突出引发临床的症状较轻，可表现为单纯腰痛或者间断的下肢放射痛。

（2）腰椎间盘突出：椎间盘纤维环大部分断裂，仅有外层纤维环尚完整，将髓核局限于椎间盘内，突出物大于 5 mm，形态规则，表面光滑，界限清晰，突出物上下位移小于 2.5 mm。此类椎间盘是临床较为常见的椎间盘突出的类型（见图 4-7）。

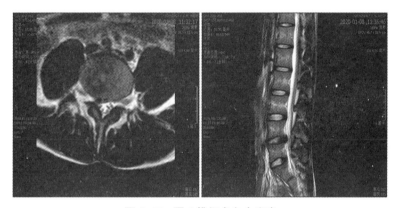

图 4-7 腰 4 椎间盘向右突出

（3）椎间盘脱出：包括游离型突出，椎间盘的纤维环全部断裂，髓核组织游离在椎管内，位于后纵韧带下或硬膜外，形态欠规则，表面欠光滑，界限不清晰，突出物上下位移大于 2.5 mm（见图 4-8）。

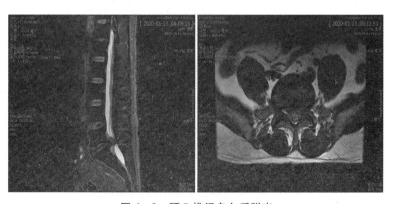

图 4-8 腰 5 椎间盘向后脱出

（4）没有明显突起的椎间盘突出：此类型通常是盘源性的，由髓核内的化学物质泄漏造成的，可以没有椎间盘突出的表现。通常在髓核活动时，化学物质刺激椎间盘末梢神经及神经根而引起临床症状。很多此类的病变在腰椎 MRI 上可以看到髓核后缘有沙砾样的高密度影（见图 4-9）。

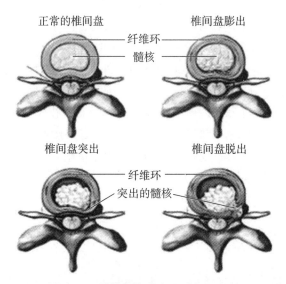

图 4-9　腰椎间盘突出及脱出示意图

2. 按椎间盘突出的位置及其与神经的位置

腰椎的椎体终板容易发生退变，加上后纵韧带在椎间盘中间较宽，近上下终板的位置较窄。因此，髓核多从两侧的偏上缘或偏下缘突出，正中间的椎间盘突出在临床上相对比较少（见图 4-10）。

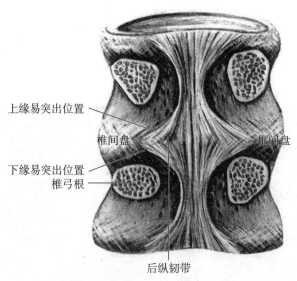

图 4-10　后纵韧带与椎间盘突出示意图

临床上,椎间盘突出的位置以及神经受压的程度与症状是否严重有着非常密切的关系。一般来说,极外侧突出症状较为明显,因在该位置下出孔根处于悬吊状态并且躲避的空间较小,通常非手术治疗是难度比较大的。又如侧隐窝狭窄比较明显,下行根刚好卡压在侧隐窝的地方,也会造成比较严重的疼痛,非手术治疗的难度也比较大。这些发现提示我们,在腰椎间盘突出症的治疗上,首先要有一个比较明确的判断,才能得出比较完备和预期的治疗效果。临床上,更多结合症状和影像学检查。

(1)偏上缘的侧方突出:因其位置靠上并偏两侧,正好位于上位出孔根的位置,因此容易导致出孔根受压。例如,L4/L5 椎间盘左侧上缘突出,则可能导致左侧出孔根 L4 神经根受压,从而出现左侧 L4 神经根的相应症状。并非 L4/L5 椎间盘突出一定会引起 L5 神经根的受压。临床上,需要对影像学及症状特点详细判断。

(2)偏下缘的侧方突出:此类突出在临床上最为常见,症状、体征与影像学检查最为相符。此类突出偏于双侧下缘,压迫的是下行根。因此,L4/L5 椎间盘左侧下缘突出,压迫的是下行的左侧 L5 神经根,并引起左侧 L5 神经根的相应症状。但较为严重偏下缘的侧方突出往往与下位椎管形成侧隐窝的狭窄,神经受压明显,难于逃逸,形成明显的神经压迫症状。

(3)中央型突出:临床上,此类型要远远少于上面两种类型,通常造成硬膜囊受压,如果突出明显可能会导致上下两节的神经根都受压,因此可能会导致双侧下肢的症状。甚至可能会影响突出节段以下的几条神经根,从而形成临床所称的马尾综合征的严重表现。

(4)极外侧型突出:腰椎间盘突出物位于椎间孔内外,压迫了同节段神经根,产生相应表型的病症。极外侧型腰椎间盘突出症好发于 L3/L4 椎间盘和 L4/L5 椎间盘,而 L2/L3 椎间盘及 L5/S1 椎间盘较少发生。其临床特点是具有腰椎间盘突出症的症状,且下肢神经根性痛较腰痛剧烈。由于极外侧型腰椎间盘突出症多引起持续剧烈的下肢痛,甚至使神经根产生不可逆病变,故治疗上主张采取手术治疗(见图 4-11)。

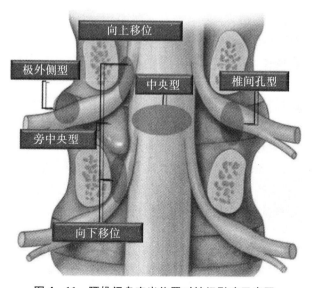

图 4-11 腰椎间盘突出位置对神经影响示意图

（四）腰椎间盘突出症的病情分期

按照病变、病情及发病时间，可将腰椎间盘突出症分为急性期、亚急性期和慢性期。国外有学者根据病理学的演变分为 3 相：第 1 相指椎间盘发生轮状或放射状破裂；第 2 相为内部结构的破坏，椎间盘吸收；第 3 相是骨赘形成。从临床上来看，椎间盘突出多数发生在 1 相及 2 相初期，临床上也有不少报道椎间盘重吸收的病例，但相对众多的病例仍是少数。

国内有学者将腰椎间盘突出症细分为以下 5 期：急性期、缓解期、稳定期、痊愈期和完全恢复期。急性期通常指的是发病初期（一般是起病半个月内），这个时候是症状的高峰期，症状明显，疼痛剧烈，活动受限。缓解期是指急性期后期，症状较前缓解，活动改善，有向好的趋势，但病情尚不稳定，存在症状反复的可能。稳定期顾名思义是指疾病已经进一步减轻并持续向好，在一般的生活状态下疼痛不容易加重，但是在劳动或长期姿势不良的情况下，可能会产生症状。痊愈期是指疾病已处于恢复期，日常的生活、工作、学习已经可以正常进行，但仍不适合做高强度的体育运动及体力劳动，这也是腰椎间盘突出症患者最常见的时期。完全恢复期则指的是在工作、学习及运动方面无明显限制，已基本与正常人无明显区别。

临床上，实际也并非一定要严格进行分期。分期代表疾病发展、变化的一个通常的过程，其意义更多的是对患者的一些宣教和指导，让患者认识这个病的一般规律，从而能积极、主动参与整个疾病预防、治疗、康复的过程。

（五）腰椎间盘突出症的临床表现

1. 马尾综合征

作为腰椎间盘突出症最严重的临床表现，是需要第一时间鉴别并紧急处理的症状。中央型椎间盘突出比较明显，压迫到硬膜囊的马尾神经时，可能会引起严重的双侧下肢痛或左右交替痛，会阴部麻木及痛觉消失，排便无力或尿潴留，尿失禁或大小便功能障碍，下肢无力、不全瘫甚至全瘫的临床表现。出现马尾神经症状的患者，需要行骨科急诊手术治疗，不属于保守治疗的范围。临床上非常少见，但切不可耽误病情。

2. 疼痛

疼痛是腰椎间盘突出症最主要的临床表现。

（1）腰痛：腰痛是腰椎间盘突出症的常见症状，也是早期症状，以持续性钝痛为多见，也有腰痛急性发作，呈痉挛性剧痛，难以活动，各种活动均受影响。

（2）下肢疼痛：很多提法叫作"坐骨神经痛"，由于 50% 的腰椎间盘突出症发生在 L4/L5 及 L5/S1 椎间隙，故多有坐骨神经痛。因此，很多习惯称之为坐骨神经痛，然而高位的椎间盘突出会表现为下肢的前侧甚至是髋关节位置的疼痛。疼痛多为钝痛，并逐渐加重，呈放射痛。

多数患者腰腿疼痛持续时间较短，经过保守治疗或者休息后在数天或半个月内缓解，这些是保守治疗的适应人群。有的患者则腰腿疼痛持续时间比较长，一般的保守治疗见效缓慢，甚至可能反复发作，这样的病例就需要寻求外科手术的治疗。因此，我们需要仔细辨别保守与手术的适应证,过多地强调某一疗法都是不合理的。

（3）麻木：麻木是腰椎间盘突出症患者又一常见的症状。麻木一般出现在远端,以下肢、足底、足趾甚至是鞍区为多。麻木主要表现为皮肤触觉减退和痛觉减退,常与疼痛症状并存。很多的麻木症状是单独存在的。无论保守或手术治疗,很多麻木症状恢复远比疼痛症状恢复要慢得多,可持续数月、数年甚至更长时间。麻木的原因主要是椎间盘突出后压迫了神经根部传入纤维,很多医师会跟患者解释麻木是疼痛的轻度形式,有其一定的合理性。现代很多软组织方面的研究认为麻木也可能是肌肉软组织局部病变所致。在临床上麻木治疗是难点,但同样也可以多寻求其他方面的原因,不要太拘泥于椎间盘突出。

（4）间歇性跛行：这类症状通常出现在腰椎管狭窄症的患者身上,但在腰椎间盘突出症继发腰椎管狭窄,尤其是突出较大、占据椎管的面积比较多的时候最容易出现。行走时腰椎管内受阻的丛静脉逐渐扩张,加重了对神经根的压迫,引起缺氧而导致跛行。因此,不能笼统地认为间歇性跛行一定就是腰椎管狭窄症。

（5）其他：有的患者的患肢可出现发凉、尾骨痛及小腿水肿等。

（六）腰椎间盘突出症的临床体征

1. 腰部畸形

由于髓核向后突出,腰部被动前屈,可使椎管容积增大,缓解神经根所受的压迫,因此很多早期的腰椎间盘突出症患者往往无法直腰。腰椎侧屈发生在较晚的阶段,患者可表现为明显的脊柱侧屈（见图 4 - 4）。

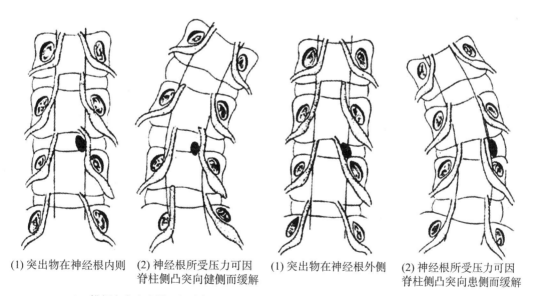

(1) 突出物在神经根内则　(2) 神经根所受压力可因
脊柱侧凸突向健侧而缓解

(1) 突出物在神经根外侧　(2) 神经根所受压力可因
脊柱侧凸突向患侧而缓解

(A) 椎间盘突出在神经根内侧　　　　　　(B) 椎间盘突出在神经根外侧

图 4 - 4　姿势性脊柱侧凸与缓解神经所受压力的关系

2. 活动受限

急性期因保护性腰肌紧张,腰椎各方向活动受限。慢性期主要以腰部前屈和向患侧侧屈受限明显,强制弯曲时加重放射痛。患者下肢症状明显时,可能会出现肢体无力,行走时疼痛剧烈,甚至无法站立、行走,往往需要平车或轮椅前来就诊。

3. 压痛及叩击痛

腰椎间盘突出症的患者往往在病变的腰椎棘突、椎旁有明显的压痛、叩击痛,并且很多时候椎旁的压痛可能会伴有明显的下肢放射痛,其机制可能是刺激到后支时反射到对应的前支。当其影响神经时,沿神经走向位置可能伴有压痛症状。我们在临床上发现椎间盘突出有很多的"敏感点",即按压该点的时候疼痛症状得以减轻或者消失,如髂后上嵴周围、腘窝及腓肠肌等部位,临床用手法点按或针刺效果都不错。

4. 直腿抬高试验及加强试验阳性

直腿抬高30°以下为强阳性,40～50°为中等阳性,60°以上为弱阳性,70°以上属于阴性,一般判断无临床意义。加强试验是直腿抬高至痛时,降低5°左右,再突然使足背伸,可引起大腿后侧剧痛。需要注意的是直腿抬高试验的阳性必须满足两个条件:一是抬高角度不足70°,二是伴有下肢相应部位的放射痛或者放射痛加重。需要特别指出的是如果出现健侧直腿抬高试验阳性,表明可能有椎间盘较大的中央型突出或为腋下型突出。

5. 股神经牵拉试验阳性

为上腰部椎间盘突出症的阳性体征。患者俯卧,膝关节完全屈曲,足跟触及臀部,后伸髋关节,则L2～L4神经根张力增加,股神经受牵拉,患者感觉到腹股沟及大腿前方疼痛者为阳性。

6. 屈颈试验阳性

头颈部被动前屈,使硬膜囊向头侧移动,牵张作用使神经根受压加剧,而引起受累的神经痛者为阳性。

7. 腰椎神经定位相关体征

(1)反射障碍:当L4神经受累时,可表现为膝腱反射的减弱或消失;当S1神经受累时,可表现为跟腱反射的减弱或消失。

(2)感觉障碍:突出的腰椎间盘压迫神经根会出现相应的神经所支配区域皮肤感觉减退或麻木。如L4神经受累时,可表现为小腿及足内侧皮肤感觉异常;L5神经受累时,可表现为小腿外侧及足背皮肤感觉异常;S1神经受累时,可表现为小腿后侧、足部外侧的皮肤感觉异常。

(3)肌力障碍:L3/L4椎间盘突出,L4神经受累时,股四头肌肌力减弱,肌肉萎缩;L4/L5椎间盘突出,L5神经受累时,腓肠肌肌力减弱,趾伸肌肌力减弱;L5/S1椎间盘突出,S1神经受累时,足跖屈力减弱,病程久者常有足背伸肌群萎缩。

(4)肌肉萎缩:肌肉萎缩通常是与肌力障碍相伴随或者发生在其后的体征,预示着椎间盘的突出比较重或者病程时间较长。一方面是神经根长期受压引起下运动神经单位的损害,造成神经营养不良而继发的肌肉萎缩;另一方面是患者因为疼痛而减少患侧肢体活动导致的失用性肌肉萎缩。

腰椎间盘突出症累及的神经根及其相关表现

神经根	椎间盘	肌肉	反射	感觉
L4	L3/L4 L4/L5 上缘突出	胫骨前肌	膝跳反射	小腿内侧
L5	L4/L5 L5/S1 上缘突出	拇长伸肌	无	小腿外侧、足背
S1	L5/S1	腓骨长短肌	跟腱反射	足外侧

二、腰椎管狭窄症

（一）腰椎管狭窄症的概念

腰椎管狭窄症是指由于腰椎椎管、神经根管或椎间孔狭窄或变形而引起的以长期反复腰腿疼痛、间歇性跛行为主要症状的病症。

与腰椎间盘突出症不同的是，腰椎管狭窄症临床上多发于 40 岁以上的中老年人。

正常椎管的矢径（前后径）为 13～15 mm，横径（弓根间径）为 19～29 mm（平均 24 mm）。临床多以矢径确定椎管狭窄，一般矢径<13 mm、横径<18 mm 为椎管狭窄，矢径<10 mm 为绝对狭窄。

在先天性发育不良的基础上，后天椎管相关组织结构退行性变及其他原因共同造成的椎管狭窄症最为多见。腰椎管狭窄症的基本病理学改变主要为椎管内压力增高所产生的马尾神经缺血症状。神经根受压在腰椎活动，尤其是后伸动作时表现更为明显，增生组织使神经根被刺激或摩擦而充血肿胀。椎管内压力增高产生硬膜外静脉回流障碍和椎管内无菌性炎症，引起神经根或马尾神经出现相应的临床症状。

影像学表现多为椎管变窄，诊断无特别疑难之处，通常在 CT 或核磁下都是比较明显的（见图 4-5）。

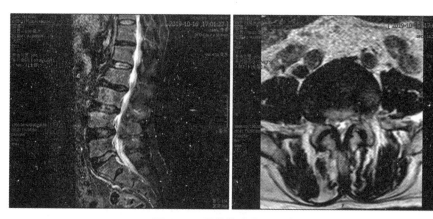

图 4-5　腰椎管狭窄 MRI 表现

(二) 腰椎管狭窄症的病因

在生理方面,先天性的椎管狭窄是引发腰椎管狭窄症的原因之一,但更多是表现为病理方面的,大致有如下几类。

1. 椎管前方因素

(1) 腰椎椎体后缘骨质增生,后纵韧带肥厚、骨化,椎间盘后突。

(2) 硬膜外病变(如硬膜外脂肪增生及纤维化、硬膜外束带、粘连等)造成椎管狭窄。

2. 椎管后方、侧方因素

(1) 关节突肥大增生,造成侧隐窝处狭窄,压迫神经根。

(2) 椎弓根短缩或内聚,造成椎管矢状径和横径狭窄。

(3) 黄韧带增厚,从侧方、侧后方及后方造成椎管狭窄。此类因素在临床上最为常见。

(4) 椎板增厚,从侧后方及后方压迫硬膜及马尾神经。椎间盘退变致椎间隙变窄。

3. 结构改变方面

最常见的是腰椎滑脱,上下椎体的位移导致椎管狭窄(见图4-6)。

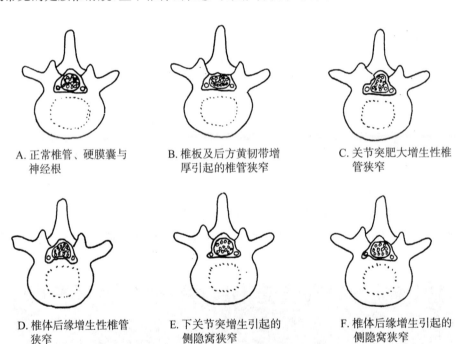

A.正常椎管、硬膜囊与
　神经根

B.椎板及后方黄韧带增
　厚引起的椎管狭窄

C.关节突肥大增生性椎
　管狭窄

D.椎体后缘增生性椎管
　狭窄

E.下关节突增生引起的
　侧隐窝狭窄

F.椎体后缘增生引起的
　侧隐窝狭窄

图4-6　各种原因引起的椎管狭窄示意图

(三) 腰椎管狭窄症的临床表现

1. 间歇性跛行

为腰椎管狭窄症的最典型特征,当患者步行一定距离(数米至数百米)后,出现一侧和双侧腰酸,下肢疼痛、麻木、无力以致跛行,当蹲下或坐下休息数分钟后又可继续步行,但距离较正常人为短。因有间歇期,故名间歇性跛行。严重者不能下地行走。与椎间盘突出症不同，多以双侧性的疼痛为主。

腰椎管狭窄症引起的间歇性跛行是神经性的跛行，其疼痛特点是从近心端到远心端的疼痛，即从大腿到小腿；坐卧或侧卧位时症状缓解，骑自行车时症状不会加重，平卧时症状往往会加重。

2. 腰部后伸受限及疼痛

当腰椎由中立位到后伸位时，椎管后方的小关节囊及黄韧带挤向椎管，椎管长度亦缩短2.2 mm，椎间孔变窄，以致管腔内压力急剧增高，并由此出现各种症状。腰部的症状主要表现为腰酸痛、无力及易疲劳。

3. 主诉与客观检查的不符合

即通常描述的症状重、体征轻。病程早期，由于椎管狭窄使椎管及神经根管容积降至正常低限，当患者处于各种增加椎管内压的被迫体位时，主诉增多。而就诊时因经短暂休息，故客观检查常为阴性。

4. 腰椎管狭窄症往往病程时间较长，症状反复，保守治疗的效果比较差

（四）腰椎管狭窄症的体征

相比腰椎间盘突出症的体征，腰椎管狭窄症的体征要轻得多，患者症状与体征多不一致，一般症状重而体征轻。患者常有脊柱侧弯、患处压痛、椎旁肌肉痉挛、腰后伸受限。腰过伸试验阳性是本病的重要体征。患侧足趾背伸肌力减弱，膝、踝放射减弱或亢进，受压神经支配区感觉减退。往往支腿抬高试验、加强试验是阴性的。

三、下腰痛（非特异性腰痛）

（一）下腰痛的概念

下腰痛不是一个具体的病名，是临床上的一种症候群，指的是经过各种详细检查仍原因不明确的腰痛，用作病因复杂但一时难以判定的诊断名称，有的学者又称之为非特异性腰痛。

（二）下腰痛的病因及分类

下腰痛的原因目前尚不是特别的明确，其病因可能分属不同的各类因素。

1. 寒性腰痛

这类的腰痛属于中医学的寒湿型，遇冷症状明显，得温后症状缓解。多数情况下是由于下腰部局部软组织条件不好，遇冷的时候局部的肌肉软组织痉挛、循环障碍导致疼痛，很多人把它归类于腰背肌筋膜炎，但两者不尽相同。

2. 姿势性腰痛

此类腰痛在现代社会最为常见，多因姿势不良而引起。脊柱的平衡是由前面的腹肌与后面的腰肌相互拮抗而成，保持着外源性的稳定，而不良的姿势很容易打破这个平衡，从而导致局部肌肉失衡引起腰部疼痛。

3. 肌源性腰痛

临床上多称之为肌、筋膜劳损性腰痛，但目前机制尚不是特别清楚，症状特点主要是夜间痛明显，患者常主诉夜间痛醒，活动时或白天遇冷、劳累等往往无明显加重。

4. 心因性腰痛

此类多伴有明显的躯体化症状，也可以从其他的慢性腰痛逐渐转化过来。在临床上比较常见，患者常有多次就医病史，并且病程时间较长，但可能与其体征及影像学表现不相符合，且患者往往有较大的情绪、性格倾向等特点。

5. 炎症引起的腰痛

很多早期的强直性脊柱炎可表现为腰痛，通过影像学检查及流式 HLA - B27 可以做鉴别。但仍然有一部分患者，影像学及血液检查并无异常，通常称为血清阴性脊柱关节病。

6. 关节突关节退变性腰痛

很多旧版的书称为骨质增生或骨刺引起的腰痛，但大部分的骨质增生不会引起腰部疼痛。相反，目前的很多研究表明骨质增生是机体应对退变的一个再平衡的过程，很多的增生可以稳定组织结构，有利于缓解疼痛。而关节突的退变是可能会导致腰部疼痛的，疼痛特点是活动起始的时候疼痛，活动一段时间后疼痛又可以得到缓解，关节突关节的位置可触及压痛，从 X 线及 CT 片见局部退变增生，临床上又称为腰椎骨性关节炎。

（三）下腰痛症状、体征特点

急性、自限性下腰痛患者既往可能无明显不适，起病往往跟劳累、扭伤、应激反应等有关，需要临床上详细的病史及查体以获得足够多的临床资料。

慢性下腰痛的诊断是比较困难的，需要询问具体的家族史、个人史、起病原因、疼痛特征和疼痛的定位，很多时候还要注意鉴别患者的心理方面的因素。不同的疾病其疼痛的特点可能存在不一样的特征。

四、腰 3 横突综合征

（一）腰 3 横突综合征的基本认识

从前面章节肌肉的解剖及腰椎骨性结构我们可以知道，第 3 腰椎横突比其他腰椎的后伸曲度大，向侧方延伸最长，位于腰椎中部。腰椎横突末端附着不少腰腹部关键的肌肉及筋膜，如腹横肌、腰方肌、腰大肌、骶棘肌及腰背筋膜。第 3 腰椎位于生理前凸的顶点，成为腰椎活动枢纽，其横突最长，弯度大，活动多，所受杠杆作用最大，其附着的软组织承受的拉力较大，因此损伤的机会较多。因此，腰椎间盘突出症或者其他腰部疾病患者，随着腰部肌肉软组织的失衡改变，即使腰 3 横突本身无明显病变，亦可能使得腰 3 横突处出现症状。

腰 3 横突末端的病变可波及其周围软组织和神经，腰 3 横突末端前内侧即腰大肌，其内缘穿出闭孔神经，外缘穿出髂腹下神经、髂腹股沟神经、股外侧皮神经及股神经；外侧是臀上皮神经。臀上皮神经来源于腰 1~腰 3 脊神经后支的外侧支，走行于腰 1、腰 2、腰 3 横突的背面，并紧贴骨膜，当腰 3 横突损伤出现水肿等病理改变时，可能会累及臀上皮神经而引起临床症状。

(二)腰3横突综合征的病因病理

1. 外伤

腰椎前屈、后伸及左右旋转活动时，因外力牵拉，使第3腰椎横突上附着的肌肉、韧带及筋膜等超过其承受力量，而致损伤。严重时可并发腰3横突撕脱性骨折。

2. 劳损

因横突过长，抵触腰背筋膜后叶，经常摩擦挤压导致的慢性积累损伤。

3. 风湿和局部受寒

一侧腰肌因风湿或受寒导致紧张痉挛，引起对侧或同侧肌肉在牵拉的作用与反作用力的影响下损伤。

(三)腰3横突综合征的临床表现

1. 疼痛

(1) 腰痛：一侧腰3横突部疼痛并影响到臀部、同侧内收肌和大腿前侧。咳嗽、打喷嚏时无影响。对侧腰部也可有牵制痛。疼痛多呈持续性。

(2) 神经周围的疼痛：腰3横突附着肌或筋膜拉伤后由于纤维撕裂致横突周围发生水肿、血肿，刺激周围神经，引起腰肌或神经支配区的肌肉痉挛和疼痛。特别影响臀上皮神经，可引起臀部及同侧内收肌疼痛和痉挛的症状。

2. 腰部活动受限

腰部俯仰转侧活动受限，健侧侧屈或旋转时尤甚。

(四)腰3横突综合征的体征

(1) 局部压痛：患侧腰3横突尖端部有明显压痛，可触及条索状硬结。对侧也有压痛。

(2) 局部肿胀：早期横突尖端部隆起。

(3) 直腿抬高试验可为阳性，但加强试验为阴性。

(4) 患侧股内收肌张力增高，髋关节外展受限。

五、椎弓崩裂和腰椎滑脱症

(一)椎弓崩裂、腰椎滑脱症的概念

腰椎滑脱通常指腰椎某节椎体向前或向后移位，压迫神经根，产生以腰腿痛为主要症状的疾病。男性多见，主要发生在 L5 和 L4。在我国腰椎滑脱症是骨科的常见病之一。目前将腰椎滑脱分成发育不良性（包括高度发育不良性及低度发育不良性）、峡部裂性、退变性、创伤性和病理性等。其中又以峡部裂性及退变性多见。

(二)椎弓崩裂、腰椎滑脱症的病因

腰椎滑脱的病因至今尚不十分明确，大量研究表明先天性发育缺陷和慢性劳损或应力

性损伤是两个可能的重要原因,一般认为以后者为主。

1. 先天性

腰椎弓中央及两侧各有骨化中心,在发育中未能连接而成峡部裂,胎儿出生时即有椎弓峡部的缺损。行走之后逐渐发生滑脱。

2. 家族性或遗传性

其原因也是先天性腰椎峡部骨化中心未能愈合,但有明显的家族性,可能系儿童时期细弱的峡部折断而成峡部缺陷。

3. 后天性、疲劳骨折

峡部较细小,可能为发生峡部裂的内在因素。相对细小、薄弱的峡部,在劳动、运动或轻微外伤时,易发生劳损骨折。由于症状轻或无症状而易被忽视,致骨折不连接,形成峡部裂。

4. 创伤性

腰椎峡部因外伤特别是后伸损伤,可发生骨折。

5. 退变性

由于长时间持续的下腰不稳或应力增加,使相应的小关节发生磨损,发生退行性改变,关节突变得水平,加之椎间盘退变、椎间不稳、前纵韧带松弛,从而逐渐发生滑脱,但峡部仍保持完整,故又称假性滑脱。多见于 50 岁以后发病,女性的发病率是男性的 3 倍,多见于 L4,其次是 L5 椎体,滑脱程度一般在 30% 以内。

6. 病理性骨折

系全身或局部病变,累及椎弓,峡部,上、下关节突,使椎体后结构稳定性丧失,发生病理性滑脱。局部骨病变可以是肿瘤或炎症。

(三) 椎弓崩裂、腰椎滑脱症的临床症状

并非所有的椎弓崩裂、腰椎滑脱都有临床症状,除了与脊柱周围结构的代偿能力有关外,还取决于继发损害的程度,如关节突增生、椎管狭窄、马尾及神经根的受压等。腰椎滑脱的主要症状包括以下几个方面。

1. 腰骶疼痛

疼痛涉及腰骶部,多为钝痛,极少数患者可发生严重的尾骨疼痛。疼痛可在劳累后逐渐出现,或于一次扭伤之后持续存在。站立、弯腰时加重,卧床休息后减轻或消失。

2. 神经受累

峡部断裂处的纤维结缔组织或增生骨痂可压迫神经根,滑脱时 L5 或 S1 神经根受牵拉,出现下肢放射痛、麻木;直腿抬高试验多为阳性,Kemp 征阳性。疼痛及麻木症状可出现在两侧,但因腰椎紊乱后的扭曲侧弯可使两侧受损程度不一,而症状表现轻重不等,甚至只在单侧出现症状。

3. 间歇性跛行

若神经受压或合并腰椎管狭窄则常出现间歇性跛行症状。

4. 马尾神经受牵拉或受压迫症状

滑脱严重时,马尾神经受累可出现下肢乏力、鞍区麻木及大小便功能障碍等症状。

（四）椎弓崩裂、腰椎滑脱症的临床体征

腰部检查可见腰椎前凸增加,臀部后凸,少数患者可因神经根受压而出现腰椎变直。腰椎活动受限,通常前屈时由于滑脱加剧而导致疼痛加重。患椎棘突处压痛,可触及上一个棘突前移,形成特征性的临床体征——"台阶感"。神经受损的体征常不肯定,需仔细进行神经系统检查,多数患者可出现不同程度的神经根受累体征,如蹬趾背伸无力、足背痛觉下降、跟腱反射减弱等。如滑脱严重,可因马尾神经受累而出现膀胱或直肠括约肌障碍。

（五）腰椎滑脱症的影像学表现

侧位片可显示腰椎滑脱征象,并能测量滑脱分度及分级。

分度判定：国内常用的是 Meyerding 分级,即将下位椎体上缘分为 4 等份,根据椎体相对下位椎体向前滑移的程度分为Ⅰ～Ⅳ度(见图 4－12)。

Ⅰ：指椎体向前滑动不超过椎体中部矢状径的 1/4 者。

Ⅱ：超过 1/4,但不超过 2/4 者。

Ⅲ：超过 2/4,但不超过 3/4 者。

Ⅳ：超过椎体矢状径的 3/4 者。

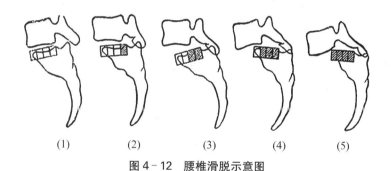

图 4－12　腰椎滑脱示意图

(1) 为正常腰椎,(2) 为Ⅰ度滑脱,(3) 为Ⅱ度滑脱,(4) 为Ⅲ度滑脱,(5) 为Ⅳ度滑脱(修自百度图片)

六、骨质疏松症、腰椎压缩性骨折

（一）骨质疏松症、腰椎压缩性骨折的概念

骨质疏松症与腰椎压缩性骨折本来属于两个不同的疾病,但两者关系非常密切。骨质疏松症是临床上大多数腰椎压缩性骨折的病理性基础。因此,把两者并为一个章节讲述。

骨质疏松是以骨组织显微结构受损、骨矿成分和骨基质等比例地不断减少、骨质变薄、骨小梁数量减少、骨脆性增加和骨折危险度升高的一种全身骨代谢障碍的疾病。骨质疏松症一般分两大类,即原发性骨质疏松症和继发性骨质疏松症。退行性骨质疏松症又可分为绝经后骨质疏松症和老年性骨质疏松症。老年人患病率男性为 60.72%,女性为 90.47%。骨质疏松症多见于老年人,尤以 60 岁以上女性多见。

单纯的腰椎压缩性骨折多由骨质疏松引起,好发于老年人群,通常为前屈或侧屈暴力引起,最常见的为椎体前缘高度减少的前方楔状骨折。此外,还有侧方压缩骨折,即椎体两侧高度不一样。这些楔状改变常伴有椎体终板的损伤及椎间盘的损伤,椎间盘可被压进椎体内。但压缩骨折的椎体后缘高度一般不变或较前缘变化小,有别于爆裂性骨折。

(二) 骨质疏松症、腰椎压缩性骨折的病因

1. 骨质疏松症

骨质疏松症的病因与发病机制目前尚未完全清楚。目前,比较公认的致病原因主要有以下几个方面。

(1) 内分泌紊乱:老年人性激素分泌减少,尤其是更年期后的女性,更易出现骨质疏松。中、老年人性激素分泌减少是导致骨质疏松的重要原因之一。

(2) 钙代谢失调:钙缺乏是成年人骨质疏松症的原因之一。正常人每日摄入钙量约为 $10\,mg/kg$ 体重,其中少量为人体所利用,大部分随尿及大便排出,以维持钙的代谢平衡。如果摄入的钙量减少,肠吸收功能障碍,或是从尿及大便中的排泄量增加,则易引起因缺钙所造成的骨质疏松。此时,如果再加上内分泌紊乱因素的影响,则更易引起骨质疏松。

(3) 废用因素:正常情况下,由于肌肉的舒张收缩及各种应、压力而刺激骨骼组织保持正常的钙代谢平衡。但当肢体或全身一旦失去生理性活动及体力劳动或锻炼,则容易引起骨组织内的一系列改变而引发脱钙及尿钙排出量增加,导致骨质疏松。长期卧床者表现为全身性骨质疏松,而肢体石膏夹板固定或神经过敏性废用,可表现为局部骨质疏松。户外运动减少也是老年人易患骨质疏松症的重要原因。

(4) 老年人由于牙齿脱落及消化功能降低,胃纳差,进食少,多有营养缺乏,致使蛋白质、钙、磷、维生素及微量元素摄入不足。

(5) 近年来,分子生物学的研究表明骨疏松症与维生素 D 受体(VDR)基因变异有密切关系。

2. 腰椎压缩性骨折

腰椎压缩性骨折的基本病理因素是骨质疏松,常见的主要原因有以下几点。

(1) 外伤:新鲜椎体压缩性通常有外伤史,急性胸腰背痛问诊很重要。

(2) 骨质疏松:通常见于老年女性,可不伴明显外伤,严重者可由简单的动作如打喷嚏、弯腰甚至晾晒衣物引起。

(3) 肿瘤:原发肿瘤如骨髓瘤,转移肿瘤如脏器肿瘤。通常侵犯多个节段。

(三) 骨质疏松症、腰椎压缩性骨折的临床表现

1. 骨质疏松症

(1) 疼痛:是原发性骨质疏松症最常见的症状,以腰背痛多见,占疼痛患者的 $70\% \sim 80\%$。疼痛沿脊柱向两侧扩散,仰卧或坐位时疼痛减轻,直立时后伸或久立、久坐时疼痛加剧,日间疼痛轻,夜间和清晨醒来时加重,弯腰、肌肉运动、咳嗽、大便用力时加重。一般骨量丢失 12% 以上时即可出现骨痛。老年骨质疏松症时,椎体骨小梁萎缩,数量减少,椎体压缩变形,脊柱前屈,腰肌为了纠正脊柱前屈,加倍收缩,肌肉疲劳甚至痉挛,产生疼痛。

（2）身长缩短、驼背：多在疼痛后出现。脊椎椎体前部几乎多为松质骨组成，而且此部位是身体的支柱，负重量大，尤其第11、12胸椎及第3腰椎，负荷量更大，容易压缩变形，使脊椎前倾，背曲加剧，形成驼背。随着年龄增长，骨质疏松加重，驼背曲度加大，致使膝关节挛拘显著。人体有24节椎体，正常人体每一椎体高度约2cm，老年人骨质疏松时椎体压缩，每椎体缩短2mm左右，身长平均缩短3～6cm。

（3）骨折：这是退行性骨质疏松症最常见和最严重的并发症。

（4）呼吸功能下降：胸、腰椎压缩性骨折，脊椎后弯，胸廓畸形，可使肺活量和最大换气量显著减少，患者往往可出现胸闷、气短及呼吸困难等症状。

2. 腰椎压缩性骨折

1）急性症状

通常表现为新鲜压缩性骨折，有如下几个临床特点。

（1）腰背痛：一般呈放射痛，常表现为双侧腹前区的放射痛，若压迫相应的脊神经可产生四肢放射痛、双下肢感觉运动障碍、肋间神经痛、胸骨后疼痛（类似心绞痛），也可出现上腹痛（类似急腹症）。疼痛症状剧烈，很多患者无法坐起、站立及行走，甚至体位改变的时候都会明显加重，卧床静息时症状可以得到明显缓解。疼痛往往呈"束带样疼痛"，通常认为是骨折后血肿等因素引起的无菌性炎症刺激神经根所导致，也有国外文献认为与高度丢失有关。

（2）腹胀、大便不通：很多急性症状患者往往出现自疼痛之后无排气、大便，腹胀明显，其原因可能是新鲜骨折合并局部出血，腹膜后的血肿刺激肠神经丛引起的肠蠕动障碍。

2）慢性症状

慢性症状的临床表现基本等同于骨质疏松症，不再赘述。

（四）骨质疏松症、腰椎压缩性骨折的临床体征

骨质疏松症的临床体征并无特殊，首先表现为脊柱的后凸畸形，腰背部可能出现广泛性的压痛。新近腰椎压缩性骨折，相应部位的脊柱棘突可有强烈压痛及叩击痛，若压迫脊髓、马尾还可影响膀胱、直肠功能。

第五章

颈腰椎疾病的非手术疗法

颈腰椎疾病的治疗分为非手术治疗和手术治疗两类。如果把对疾病本身及其规律的正确认识比为"道",各种治疗方法比为"术",则可以用以下几句话简单阐述两者的关系：道为本,术为末；有道无术者,术尚可求,有术无道者,止于术；以道驭术,其术必精。治疗方式的选择,必须在对疾病正确认识的基础上进行,要根据患者不同的疾病、临床表现、病程长短、病情轻重、身体条件及前期治疗效果的评估等各种因素进行全面分析,必要时还需要调整治疗方案。非手术治疗虽然存在技术的制约,但是因为不需要特殊、昂贵的器械,可以在各级医疗机构开展,安全有效,在我国有着深厚的群众基础,对适应证把握好的情况下,疗效显著。因此,颈腰椎疾病的非手术治疗是比较简单、易行的方法,可以在很多疾病作为基础和首选。

第一节 颈腰椎疾病的非手术治疗概论

一、颈腰椎疾病治疗的基本原则

（一）安全有效原则

颈腰椎由于解剖位置及生理功能的特殊性,在治疗时必须遵循安全性的原则,安全性是有效性的基础。临床上,任何粗暴的治疗不仅无法保证患者的安全,也同样达不到治疗的效果。

安全有效是临床治疗最基本的原则,是临床每一个医师必须要遵循的。如何做到安全有效呢,首先必须要对疾病有着深入的了解与认识,比如需要熟悉人体的解剖结构,每个疾病的概念、原因、生理、病理机制等,才能制订相应的治疗方案。具体在非手术治疗的方面,需要确定治疗所要达到的目的,再根据具体的目的采取相应的治疗方案。例如,对于腰椎间盘突出症的患者,伴有下肢的神经症状,但是没有马尾神经及肌力下降等较严重表现,非手术治疗的目的就是快速止痛,缓解患者症状。我们首先要明确这个突出来自什么位置,是炎性刺激,还是机械压迫所致,有没有伴随软组织的问题,患者平时的工作、学习的姿势是否正确等,根据这些来制订相应的治疗方案。

（二）阶梯治疗原则

对于颈腰椎疾病的治疗，我们认为需要遵循阶梯治疗的原则，在选择治疗方法的时候，应当把措施简单、易于操作、见效快的方法作为首选。在正确遵循疾病规律的基础上，循序渐进，尊重人体自身的康复能力，不提倡一发病或者轻病直接采用等级比较高的手段。比如，患者只是椎间盘膨出，单纯腰痛，没有明显的神经根症状，并且病程时间很短，直接给患者行手术治疗显然是不太合适的。参考国内外的大部分的治疗办法，目前的阶梯治疗我们主要分为 5 个阶段。

1. 基础治疗

基础治疗是最简单的治疗方式，主要是通过一些健康教育、科普知识传播等方式来让患者认识自己所患的疾病，这个阶段主要的实施者是患者自身，也是疾病停留的最长时间。我们古语"三分治，七分养"，其中七分养指的是就是基础治疗的时期，是需要我们充分重视的阶段。这个阶段针对的是所有的患者，但是健康人群也是适合的，对身体几乎没有任何的损害与不良反应，属于中医学的"治未病"阶段。

2. 保守治疗

这个时候是有症状期的医疗初步介入阶段，主要包括物理治疗、药物治疗、中医学特色治疗（推拿、针灸、中药外敷及内服等）及康复治疗。这个时期的实施主体是医师，根据患者具体的疾病特点，采用保守治疗来进行疾病治疗。这个阶段是针对所有有症状的患者，是基础治疗的进一步方式，但具体的办法总体上简单、安全、易于操作，对身体的创伤非常小，是疾病初期适合采用的治疗方法。

3. 注射、介入治疗

这个阶段通常是非手术治疗的最高阶段，对于基础治疗及保守治疗效果不佳的患者，可考虑采用注射治疗及介入治疗。这类治疗是有创的操作，但一般都是比较简单的有创治疗，比如穴位注射、选择性神经阻滞、射频、等离子等。这些办法是在保守治疗效果不佳或者患者症状明显的时候，采用注射、介入的办法快速止痛，达到缓解症状的效果。此类治疗是保守治疗更进一步的治疗，不适合所有的患者。

4. 微创手术治疗

如果非手术治疗无法奏效，或者非手术治疗后症状仍反复，抑或病程时间较长，可考虑行手术治疗。需要特别指出的是，手术治疗尽量严格把握适应证，"开弓没有回头箭"，实施手术之后如果症状再次复发则可能面临更加棘手的问题。随着技术及理念的进步，微创手术在现代已经异军突起，比较有代表的是脊柱内镜下的各种手术，大大减少手术带来的损伤。

5. 开放手术治疗

适应证与微创手术治疗相同，目前很多开放手术渐渐被微创手术所代替，但是比较复杂的手术，开放手术目前是无法回避的。比如，复杂的多节段的脊柱矫形手术、脊柱翻修手术等。这些手术是暂时无法采用微创手术治疗的。

（三）防治结合原则

中医学向来提倡"治未病"理念，对疾病的预防已经越来越受到国家层面的重视。2018

年卫生部门的最高行政机构由"卫计委"改为"卫健委",表明了国家提出了主打健康观念,把防病作为卫生工作的重中之重来考虑。

脊柱疾病的预防应该从出生开始,贯穿于人的整个生命,主要关注疾病的发病原因及相关诱因,并进行科普教育及健康教育,指导相应的日常生活、工作的正确姿势和相关的功能锻炼,以降低疾病的发病率和病愈后的复发率。我们认为疾病的预防是要远远大于疾病的治疗的。防治结合的原则中,以防为主,治而次之。治未病其实就是防病的意思,因此我们要把对疾病的预防提升到治病的首要位置。这也是未来骨科相关疾病的一种趋势。

二、非手术治疗的适应证

非手术疗法因为其创伤小,简单易行,所受条件限制较少,并且运用得当效果比较好,所以在我们国家比较受患者的推崇,往往很多患者选择非手术治疗作为颈腰椎疾病治疗的首选。但是,选择非手术治疗的时候,要根据疾病具体的类型、病程长短、病情轻重、患者身体情况及心理情况等综合考虑,选择好适应证,避免长期治疗效果不佳而导致患者痛苦加重、经济损失甚至造成身体不可逆转的损害。颈腰椎疾病非手术治疗的适应证见下。

(一)软组织因素

软组织因素导致的颈腰椎疼痛是非手术治疗的优势所在,包括各种颈腰椎筋膜、肌肉、韧带等发生病变引起的疼痛。随着现代社会的发展,此类疾病的发病率也越来越高。

(二)椎间盘突出症

无论颈椎或者腰椎的椎间盘突出症基本上都可以通过非手术治疗得到明显改善,利用姿势纠正、健康教育、物理治疗、中药外治内服等无创的办法进行治疗,往往可以起到比较好的效果。

(三)伴有神经根症状

大部分伴随的神经根症状可以通过非手术治疗取得良好的效果,如牵引、推拿手法、针灸等治疗,起效快,症状缓解迅速。少部分病程比较长、压迫比较重以及伴有肌力下降等的病例需要进行手术治疗才能缓解。

(四)交感神经、椎动脉型颈椎病

此类颈椎病几乎都是非手术治疗的适应证,采用局部改善循环的物理治疗、推拿手法治疗、针灸治疗,再配合改善供血的西药及中药,大部分的患者可以取得比较好的临床效果。

(五)脊髓型颈椎病

脊髓型颈椎病是非手术治疗比较困难的颈椎病。首先其疗效不如其他类型的颈椎病好,另外其可能会进行性加重,造成不可逆转的情况。一般认为,早期的脊髓型颈椎病患者,或者有手术禁忌证不宜手术者,都是非手术治疗的适应证。对于进行性加重并且影像学压迫明显的患者,应行手术治疗。

(六) 腰椎管狭窄症

早期的腰椎管狭窄症患者,以及间歇性跛行症状不明显的患者,可以先行非手术治疗,主要是缓解患者的临床症状,改善生活质量,诸如牵引、理疗、推拿手法、神经阻滞治疗等都是比较有效的治疗方法。但是对于病程时间长、狭窄程度明显及间歇性跛行症状严重的患者,通常需要采取手术治疗。

(七) 腰椎滑脱症

对于滑脱小于Ⅱ型且病程时间短、临床症状尚不严重者,非手术治疗仍然是首选治疗。采用牵引、理疗、针灸、神经阻滞治疗以及肌肉功能锻炼可以取得比较好的临床效果。

(八) 诊断不明确者

如遇诊断不明或者无法诊断的,不宜立即行手术治疗,应先行非手术治疗,观察疗效并进一步完善诊疗再做下一步处置。

(九) 身体条件差不耐受者

年老体弱,同时伴有心脑血管疾病及肝肾疾病,不能耐受手术者。

(十) 伴有精神、神经系统疾病者

颈椎病伴有精神、神经系统疾病的患者,不能配合手术或者手术疗效不确切的,宜行非手术治疗。

三、非手术的防治方法

(一) 筋骨并重、经络同治在脊柱疾病中的应用

1. 从认识的角度

(1)脊柱的形态与四肢关节有所差异,脊柱是由多节不规则的椎体组成,椎体与椎体之间的连接除了有骨性的小关节,骨与骨形成了内源性的稳定系统,又称为静力系统;还有韧带、肌肉等软组织结构,中医学称之为"筋",这些肌肉、韧带结构形成了外源性的稳定系统,并可引发各项的主动活动,又称为动力系统;并且所有的椎体共同构成了椎管,椎管里蕴含着身体内重要的神经,支配着肢体的运动感觉,又称为反馈和控制系统。

(2)骨和筋的具体生理关系非常紧密:骨骼是筋的支架、筋的附着点,筋是骨骼和椎间关节的动力和稳定器,两者相辅相成,互生为用,符合中医学中的阴阳互根互用。

(3)筋骨的病理关系上:筋病容易引起骨的紊乱,骨的病变导致筋的痉挛,长期下去又会互相影响,从而导致恶性循环。

(4)在神经与椎体、肌肉、经络的相互关系上:椎体共同构成的椎管是神经的通道,椎骨

起到支持、保护及稳定神经的作用;而在神经与肌肉的关系上,所有的肌肉都受到神经的支配,如果神经出现问题,所支配的肌肉也会出现问题;临床实践证实,经络与神经有密切的关系,针刺穴位以后会引起自主神经功能发生变化而达到临床的效果。在脊柱方面,背部的神经与华佗夹脊穴、太阳经、少阳经有着密切的关系。

2. 筋骨并重

"筋"指的是人体中的肌肉、韧带、筋膜等软组织结构,"骨"主要指的是人体的骨骼。在骨科疾病的诊断与治疗上,提倡筋骨同查,骨病辨筋,筋病稳骨。"筋骨并重"理论源于隋代巢元方《诸病源候论》。"筋"的定义,概括了除骨以外的皮肉、筋、脉等组织,相当于现代的肌肉、韧带、神经等。所以《灵枢·经脉》曰"筋为刚";骨为人身的支架,故称"骨为干"。筋强劲刚强,能约束骨骼。筋骨损伤,则肿胀瘀血,气血不通,筋骨失养,日久痹着筋骨,则致筋缩、肌痿、骨不连,关节僵直而伸屈不利。筋与骨两者相辅相成,共同维持着身体的平衡,如果其中一方出问题,势必影响另一方。因此,对骨科疾病的诊断需要看到两者之间的关联。治疗上,同样需要兼顾另一方,故对骨伤患者,要把筋骨并重贯穿在骨科疾病诊断治疗的全过程。在脊柱疾病的治疗中,筋骨并重在正骨的运用非常之典型。我们通常在做正骨手法之前,需要对病变部位的软组织进行放松,是"理筋"的过程,然后施以正骨手法,才能达到疾病的"长治久安"。其好处在于,其一,筋理顺之后局部放松,正骨时无抵抗,手法效果好;其二,筋顺后创造局部良好的恢复环境,正骨后骨归位不容易再次反复。

3. 经络同治

在"筋骨并重"的基础上,注重经络医学在骨科疾病的运用,这也是中医学的整体理论在骨科疾病的运用。经络可以起到沟通全身的功能,其自然也可以影响骨骼、肌肉的问题。在骨科疾病的运用方面,主要体现在经络上的穴位与骨科疾病的关系以及整个经络与骨科疾病沿经络部位症状的关系。如腰痛通常可以通过针刺委中穴缓解症状,大腿、小腿后侧疼痛可以通过调理膀胱经起作用。另外,在临床工作中,中医学的经络在骨科的运用还体现在一些"敏感点"的运用,类似于阿是穴但不全等同,也可以是经络上的穴位,特点是骨科疾病往往可以在身体上找到某个反应点,当刺激或按压此点后症状消失或明显减轻。与西医的触发点不同的是触发点是一个明显的压痛点,并且位置通常在肌腹。阿是穴通常也表现为压痛点,位置不定。敏感点通常在人体的大小关节周围或关节间隙,如第三、四掌骨之间近腕关节处常常可以找到敏感点,治疗腰痛效果明显。脊柱疾病所致的下肢麻木疼痛,按现代解剖学研究来看主要是神经在其整个走行通道上受到化学刺激或者机械压迫所致,而从经络医学的角度来看一般是由于经络不通,导致"不通则痛或不荣则痛"的机制,经络的治疗往往达到殊途同归的作用,如L5/S1椎间盘突出,小腿后侧疼痛,是S1神经受压,而该处又属于膀胱经在周围的循行。因此,针刺膀胱经既是调理经络,又是神经刺激的一种方式。

(二) 脊柱疾病临床防治原则

1. "一标、二治、三固本、四稳身心"的概念

此4个原则来源于中医学术语中的标本兼治。标是指表面的病症,本是指引发病症的源头。在疾病的治疗过程中,不但要消除表面的病症,还要消除引起此类病症的原因。世界卫生组织对健康的定义是:身体、心理对社会适应的良好状态。我们治疗疾病最终的目的

除了疾病本身,还要关注患者的心理状态才能实现真正的治疗。稳身心指的是通过各种办法对患者的心理健康进行评价与稳定,从而达到疾病身心的康复,达到治病求本,身心同治的目的。一标、二治指的是疾病出现的时候,在正确辨识疾病的基础上,快速运用各种方法对病症进行缓解,并且在整个治疗过程中注重疾病的本源,疾病后期通过健康宣教、肌肉功能锻炼、姿势的矫正、平时体位的调整达到巩固治疗效果,从而达到疾病的长期疗效,谓之"三固本"。最后,治疗疾病要考虑患者的心理健康,考虑患者作为一个社会人在适应社会的各种状态下的情况,不仅仅关注疾病本身,同时也关注到患者的心理,以及身体和心理对社会的适应情况,谓之"四稳身心"。

2."一标、二治、三固本、四稳身心"的具体临床实现

1)一标

一标指的是在疾病初期,针对疾病出现的明显症状,如疼痛、麻木等,采用效果显著的办法快速消除,从而减少疾病症状持续对人体的影响,提高医疗干预的效果。目前快速缓解骨科疾病的主要办法如下。

(1)浮针治疗:浮针是一种可以安全、有效、快速地缓解肌肉、软组织引起的疼痛症状的方法,尤其是在疾病初期,病在筋时,正确使用浮针可以达到非常明显的效果。对常见的疾病如颈椎病的急性期、颈型颈椎病及神经根型颈椎病都有着很好的治疗效果;腰椎间盘突出症,在急性期伴有或不伴有下肢症状的,都是浮针治疗的适应证;骨性关节炎的急性期,针对周围软组织的处理,也是浮针的适应证;此外对一些急性软组织损伤,浮针也有较好的效果。

(2)正骨手法治疗:中医学的传统正骨手法治疗也是快速缓解症状的一种常见手段,在一些以头晕为主的颈椎病、神经根型颈椎病,手法常常有着立竿见影的效果;在一些急性腰扭伤的治疗上,手法也有了到病除的效果,腰椎间盘突出症手法也有着很好的效果;在冻结肩的治疗上,松解手法也有着不可替代的效果。

(3)针灸治疗:传统的针灸治疗对缓解疾病初期的症状亦有良好的效果,针法是指在中医学理论的指导下把针具(通常指毫针)按照一定的角度刺入患者体内,运用捻转与提插等针刺手法来对人体特定部位进行刺激,从而达到治疗疾病的目的。刺入点称为人体腧穴,简称穴位。针灸疗法具有独特的优势,有广泛的适应证,疗效迅速显著,操作方法简便易行,极少有不良反应,对于骨科疾病所致疼痛的治疗,也有着非常明显的效果。我们团队对华佗夹脊穴配合神经走向针刺的临床治疗疼痛有一定的治疗经验。

(4)药物治疗:根据骨科疾病的疼痛特点,使用不同类型的止痛药,达到止痛的目的,常用的止痛药有非甾体抗炎药,如塞来昔布(西乐葆)等;中枢性止痛药,如曲马朵等;麻醉性止痛药,如阿片类的吗啡等;抗焦虑类止痛药,如地西泮等。药物治疗可以快速止痛,但往往药效过后疼痛会复发。因此,需要配合上述的办法进行治疗,效果更佳。

(5)选择性神经阻滞治疗:直接在末梢的神经干、丛,脑脊神经根、交感神经节等神经组织内或附近注入药物或给予物理刺激而阻断神经功能传导,是药物治疗配合特定的穿刺技术的结合。神经阻滞治疗在骨科疾病引起的神经症状上有着非常好的效果,如神经根型颈椎病、腰椎间盘突出症伴有明显根性症状时,通过对造成疼痛的神经进行药物注射,可达到明显缓解症状的作用。

2）二治

二治指的是在"一标"快速缓解疾病的症状之后,对疾病的病因及病灶等进行深入治疗的过程,是疾病中期的一个重要环节。通过此类的治疗,可使疾病处于一个总体下降的病程趋势,达到一个承前启后的过程,目前"二治"所包括的手段如下。

（1）物理治疗：物理治疗就是利用人工或自然界物理因素作用于人体,使之产生有利的反应,达到预防和治疗疾病目的的方法。物理治疗的主要作用为：①促使血液循环,改善局部组织的营养,提高细胞组织的活力,加快病理和代谢产物的吸收或排除,促使伤口愈合,消除炎症。②对神经系统可起抑制和兴奋作用,前者能镇静、止痛和缓解痉挛,抑制大脑皮质中的病理兴奋灶;后者有助于治疗神经麻痹、知觉障碍、肌无力及肌肉萎缩等疾病。③提高体温和心血管系统的调节能力,增强抵御疾病和适应环境变化的能力。但物理治疗根据不同仪器的特点有其相应的适应证,在临床上需要辨证选用。常用的物理治疗包括：低频、中频、高频脉冲治疗,红外线、紫外线及激光等光学治疗,超声波、冲击波等治疗,磁疗,中医学定向透药、熏蒸等结合中医药的一些理疗,还包括一些结合力学的治疗,如电动牵引等。

（2）内热针治疗：内热针疗法是一种治疗软组织疼痛的新利器,内热针是在银质针基础上的又一大变革,解决了点燃艾球的烟雾和使用烫伤的问题。内热针的应用更科学、有效及安全。内热针在病变部位软组织是密集型排布。内热针恒温加温改善软组织血液循环,代替手术刀松解软组织、消灭无菌性炎症,直接消除疼痛和间接消除其相关征象。对慢性的软组织疾病所致的疼痛,内热针有着非常明显的效果。因此,在骨科疾病的中期,内热针是一种极为有效的治疗方式。我们团队在内热针治疗方面,采用敏感点配合定点布针,有较为丰富的治疗经验。

（3）推拿手法治疗：推拿其实也是一种物理治疗方法。对患者而言,是一种被动运动和机械刺激;对医师来说,必须要有丰富的医学知识、深厚的功力、善良的品质。医者通过手或身体的其他部位,应用一定的力量,使用特定的技巧动作操作人体的特定部位,使力学作用产生了特定的动力学效应,以达到治疗疾病的目的。中医学认为其作用主要是平衡阴阳、调和气血、疏通经络及滑利关节,得以使"骨正筋柔、气血以流"。而现代医学也对其作用机制进行了广泛的研究,从神经、体液及生物力学等多方面着手,在一定程度上反映了推拿治病的实质。推拿手法"急慢各异"的治疗原则阐明了其在急性期及治疗期都可以被充分运用。急性损伤多以行气活血、消肿止痛为主;慢性损伤则以补益扶正为主,兼祛除外邪。我们现在通过引进韦贵康国医大师团队,在手法治疗骨科疾病方面有着丰富的治疗经验,尤其是韦氏手法的临床运用。

（4）小针刀治疗：小针刀疗法是一种介于手术疗法和非手术疗法之间的闭合性松解术,是在切开性手术方法的基础上结合针刺方法形成的。小针刀疗法操作的特点是在治疗部位刺入深部到病变处进行轻松的切割,剥离有害的组织,以达到止痛祛病的目的。其适应证主要是软组织损伤性病变和骨关节病变。小针刀疗法的优点是治疗过程操作简单,不受任何环境和条件的限制。治疗时切口小,不用缝合,对人体组织的损伤也小,且不易引起感染。小针刀是中西医结合的一种对骨科疾病很好的治疗办法,尤其对腱鞘炎等粘连性疾病有着不可替代的效果。我们团队向国医大师韦贵康团队学习后,在小针刀配合手法治疗骨科疾病方面也有着丰富的治疗经验。

（5）中药内服：中药内服是根据对患者的四诊合参，采用中医学的阴阳、脏腑、六经等方法进行辨证，采用不同的中药组合治疗疾病的方法，是中医学运用的一个精髓内容。中药内服也是骨科疾病治疗过程中一种重要的方式，通过对患者的辨证论治，可以有效改善患者的体质，从而达到影响疾病的进程、较为快速恢复身体、祛除疾病的目的。

3）三固本

三固本指的是疾病后期的一些可以巩固治疗效果的办法，主要是日常生活中的一些健康宣教、姿势的调节以及肌肉功能锻炼、拉伸、激活等。中医学讲究"三分治，七分养"，因此固本的方法尤为重要。

（1）健康宣教：健康宣教是医院维护患者健康的重要手段。健康宣教可以预防疾病，并且在疾病后期的调护上有着极为重要的作用。术业有专攻，专业化的健康宣教可以告知人们其一无所知的疾病常识，可以扭转人们一厢情愿的错误认知，可以使人们清晰其一知半解的事实真理。结合我的日常工作所历，分析一下健康宣教可以在这些方面起到的重要作用。比如，颈椎病、腰椎间盘突出症、膝关节骨性炎等疾病，通过健康宣教让患者了解疾病的基本常识，有助于患者本身对疾病的预防和调护，减少复发。

（2）体位调节：在骨科疾病的发病中，日常生活中的不良姿势占了很大的比例。纠正错误的体位，回归到符合人体正常的体位有着极为重要的预防和巩固作用。如颈椎曲度异常患者因生活、工作中长期低头体位，指导患者正确使用移动设备，减少或避免低头，则可以有效地减少疾病的复发。这也是固本的一个重要的方法。

（3）肌肉功能锻炼、拉伸：骨科疾病的治疗、调护讲究"筋骨并重"，肌肉功能在骨科疾病起着重要的作用。因此，在疾病的后期，通过相应的肌肉功能锻炼，可以有效防止疾病复发；肌肉的拉伸也是调节肌肉的一种方式，通过对紧张的肌肉进行拉伸，解除局部的痉挛，达到治疗的效果。

4）四稳身心

保持身体及心理的稳定健康是疾病治疗的最终目的。现代医学越来越注意到除了治疗疾病本身之外，还要关注人的心理健康。随着人类社会的发展和疾病谱的变化，人们逐渐认识到原有医学模式的不足，提出了生物-心理-社会医学模式，为现代医学开拓了广阔的空间，赋予了更丰富的内涵，拓展了医学的境界。强调关心患者，关注社会，注重技术与服务的共同提高，并且在一定程度上与中医学强调的人体—自然—社会心理（天人合一）有趋于一致之处。提示了现代医学的发展方向。

（1）心理健康的基本内容：心理的健康贯穿在疾病的发生、发展和愈合的过程中，由于情绪状况与人体健康的重要关系，现已发展成单独学科，称作"情志医学"。对情绪与健康的关系，中医药学有多种论述，例如致病因素分为内因、外因，而内因即指内伤七情——"喜怒忧思悲恐惊"。七情各主不同脏腑，如喜伤心、怒伤肝、思虑伤脾等。

（2）心理健康与身体疾病的关系：当前随着社会的前进、经济的发展，人类已进入情绪负重的非常时代，精神因素对人体疾病的影响将越来越复杂。人的各种心理现象都是客观事物在大脑中的反映。大脑是人体的高级中枢，对身体的一切机能活动起着支配或调节的作用。现代医学研究证明，情绪剧烈地波动，会打乱大脑功能的正常发挥，使得身体内部环境失调,引起许多疾病。心理疾病可更多体现在躯体上的不适而产生症状,临床上称之为躯体化症状,而患者的骨科疾病所致的疼痛等症状经久不愈,又会影响大脑,产生精神方面的因素。因此,在骨科疾病的治疗上,一定要注意患者的身心健康。医师需要掌握一定的心理学知识,必要时可与心理专科共同制定疾病的治疗及预防调护方法。

四、疼痛骨科的基本思路、设想

疼痛是骨科医师面临的常见临床问题。如果不在初始阶段对疼痛进行有效控制,持续的疼痛刺激可引起中枢神经系统发生病理性重构。急性疼痛有可能发展为难以控制的慢性疼痛;慢性疼痛不仅是患者的一种痛苦感觉体验,而且会严重影响患者的躯体和社会功能,延长住院时间,增加医疗费用,使患者无法参与正常的生活和社交活动。近年来,随着生活水平的改善和对疼痛认识的提高,人们对治疗疼痛的需求也日益增加。因此,在明确病因、积极治疗原发骨科疾病的基础上,尽早缓解疼痛是医师亟待解决的问题。现代社会日渐面临的两大问题导致骨科相关的疼痛越来越多,一是年轻人工作、生活习惯及姿势不良导致的慢性劳损,软组织、骨骼的提前退化;二是人口老龄化的中老年人群由于长期劳损、退变而导致的各种疼痛。

很多骨伤科疾病的主要表现就是疼痛,如何快速有效地解决疼痛就是骨伤科的主要任务。目前,多个学科都在治疗和处理这类疾病,如骨伤科、疼痛科、推拿科、针灸科、筋伤科、理疗科等,每一个学科都有其自己的技术优势。但随着医学技术和理论的发展和进步,疼痛的治疗已经发生了翻天覆地的变化,不再是某一个科室或某一种技术独揽天下的时代,取而代之的是以骨伤科为主体的多学科和多种技术融合的综合性疼痛治疗模式。

为什么骨科疼痛要采用以骨伤科为主体的多学科技术融合的综合性疼痛治疗模式,而不是其他学科为主体?因为对任何疾病和痛证的治疗,正确的疾病诊断是治疗成功的前提,精准找到疼痛的原发病变是获得治疗的必要条件,深入地认识和理解疾病的病理变化是治疗的重要环节。多模式综合治疗疼痛(而不是单一模式)是获得治疗效果的正确途径,而在骨科疾病导致的疼痛上,骨伤科无疑比其他的专科认识更加全面与精准。骨伤科注重"筋骨并重",在骨与关节及软组织的认识上具备着先天的优势,在解剖、诊断、病理及病因等方面更是强项。当下的骨伤科都是中西医结合的发展模式,不仅能正确地把握疾病的诊断和深入地认识疾病病理,同时掌握和应用了多种中西医诊疗技术,包括骨科微创手术技术、疼痛科注射技术、现代康复技术(如肌筋膜疼痛触发点、筋膜手法、麦肯基疗法等)、多种物理治疗方法以及各种中医学传统诊疗技术(如正骨手法、针灸、浮针、内热针、刃针、针刀和中药等)。

所以,骨伤科在骨科疼痛疾病的治疗方面具有无可比拟的优势。疼痛骨科作为骨伤科的一个亚专科,致力于骨科疼痛疾病的诊疗工作,主要的诊疗病种是颈椎病、腰椎间盘突出症、腰椎管狭窄症等脊柱系统疾病,骨关节炎等运动系统疾病以及肌肉慢性劳损等软组织系统疾病,主要的诊疗手段是中西医结合的非手术技术,主要的诊疗模式是在正确的疾病诊断和准确认识病理变化的前提下,采用多种中西医诊疗技术的综合治疗模式,并且融入了中医学的"治未病"理念,在健康教育和慢病管理下对骨科疼痛疾病进行早期干预、中期康复、后期调养等系统指导,充分发挥中医学在骨科疼痛疾病的优势。

疼痛骨科作为一个新兴的亚专科,在人口老龄化和职业白领化导致脊柱疾病逐渐增加的大背景下,不仅诊疗的适宜人群和患者的非手术医疗需求越来越多,而且还能凸显中医学非手术的医疗特色,具有其他科室单一治疗模式无法比拟的治疗效果和广阔的学科发展前景。

第二节 颈腰椎疾病的非手术治疗方法

一、急则治其标

(一) 针灸治疗

1. 经络医学

针灸治疗是最具中医学特色的治疗方法之一,是中华文明的精华。从"砭针"开始,针灸在临床的运用已经有几千年的历史了,是中医学的重要组成部分,现在已经在世界各国开始盛行。早在《黄帝内经》上最早记载针刺补泻,自宋、金代以后,针刺尤其重视手法。针灸的发展源远流长,并且针灸衍生了一个重要的内容便是经络医学的逐步提出与运用,使得针灸的临床运用形成一个完整、有效的医学体系。

经络学说是运用针灸治疗的基础及理论依据,没有经络医学指导的针灸是没有灵魂的。经络作为人体的基础结构,"内属于脏腑,外络于肢节"(《灵枢·海论》),不但在结构上贯连结合着人体,而且作为人体主要的气化场所,在生理和病理上发挥着涉及全身的统筹协调作用。经络是"伏行于分肉之间",腧穴是经络气血运行渠道中具有特殊构造的部位,经络和腧穴都具有明确的组织结构和位置。

经络医学中的主干部分便是十二经脉,是最为重要的气血通行渠道,由此联系人体脏腑、器官、四肢、百骸。十二经脉有明确的流注规律和次序,以及明确的脏腑、器官联系。十二经脉分别属于十二脏腑,分为阳经和阴经,分别为手足三阳经及手足三阴经,通过经别和别络相互沟通,组成六对"表里相合":手足的太阳经与少阴经为表里经,少阳经与厥阴经为表里经,阳明经与太阴经为表里经。互为表里的两经,分别循行于四肢内外侧的相对位置,在四肢末端交接。十二经脉通过手足表里经的连接而逐经相传,构成一个周而复始、如环无端的循环系统,其走向和交接的规律是:手三阴经从胸走手,手三阳经从手走头,足三阳经从头走足,足三阴经从足走胸(见图 5-1)。

2. 腧穴

腧穴是脏腑经络气血输注于躯体外部的特殊部位,也是疾病的反应点和针灸等治法的刺激点。腧穴归于经络,经络属于脏腑,腧穴通过经络系统与人体各部发生联系,故腧穴与脏腑脉气相通。腧穴的类别,一般将归属于十四经系统的称"经穴",未归入十四经的补充穴称"经外奇穴",还有按压痛点取穴则称阿是穴。腧穴各有一定的部位和命名。《素问·阴阳应象大论》说:"气穴所发,各有处名。"腧穴的名称都有一定的意义。故孙思邈《千金翼方》说:"凡诸孔穴,名不徒设,皆有深意。"

经穴:凡归属于十二经脉和任、督脉的腧穴,亦即归属于十四经的穴位,总称"经穴",经

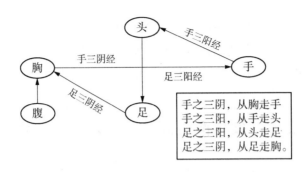

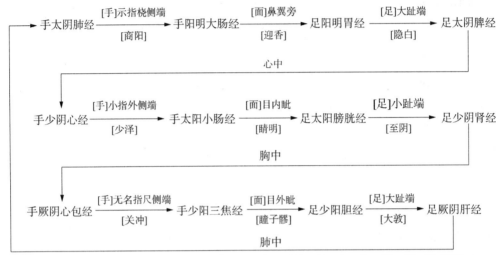

【注→十二经脉流注次序】：肺→大→胃→脾→心→小肠→胱→肾→包→焦→胆→肝→肺[循环]

图5-1 十二正经走向示意图

穴多有具体的穴名和固定的位置,分布在十四经循行路线上,有明确的针灸主治证。奇穴:凡未归入十四经穴范围,而有具体的位置和名称的经验效穴,统称"经外奇穴",简称"奇穴"。奇穴是在"阿是穴"的基础上发展起来的,这类腧穴的主治范围比较单一。阿是穴:又称天应穴、不定穴等,通常是指该处既不是经穴,又不是奇穴,只是按压痛点取穴。

腧穴作为脏腑经络气血转输出入的特殊部位,其作用与脏腑、经络有着密切关系,主要体现在诊断和治疗两方面。近治作用:是所有腧穴所共有的主治作用特点,即腧穴具有治疗其所在部位及邻近部位病症的作用。远治作用:是经穴,尤其是十二经脉肘、膝关节以下的腧穴所具有的主治作用特点,即这些腧穴不仅能治疗局部病症,而且能治本经循行所到达的远隔部位的病症。整体作用:是某些腧穴所具有的主治作用特点,针灸这些腧穴,可起到整体性的调制作用,是远道作用的扩大。

3. 具体的治疗方法

1) 针刺疗法

(1) 理论及作用机制:针刺疗法是针灸治疗的核心部分,其根据经络医学理论,针刺相应经络上的穴位,从而起到缓解疼痛、改善症状的作用。在疼痛疾病的治疗上,针刺治疗起着很重要的作用。

针刺镇痛的基本机制分为外周机制与中枢机制两种。

① 外周机制：主要是信息产生和传入，针刺穴位"得气"是取得针效的前提，针刺只有产生"针感"，才能产生镇痛效应。针刺信息沿着一定的外周和中枢路径，传导到脑的高级部位，最后导致针感的形成。

② 中枢机制：针刺信息和伤害性信息通过类似的传入途径经脊髓传到大脑皮质，在中枢神经系统的各级水平，包括脊髓、脑干、丘脑、尾状核和大脑皮质等发生相互作用，使痛觉冲动受到抑制，产生镇痛效应。

（2）针刺疗法的功效。

① 疏通经络：疏通经络的作用就是可使淤阻的经络通畅而发挥其正常的生理作用，是针刺最基本、最直接的治疗作用。经络"内属于脏腑，外络于肢节"，运行气血是其主要的生理功能之一。经络不通，气血运行受阻，临床表现为疼痛、麻木、肿胀及瘀斑等症状。选择相应的腧穴和针刺手法使经络通畅、气血运行正常。

② 调和阴阳：针灸调和阴阳的作用就是可使机体从阴阳失衡的状态向平衡状态转化，是针灸治疗最终要达到的目的。疾病发生的机制是复杂的，但从总体上可归纳为阴阳失衡。针灸调和阴阳的作用是通过经络阴阳属性、经穴配伍和针刺手法完成的。

③ 扶正祛邪：其作用是可以扶助机体正气及驱除病邪。疾病的发生发展及转归的过程，实质上就是正邪相争的过程。针灸治病，在于能发挥其扶正祛邪的作用。针灸疗法的特点是治病不靠吃药，只是在患者身体的一定部位用针刺入，达到刺激神经并引起局部反应的目的。

（3）针刺疗法的适应证。

① 痛症：如头痛（偏头痛、血管神经性头痛、经前头痛及紧张性头痛等），颈椎病、颈椎增生、颈肌劳损及颈部肌肉筋膜发炎等引起的颈肩痛，腰椎增生、腰肌劳损、腰肌风湿及腰椎间盘突出等因素引起的腰痛、腿痛，肩部运动过度、肩软组织退行病变等引起的肩痛，腰骶神经病变引起的腰腿痛，膝关节风湿、增生及损伤引起的膝关节痛等。针灸治疗痛症无止痛药对肾肠刺激的不良反应，效果比较好，患者易于接受。

② 神经系统疾病：如脑梗死、脑出血、脑血栓形成、脑内病毒感染等引起的脑组织病变导致肢体瘫痪、语言不清、吞咽困难；面神经病变引起的口眼歪斜；病毒导致的小儿四肢无力行动困难，称为周围神经炎。上述神经系统疾病，在针灸的作用下可以使受损的神经得到修复，取得比较理想的康复效果。

（4）针刺疗法的禁忌证。

① 部位禁忌：重要脏器部位不可针，大血管所过之处应禁刺，重要关节部位不宜针刺。

② 腧穴禁忌：孕妇禁针合谷、三阴交、缺盆以及腹部、腰骶部腧穴，小儿禁针囟会，女子禁针石门。

病情危重预后不良禁针。《内经》提出五夺、五逆禁针即是此意。

大怒、大惊、过劳、过饥、过渴、房事及醉酒等禁针。

（5）针刺的操作要领。

① 体位选择：选择不同经络、腧穴进行针刺，采用的体位应该合适，否则可能会造成针刺不顺，甚至出现晕针、滞针、弯针、折针等不良反应。再者，不同体质的患者需要选择的体位也不尽相同，一个虚弱的患者如果选择坐位则更容易发生晕针。一般来说，体位主要有以

下几种。

坐位：适合取头面部、颜面、颈前、颈后及背部的腧穴，具体又可以分为仰靠坐位、俯伏坐位和侧伏坐位。

仰卧位：适合取前侧的头面部、胸部、腹部的腧穴及上下肢前侧的腧穴。

侧卧位：适合取身体侧面的腧穴及上下肢侧面的腧穴。

俯卧位：适合取后头部、颈背部、胸背部、腰背部、臀部、上下肢后侧的腧穴。

② 毫针的选择：市面上的毫针种类较多，多为一次性的随弃不锈钢针。应选择针柄牢固不松动，针身挺直、光滑、坚韧而有弹性，针尖圆而不钝，无开叉、倒刺的。临床上，根据所刺部位的不同、患者的胖瘦不同及病位深浅，选择长短不同的毫针，才能达到该有的效果。

③ 消毒：作为有创操作，消毒是至关重要的前提，否则施针之后可能引发患者感染，加重患者的痛苦。消毒包括针具、进针部位和医师手指部位。目前，临床上多使用一次性的毫针，已做好消毒后密封包装。进针部位的消毒一般采用75%的酒精，由中心向四周不留痕地绕圈消毒，消毒过程及消毒完成后避免接触其他物品造成重新污染。医师在施针前应该先进行七步洗手法，然后抓针的手指需要用75%的酒精进行消毒。

④ 进针操作：针灸施针时要求精神集中，专注于施针的过程。《针灸大成——神针八法》开头一段概括了下针前应"心无内慕，如待贵宾，心为神也，医者心，病者心，与针随上下"。要求做到迅速、精准，无痛或少痛。方法：左右双手密切配合，动作协调，使行针顺利，减轻疼痛，并能调整和加强针感，提高治疗效果。

进针法依进针速度、刺入术式、刺押手势和进针器具而有不同分法。临床上，应根据腧穴所在部位解剖特点、针刺深度、手法要求等具体情况灵活选用进针法，以便于进针、易于得气、避免痛感为应用目的。速刺法：将针尖抵于腧穴皮肤，运用指力快速刺透表皮，针入皮下。适用于四肢腧穴和耳穴。缓刺法：将针尖抵于腧穴皮肤，运用指力缓缓刺透表皮，针入皮下。适用于头身腧穴和头穴。插入法：将针尖抵于腧穴皮肤，运用指力不加捻转及其他术式，直接刺入皮下。捻入法：将针尖抵于腧穴皮肤，运用指力稍加捻动刺入皮下。飞入法：将针尖抵于腧穴皮肤，运用指力以拇、示指捻动针柄，拇指后退瞬即将针尖刺入，随后五指放开做飞鸟状。单手进针法：刺手拇、示指持针，中指指端紧靠腧穴，中指指腹抵于针身下段，当拇示指向下用力按压时，中指随势屈曲将针刺入，直至所需深度。适用于短毫针进针。指切进针法：又称爪切进针法。以左手拇指或示指的指甲切掐于所刺腧穴部位，右手持针将针紧靠左手指甲缘刺入皮下。多用于短针进针。夹持进针法：左手拇、示二指夹持针身下端，将针尖固定于皮肤表面部位，右手持针柄，使针体垂直。右手指力下压时，左手拇、示指同时用力，将针刺入皮肤。或用右手拇、示二指夹持针体下端，露出针尖3～5 mm，对准穴位利用腕力快速刺入，然后再与押手配合刺入所需深度，适用于长针进针。舒张进针法：左手五指平伸，示、中二指分开置于所刺处，右手持针从示、中两指之间刺入。对于皮肤松弛或有皱纹的部位，可用示、中二指（或拇、示二指）将皮肤向两侧撑开，使皮肤绷紧，右手持针快速刺入，适用于长针深刺法。提捏进针法：左手拇、示两指将所刺处皮肤捏起，右手持针于捏起处刺入，适用于皮肤浅薄部位（如印堂、列缺）的进针。针管针进针法：用特制的金属管或玻璃管（消毒）代替押手置于所刺处，选平柄毫针套于管中，右手示指对准针尾，利用腕力将针拍入皮肤，然后将套管针刺的角度、方向、深度按照毫针刺入皮下后的操作要求。

针刺的角度、方向和深度不同,所达的组织结构、产生的针刺感应和治疗效果也不同。正确掌握针刺的角度、方向和深度,是获得针感、施行补泻、发挥效应、提高疗效及防止针刺意外的重要环节。临床上,应根据施术部位、治疗需求、患者体质等具体灵活掌握。

针刺角度:一般有3种——平刺、斜刺与直刺。平刺:针身与皮肤表面呈15°刺入。适用于皮肉浅薄处穴位,如头面部、胸部正中线穴;也适用于施行透穴时。斜刺:针身与皮肤表面呈45°,倾斜刺入。适用于肌肉较浅薄处及不宜深刺的穴位,如颈项部、咽喉部、侧胸部穴;在施行某种行气、调气手法时也常用。直刺:针身与皮肤表面呈90°,垂直方向刺入。适用于全身肌肉丰厚处大多数穴位,如四肢部、腹部、腰背部穴。

针刺方向:指进针后针尖所朝向的方向,简称针向。针刺方向一般根据经脉循行方向、腧穴分布部位和所要达到的组织结构而定。针刺方向与针刺角度相关,但针刺角度主要以穴位所在部位的特点为准,而针刺方向则是根据不同病症治疗的需要而定。

针刺深度:指针刺入肌肤的深浅度。针刺的深度应以既有针刺感应,又不伤及组织器官为原则。针灸书对每一腧穴都特别注明了进针深度,但临床还须结合患者的病情、体质、年龄和性别等灵活掌握。

(6)针刺的原则。

① 针刺疗法的中医辨证规律:中医学理论的八纲辨证(表、里、寒、热、虚、实、阴、阳)以及经络辨证是针刺疗法的施治基础。虚则补之,实则泻之;寒者温之,热者降之。如果是虚证,则针刺手法提插时重插轻提,幅度小,频率慢,时间短为补,反之为泻。而疼痛症状出现的部位通常预示着所在经络的问题,如下肢后侧的疼痛,通常是考虑足太阳膀胱经的问题,施针时可重点选用该经上的穴位。

② 取穴的一般规则:首先是局部取穴,这也是最常用的方法,寻找疼痛附近的穴位来治疗该处的疼痛,如手肘痛取穴曲池。还有局部压痛点的"阿是穴"取穴方法,临床上也有不错的效果。其次是远端取穴,这是最体现经络学说的取穴方式,也叫循经取穴。通常取穴的位置是四肢部位,如腰背部疼痛可取穴委中、承山。再者是特定的穴位,又叫经外奇穴,是前人总结出来除了十二经脉以外的有效穴位,如手背上的腰痛穴可以缓解腰痛。

③ 临床上骨科另外一些取穴方式:首先是解剖指导下的神经取穴,我们在临床上发现,颈腰椎疾病伴有神经症状的,尤其是有根性症状的,可以沿神经走向进行。

(二)刃针疗法

1. 理论及作用机制

以中医学理论为主并以现代医学中的解剖学、生物力学、脊椎病因治疗学、软件组织外科学、信息医疗学、周围神经受卡压以及肌肉所固有的外周机制理论等共同作为理论基础,配合刃针疗法的作用机制来调节患处的生理环境,恢复纤维的正常的力平衡状态和改善局部微循环,使病变软组织重构和调整,疼痛随之而解。

2. 刃针疗法的作用机制

(1)牵拉应力:通过切断少量过于紧张的肌腱纤维或切开过于紧张的肌膜或腱膜,松解肌腱与骨组织或肌纤维之间的异常附着,分离病变腱纤维对局部血管或神经束的卡压,解除过大的牵拉应力,恢复正常的力平衡状态。

（2）挤压应力：通过切割松解关节周围损伤痉挛的肌肉等软组织，切割损伤肌肉的纤维性结节，切割松解紧张筋膜的神经出口，或切割松解组织骨纤维管过于紧张的纤维，解除过大的挤压应力，恢复正常的力平衡状态。

（3）内应力：通过切割无菌性炎症软组织，切割高压筋膜间室的筋膜，或切割高压关切腔的关节囊或高压滑液囊，减压消除过大的内应力，恢复正常的力平衡状态和改善局部微循环。

（4）张力：张力压迫神经有牵拉力和挤压力两种形式。通过切刺限制张力释放的深筋膜、纤维结缔组织等释放过高的张力，或通过局部流体静压的调整等作用，缓解对神经的压迫，恢复动态平衡，疼痛随之而解。

3. 刃针疗法的适应证

适用于慢性软组织损伤、陈旧性软组织损伤、急性发作以及部分急性软组织损伤、外伤性滑囊炎、腱鞘炎、肌肉筋膜炎、末端病、增生性关节炎、周围神经卡压综合征、骨纤维管卡压综合征、颈椎综合征、腰椎综合征、骨骺炎、疲劳性骨膜炎、软组织损伤性自主神经功能紊乱及脊柱相关疾病等。

4. 刃针疗法的禁忌证

全身发热或感染严重内脏疾患的发作期；施术部位有红、肿、热或深部脓肿坏死；血友病、血小板减少及其他凝血机制不全者；施术部位有重要神经、动脉、静脉或主要脏器而又无法避开有可能造成损伤者；急性局部软组织损伤有出血可能者；脑原性疾患所致的运动系统症状者；神经原性疾患者；诊断不明或病变部位暂不能确定者；精神病患者或精神过度紧张无法配合者；严重的高血压病、冠心病、心肌梗死、溃疡病、肝肾功能不全及传染病患者；结核病患者及疑有结核病者；恶性贫血、恶性肿瘤患者；严重糖尿病，血糖未控制在正常范围者；年龄在 80 岁以上，或体质状况极差、空腹者；严重类风湿关节炎、强直性脊柱炎、膝关节畸形，要求超过预期效果者；椎管内骨性狭窄、椎体 2 度以上滑脱、脊髓出现软化灶及大小便明显障碍者；严重全身骨质疏松、出现广泛疼痛或多处压缩性骨折者；婴幼儿无法配合治疗者。

5. 刃针的操作要领

先通过物理学诊断、神经学诊断、影像学诊断等，综合做出明确诊断，并确定有否适应证。确定治疗点，精确标记出进针点和针刀方向，快速刺进皮肤进入皮下组织层，将刺入的疼痛感降低至最轻。

1）正常针感

在刃针治疗过程中，为达到最佳治疗效果，常需医师和患者的相互配合，即医师感觉针下较正常的软组织硬、厚，难以穿过，而患者有较强的酸、麻、沉、胀、重、微痛感，或向周围及沿神经路线放散感（不是强烈放射和电击感）。逐层深入，"落空感"即穿过一层软组织的阻力突然减小感，需细心体会针下异常和正常感觉，频频询问患者，才能精准判断异常和正常的感觉。使操作得心应手。

2）针法

无论使用任何一种针法，穿过病变软组织层即可，不可过深，以免伤及深层组织，一般 3～5 个口为宜，勿过多。操作过程中，针体 1/2 以上位于体表外方可摆动，以免断针，选择安全部位，注意避开神经、动静脉等重要部位，推距不超过 1 厘米。

（1）纵向切割：与针刀方向一致，在皮下软组织间断切割开数个口，达到锐性松解痉挛或减压的目的。

（2）横向切割：与针刃垂直方向，穿过病变组织层即可，达到解除痉挛或减压的目的。

（3）纵向摆动：以针体与皮肤接触处为支点，与针刃一致方向摆动，在一个层面软组织中切开一个弧形口，解除痉挛、粘连或减压。

（4）横向摆动：以针体与皮肤接触处为支点，与针刃垂直方向摆动。将软组织粘连分开，或将附在骨面上的变性软组织分离。

（5）纵向斜推：针体向针刃方向倾斜并推动，在一个层面软组织中锐性切开一切口。解除痉挛、粘连或减压。

（6）横向斜推：针体向针刃垂直方向倾斜并推动。可将附在骨边缘上的变性软组织掀起。

（7）边缘切割：针体紧帖骨边缘切割，将附在骨边缘上的变性软组织分离，操作时针体要紧贴骨边缘移动，不得离开。

（8）扇形铲切：以一点为中心，向 3～5 个方向扇形做横行斜推。将软组织层面间的粘连分开，或变性软组织掀起。

（9）一点多向切割：以一点为中心，改变方向切割成类似"十""井"或"米"字形，将软组织硬结、硬块切开，改善循环促使吸收。

（三）浮针疗法

1. 理论及作用机制

浮针是由符仲华博士发明并广泛运用于临床的一种新型针灸，其核心理论在于"患肌"及"再灌注活动"。浮针疗法通过皮下使用针具，大面积扫散，以通筋活络，激发人体的自愈能力，并且浮针在操作的时候辅以再灌注的活动，从而达到治病的效果。

新近研究表明：传统针刺方面起作用的正是浅筋膜中的主要组织：皮下疏松结缔组织。浮针疗法不像传统针刺一样深入多层组织，仅仅作用在浅筋膜，力专效宏。

浮针疗法仅仅刺激非病变部位的浅表皮下组织，所以非常安全，比传统针灸、推拿还要安全。

浮针疗法刺激皮下疏松结缔组织的面积是传统针刺的 20～30 倍，所以其疗效也大大提高。只要有适应证，每次都当场见效，需要针刺的穴位（进针点）大大减少；每次只要一两个进针点，传统针灸需要 10～20 个穴位；治疗的次数大为缩短，一般慢性病变针刺 3～4 次即可，而传统针灸一个疗程就需 7～10 次。

2. 浮针疗法的适应证

一般来说，只要是针灸的适应证，浮针疗法多可应用。按照浮针专门的书籍显示，其经历 4 个阶段：第一阶段，主要治疗四肢部的软组织伤痛；第二阶段，治疗躯干部非内脏病变引起的疼痛；第三阶段，治疗内脏痛；第四阶段，治疗头面部疼痛和非疼痛性疾病。

3. 浮针疗法的特点

1）操作特点

（1）按部位选进针点：浮针疗法是根据病痛所在的部位、范围大小来选取进针点，与传统的针灸理论有所不同。

（2）在病灶周围进针：浮针疗法是作用在病痛周围，针尖不是到达病所，可能与病灶相隔甚远。

（3）皮下浅刺：与传统针灸的深刺不同，浮针疗法主要是针对皮下组织，并且仅仅是皮下的疏松结缔组织层。

（4）不要求得气：相比传统针灸需要明确的临床"得气"感，如酸、麻、胀等感觉，浮针要求尽量做到无痛、无感，仅仅要求施针的医师手下有松软无阻力的感觉。

（5）留管时间长：传统针灸一般不留针，但浮针一般要求留置软管，可以加强治疗的效果。

（6）扫散是重要的环节：扫散作为浮针疗法一个极其重要的组成部分，有无扫散及扫散完成质量的好坏，是影响疗效的重要因素。

2）疗效特点

（1）起效快捷：治疗疼痛的过程中，在进针完毕完成扫散后很多可以当场起效，有时候起效甚至快于麻醉药物。

（2）适应证明确的情况下，对预后的判断比较精准且有效。

（3）多处痛点的情况下，浮针疗法的进针点往往比较少，1～2个进针点通常可以处理较大的疼痛部位。

（4）对于需要特殊体位治疗的患者，浮针疗法由于是局部浅刺，同样没有太多的体位禁忌。

（5）安全、不良反应小：作为皮下进针的方式，浮针疗法的安全性要优于其他针灸治疗，且不容易出现断针、滞针等不良现象。

（6）浮针留管的时候可以自由活动，相比其他针法治疗的留针，患者对体位的选择要轻松和随意。

4. 浮针疗法的操作思路

（1）明确诊断：浮针疗法的诊断分三步，分别为治疗前诊断，过程中反思及治疗后总结。诊断是有效治疗的基础。临床上，要求结合患者的主诉、体征和影像学检查进行综合分析评估，做出尽可能正确的临床诊断。而诊断是个复杂的过程，不仅在治疗前需要进行诊断，还需要根据在治疗的过程中的疗效来反思先前的诊断是否正确，并利用在治疗过程中获得的新的临床资料重新诊断。

（2）明确患肌：浮针疗法需要寻找患肌，并且对患者进行浮针的处理，这是浮针施针之前的重要环节。

患肌理论中患肌通常有两大临床特征：①在运动中枢正常的患者相关肌肉放松的情况下，医师触摸该肌肉时指腹下有"紧、僵、硬、滑"的感觉，患者常有局部的酸胀不适；②该肌肉的相关活动范围减少，时有乏力现象。

疼痛是患肌直接引起的，最为常见。这种疼痛多半表现为酸痛、胀痛、牵拉痛、冷痛、麻痛、绞痛、酸胀痛、酸麻痛、坠痛、抽痛、串通及搏动痛等。当患肌的协同运动丧失、向心收缩和离心收缩的能力下降，临床表现为关节活动范围减少，左右机体活动不协调不对称，会出现功能障碍和乏力等表现。

（3）确定进针点：与传统针灸的穴位进针不一样，浮针疗法的进针点的选择是根据疼痛部位查找相应患肌而确定治疗部位,其进针遵循以下原则:①小范围、少患肌进针点宜近,大范围、多患肌宜远。进针点与患肌的距离越大,浮针的疗效越差,但影响的范围越大;反之,距离越小,效应越好,但影响的范围越小。类似于手电筒的发光效应,所以称为"手电光柱效应"。②从远到近。如果涉及多个患肌,进针点多由远到近。③进针点一般选择在患肌的周围,上下左右都可以。④尽量避开浅表的血管,避免针刺出血与疼痛,也尽量避开瘢痕、结节及破损等皮肤有问题的地方。

5. 浮针的具体操作

(1)针刺的方向:浮针的针刺方向必须是针尖对准患肌。上下左右对准患肌进针都可以。

(2)进针:浮针有设计的专用浮针进针器,通过里面的弹射装置快速将针尖刺入皮肤,减少刺入时的疼痛感。一般情况下,借助进针器,浮针直接进入了皮下层。此时继续将针往皮下进一步向前推进,过程确保针体始终在皮下,整个过程以患者无各种不适感觉为最佳。

(3)扫散:作为浮针疗法比较有特色的一种运针动作,是指进针完成之后抽出针芯前针身左右摇摆的系列动作。

(4)再灌注活动:浮针疗法对再灌注活动比较重视,在完成上述三个步骤后,通常需要配合再灌注活动进行进一步治疗,用力使得患肌向心收缩或离心收缩,使得患肌局部或周边的动脉压力增加,然后迅速舒张患肌,使患肌血流的速度较平常大幅增大,流经范围也扩大。这样使患肌主动或者被动地收缩,有利于使处于缺血状态的患肌修复。因此,叫作再灌注活动。

再灌注活动的操作要求:①幅度大。确定患肌后,根据该处肌肉的解剖功能活动,引导患者做到比较大的幅度,是患者的主动活动。②速度慢。再灌注活动尽量要慢,让患者主动地大幅度活动与医师的反作用力持续至少十秒及以上。③次数少。再灌注活动同样方向,相同的动作一般不宜超过3次。④间隔长。同一组肌肉完成一套再灌注动作后,至少半个小时不宜重复相同的动作。⑤变化多。对于一些病痛,再灌注的动作不仅仅局限于某个动作,可以在肌肉解剖功能的基础上设计不同的动作来完成。

(四)艾灸疗法

1. 艾灸疗法的概念

艾灸疗法是将艾绒放置在腧穴表面进行烧灼,借助艾火的温热力和药物的穿透力作用于经络、腧穴以防治脊柱疾病的一种办法。艾灸疗法具有温经通络、活血止痛的作用。通常寒性脊柱疾病所致的疼痛最为适宜,也可以作为脊柱疾病的日常保健方法。

2. 常用的灸法

1)艾柱灸

艾柱灸可分为直接灸和间接灸。

(1)直接灸:又分为化脓灸和非化脓灸。

化脓灸,顾名思义,就是需要人为制造感染的一种灸法。早在两千年前就已经被民间广泛运用。作为灸法的一种,它和针刺一起占了《黄帝内经》2/3的篇幅,可见它在传统中医学中的重要地位。具体操作是用艾绒做成麦粒大小的圆锥形艾炷,然后把它直立旋转于穴位之上,再用香从顶尖轻轻接触点着,直到患者喊痛的时候,医师再迅速把它按灭,同时用左手拇指、示指、中指按摩穴道周围,可以减轻患者痛苦。用这种灸法,初灸之后,皮肤局部会变黑、变硬及结痂,下次再灸就在硬痂上施灸。如果化脓,可以按压,排出脓液再灸,如果痂皮脱落,可以用敷料覆盖,等结痂后再灸。对于灸疮在一段时间内的炎症反应,很多不明真相者谈虎色变。患者们也会忧心忡忡,担心因此导致炎症感染,不能收口。其实大可不必,首先灸疮的形成与外伤导致的细菌性感染有本质的区别。前者是热量累积后导致的伤口,后者是某种细菌导致的感染。前者是一种人为的非细菌性炎症,目的是延长对局部区域的刺激量,以形成长效刺激。

非化脓灸,是将艾炷直接置于穴位上点燃施灸,但不灼伤皮肤,不使局部起泡化脓。施灸时当艾炷燃至一半左右,患者感到皮肤发烫或灼痛时,即用镊子将艾炷夹去,另易新炷施灸,以局部皮肤发生红晕为度。因其灸后不留瘢痕,故也称无瘢痕灸。非化脓灸因为没有导致皮肤的烫伤,没有瘢痕的形成,因此更为大众所接受。

(2)间接灸:间接灸也叫隔物灸,就是将艾炷下面垫着姜片、蒜片、食用盐或药饼等辛温芳香的药物作衬隔,具有温经通络的作用,又不会像直接灸那样灼伤皮肤。间接灸的种类有很多种,可根据病症的不同选用不用的物品作隔垫。

2)艾条灸

艾条灸分为温和灸和雀啄灸。

(1)温和灸:温和灸属于艾卷灸之悬起灸的一种,是将艾条燃着的一端与施灸部位的皮肤保持1寸左右距离,使患者有温热而无灼痛的一种方法。具体操作为:将艾卷一端点燃,对准应灸腧穴部位或患处,距离皮肤2~3厘米熏烤,使局部有温热感而无灼痛为宜,一般每穴灸10~15分钟,至皮肤红晕为度。

(2)雀啄灸:指将艾条燃着的一端在施灸部位上做一上一下、忽近忽远的一种灸法,形如雀啄。具体操作方法:取清艾条或药艾条一支,将艾条燃着端对准所选穴位,采用类似麻雀啄食般的一起一落、忽近忽远的手法施灸,给以较强烈的温热刺激。一般每次灸治5~10分钟。也有以艾条靠近穴区至患者感到灼烫提起为一壮,如此反复操作,每次灸3~7壮。不论何种操作,都以局部出现深红晕湿润或患者恢复知觉为度。

3)温针灸

温针灸是针刺治疗与艾灸治疗相结合的办法,又称针柄灸。即在留针过程中,将艾绒搓团捻裹于针柄上点燃,通过针体将热力传入穴位。每次燃烧枣核大艾团1~3团。

温针灸的主要刺激区为体穴、阿是穴。先取长度在1.5寸以上的毫针,刺入穴位得气后,在留针过程中,于针柄上或裹以纯艾绒的艾团,或取约2cm长之艾条一段,套在针柄之上,无论艾团、艾条段,均应距皮肤2~3cm,再从其下端点燃施灸。在燃烧过程中,如患者觉灼烫难忍,可在该穴区置一硬纸片,以稍减火力。每次如用艾团可灸3~4壮,艾条段则只需1~2壮。

(五)刺血疗法

1. 刺血疗法的概念

刺血疗法是中医学特色疗法之一,指的是在中医学基本理论指导下,根据不同的疾病特点,通过放血祛除邪气而达到和调气血、平衡阴阳和恢复正气目的的一种有效治疗方法,适用于"病在血络"的各类疾病。刺血方法主要有络刺、赞刺及豹文刺法,后世又有发展。现代临床刺血,都应在常规消毒后进行,手法宜轻、浅、快、准,深度以 0.1～0.2 寸为宜。一般出血量以数滴至数毫升为宜,但也有多至 30～60 毫升者。

2. 刺血疗法的具体操作

1) 点刺法

点刺法是临床上使用最广泛的方法,通常分为以下 3 种。

(1) 直接点刺法:先在针刺部位揉捏推按,使局部充血,然后右手持针,以拇、示二指捏住针柄,中指端紧靠针身下端,留出针尖 0.1～0.2 寸,对准已消毒过的部位迅速刺入。刺入后立即出针,轻轻挤压针孔周围,使出血数滴,然后以消毒棉球按压针孔即可。

(2) 挟持点刺法:此法是将左手拇、示指捏起被针穴处的皮肤和肌肉,右手持针刺入0.5～0.1 寸深。退针后捏挤局部,使之出血。

(3) 结扎点刺法:此法先以一根橡皮条结扎被针部位上端,局部消毒后,左手拇指压在被针部位下端,右手持针对准被刺部位的脉管刺入。立即退针,使其流出少量血液。待出血停止后,再将橡皮条子松开,用消毒棉球按压针孔。

2) 散刺法

此法又称"丛刺""围刺"。方法是用三棱针在病灶周围上下左右多点刺之,使其出血。此法较之点刺法面积大且刺针多,多适用于皮肤病和软组织损伤类疾病的治疗。

3) 叩刺法

此法是在散刺基础上的进一步发展,所用针具为皮肤针(梅花针、七星针或皮肤滚刺筒均可)。操作时,以右手握住针柄后端,示指伸直压在针柄中段,利用手腕力量均匀而有节奏地弹刺,叩打一定部位。刺血所要求的刺激强度宜大,以用力叩击至皮肤上出血如珠为度。此法对某些神经性疼痛、皮肤病均有较好的疗效。

4) 针罐法

此即针刺用加拔火罐放血的一种治疗方法。多用于躯干及四肢近端能扣住火罐处。操作时,先以三棱针或皮肤针刺局部见血(或不见血),然后,再用拔火罐。一般留火罐 5～10 分钟,待火罐内吸出一定量的血液后起之。

(六) 小针刀疗法

小针刀疗法是一种介于手术方法和非手术疗法之间的闭合性松解术,是在切开性手术方法的基础上结合针刺方法形成的。小针刀疗法操作的特点是在治疗部位刺入深部到病变处进行轻松的切割,剥离有害的组织,以达到止痛祛病的目的。其适应证主要是软组织损伤性病变和骨关节病变。小针刀疗法的优点是治疗过程操作简单,不受任何环境和条件的限制。治疗时切口小,不用缝合,对人体组织的损伤也小,且不易引起感染,无不良反应,患者也无明显痛苦和恐惧感,术后无须休息,治疗时间短、疗程短,患者易于接受。小针刀疗法是由金属材料做成的在形状上似针又似刀的一种针灸用具,是在古代九针中的镵(音"缠")针、锋针等基础上,结合现代医学外科用手术刀而发展形成的。

1. 小针刀疗法的原理

(1) 软组织损伤后发生粘连的机制:任何刺激作用于机体,如果超过了身体所能承受的强度和时间,都可以引起炎症。慢性软组织损伤的炎症反应,致炎因子是非生物因子,叫作无菌性炎症。无菌性炎症在人体要经历以下 3 种病理变化:变质、渗出及增生。当到了增生的阶段往往形成粘连。软组织粘连是一个病理概念,是由于外伤或疾病破坏了软组织而产生的非生理性的粘连。

病理性的软组织粘连分为病损性和术损性两种。前者主要是某些疾病破坏了原来的软组织结构,产生了局部的炎症,人体在炎症修复的过程中,形成了瘢痕粘连,因此称为病损性粘连。后者主要是一些疾病需要做切开手术,在手术愈合过程中,组织所产生的瘢痕粘连称之为术损性粘连。需要特别注意的是并非所有的粘连都会表现为临床症状,一般活动比较强、肌肉运动幅度比较大的部位容易出现症状,如四肢、腰背部、关节周围。

(2)"力平衡失调"与骨质增生:小针刀医学理论认为骨性关节炎的根本病因是"力平衡失调"。软组织损伤,肌肉、韧带的挛缩是常见的病理状态,当这样的状态没有得到解决的时候,软组织长期牵拉,两端肌肉的附着点可能长期处于受刺激的状态。人体的代偿机制为了不让肌腱和附着点处被拉伤,为了加强这些地方的强度,就会将大量的钙质和磷运送过来,形成骨刺或肌肉的骨化、钙化。因此,一个孤立的骨刺生成的部位,几乎都是某一软组织的附着点,如果把相关的软组织进行松解,症状一般可以得到缓解,经过较长时间的维持,甚至骨刺也会得到改善。这也是小针刀理论进行松解治疗的一个重要学说。

(3)动态平衡失调是慢性软组织损伤的病理基础:人体运动器官在正常生命活动允许的范围内、在特定的时间和空间的量和度内自由活动的状态就叫人体的"动态平衡",反之就是"动态平衡失调"。当软组织出现病变、粘连的时候,原本应该自由活动的肌肉组织不能正常地伸缩、滑动,其运动受限,并且软组织损伤后,机体的自我保护机制也会生理性地约束受伤的组织,限制其原本范围的活动。因此,根据这个学说,软组织的损伤构成了一个相互关联的有机整体,只有对病变的部位进行精准的定位、处理,才能重新恢复整体的平衡。

2. 小针刀治疗疾病的机制

(1)调节力平衡:人的机体内部也是一个力学平衡系统,如果这个系统内部的某一部分遭到破坏,人体就会相应地发生疾病。例如,人体关节是由关节囊、韧带、筋膜和肌腱等软组织连接而成,由于多种原因使这些软组织受损,引起变性而产生粘连、挛缩等,导致关节的力学平衡系统遭到破坏,关节内部的力平衡失调,造成关节出现骨质增生、骨刺及关节炎等疾病。临床治疗中用针刀松解、剥离变性的软组织,可使关节内的力平衡系统得到恢复,达到治病的目的。

(2)恢复动态平衡:针刀治疗疾病就是恢复人体生理状态的平衡。例如,用针刀在第 3 腰椎横突尖部进行剥离和松解,使得此处骨肉粘连剥开,肌肉松解,症状立即消除,恢复内外的动态平衡。用针刀治疗滑囊炎、胞鞘炎时将滑囊切开数点,将腱鞘切开松解,就能很快解除症状。

(3)疏通体液潴留和促进体液回流:人体许多疾患的实质原因是体液游留或体液循环障碍。例如,关节炎的治疗中,用针刀将关节囊切开,囊内的渗液就会排出到关节囊外,症状就会立即缓解。由于劳损引起的腱鞘炎,各种原因导致胞鞘分泌的滑液不能正常分泌,筋膜分泌的体液不能正常排泄,关节囊分泌的关节滑液不能正常供给,引起肌肉和腱鞘之间的相对运动滞动,筋膜和肌肉之间的相对运动受到影响,关节不能正常地屈伸。用针刀对腱鞘、筋膜、关节囊的相应部位进行适当地疏通、剥离,可使腱鞘、筋膜、关节囊的体液回流得到恢复,症状消失。

（4）促进局部微循环：人体有些疾病是局部微循环障碍引起的,局部的微循环障碍使得相应部位的营养和能量供给不足。临床治疗中用针刀在局部进行剥离,可以使气血流通立即得到恢复,症状消失,解决了用药物促进微循环恢复的困难。

3. 小针刀疗法在骨伤科的适应证

（1）各种由软组织粘连引起的一些顽固性疼痛点：粘连导致的慢性软组织顽固性的疼痛,普通的方法很难处理,无法将粘连松解,而小针刀闭合性手术的特点最擅长松解此类的粘连,往往达到"刀下病除"的效果。但是粘连面积大的,疗效也不是非常好,尤其适宜于粘连面积小或者定点较少的粘连。

（2）各种腱鞘炎：小针刀治疗各种腱鞘炎是非常好的选择,尤其是狭窄性的腱鞘炎,既可以免除一次手术的痛苦,又有其他保守治疗无法达到的效果。临床上,小针刀治疗狭窄性腱鞘炎是运用最为广泛而有效的一种方法。

（3）骨质增生类的疼痛：骨刺的形成,大部分与肌肉和韧带的紧张有关,这时候运用小针刀对紧张或挛缩的软组织进行松解,从而尽可能恢复局部的力平衡,达到恢复整体的动态平衡。

（4）滑囊炎：人体的滑囊很多,其功能主要是肌肉和关节活动所需润滑液的供给。滑囊损伤之后会造成滑囊膨胀,或者由于滑囊膨胀挤压到周围的神经、血管而出现相应的症状。该类病变常规手段的保守治疗效果不佳,最后往往需要手术切开,但是小针刀却可以在闭合的条件下将滑囊切开从而迅速改善症状。

（5）四肢躯体损伤后遗症：四肢躯干损伤,已经过了急性期,尚残留有功能障碍及肌肉疼痛等症状的,可以采用小针刀进行治疗。

4. 小针刀疗法的禁忌证

小针刀虽然具有见效快、方法简单等优点,但在使用时也应该注意其禁忌证,并严格掌握。

（1）病变部位或全身有感染、发热。

（2）病变部位有重要的血管、神经或脏器等难以避开。

（3）出血、凝血功能异常。

（4）重要脏器疾病的发作期,如心肌梗死。

（5）诊断不明确以及不能合作者。

（6）医师未掌握局部解剖和针刀技术要领者。

（7）体质虚弱、高血压、冠心病及晚期肿瘤患者等。

此外,对于老年、极度恐惧以及对治疗效果怀有疑虑的患者均应该慎用小针刀治疗。糖尿病等易感染患者,术后可预防性地给予抗生素治疗。

5. 小针刀疗法的操作方法

1）常规操作步骤

（1）常规物品准备：硬膜外包、小针刀。

（2）药品准备：布比卡因、利多卡因、生理盐水、倍他米松（得宝松）等。

（3）操作：根据施术部位,选择合适的体位,如颈部、背部取俯卧位,上肢取坐位或卧位,足跟取俯卧位。常规消毒、铺巾,可先做局麻或注射消炎镇痛复合液,同时探测进针深度,并在小针刀上做深度标记,左手定点、定向,加压分离(或捏起),右手持小针刀刺入,刺入时应迅捷、快速及精准,刺入一定深度或抵骨质达靶目标后,行疏通剥离(纵行、横向)等手法。治疗结束后出针时,应注意按压针孔、消毒、贴无菌贴,并平卧位观察时许。

2)小针刀的进针和方法

(1)小针刀的进针步骤。

① 定位:在明确诊断病变性质、部位以及相关的解剖结构后,确定进针点。正确定位是良好疗效的基础。

② 定向:刀柄即刀刃的方向与该处的神经、血管、韧带及肌纤维等走向一致,以避免神经、血管和重要脏器的损伤。

③ 刺入:当压力达到一定程度,感到比较坚硬时,说明皮肤已接近骨质,稍加用力即可使针刀刺入。此时,针体周围软组织即恢复原状,神经、血管、韧带及肌纤维等处在针刀的两侧,然后便可根据需要进行各种手术治疗。

(2)小针刀针的运行。小针刀针的运行实际上是以中医学针灸理论为基础,以针灸协调阴阳、扶正祛邪、疏通经络、调理气血等,通过各种手法的运用,来达到止痛的目的。由于小针刀相对于针灸针来说较粗,同样的手法作用,小针刀的刺激强度也就大很多;因此,小针刀在发挥针灸针的功效作用时,效能也同样大很多。

① 提插法:小针刀在穴位由皮肤进入体内后,达到靶目标时由深层组织提到浅层,再由浅层插向深层,这样来回重复操作的手法被称作提插法。提插法所产生刺激强度的大小取决于提插的频率、幅度和力度;对于体质较好的实证患者,提插的频率、幅度和力度均应大一点;对于体质较差的虚证患者,提插的频率、幅度和力度均应小一点。

② 纵运法:在小针刀进行提插的同时,按经络走行的方向平行运行小针刀数次,这样可增强针感及刺激强度。

③ 横运法:在小针刀进行提插的同时,按经络走行的方向垂直运行小针刀数次,常用于留针前和出针前,以增强刺激效果。

④ 留针:在进行不同针法的运行后,将小针刀留置于相应的穴位内,持续一段时间后再将小针刀拔出,以加强治疗的效果。

(3)小针刀的手术方法。小针刀的手术方法实际上是以解剖学、外科学等现代医学为理论基础,根据病变性质、部位的不同而选用不同的操作方法,主要包括以下几种。

① 纵行剥离法:进针时使刀刃的方向与肌纤维等方向平行,刀口达到靶目标时沿着肌纤维的方向疏剥。若病变组织较宽,可分几次进行疏剥。不可横行疏剥,以免使肌腱附着点以及周围正常组织、解剖结构等受损。主要适用于组织粘连、肌腱周围软组织的瘢痕挛缩。

② 横行剥离法:进针时使刀刃的方向与肌纤维等方向平行,刀口达到靶目标时与肌纤维的方向垂直铲剥,将粘连在骨面上的软组织铲起,刀下感到松动即可。主要适用于肌肉与韧带和骨面等周围组织发生的粘连。

③ 切开剥离法:进针时使刀刃的方向与肌纤维等方向平行,刀口达到靶目标时将相互粘连的组织或瘢痕切开。主要适用于不同软组织间的粘连、瘢痕挛缩。小的结节切开或切碎后便于组织吸收。

④ 削磨铲平法：将刀刃线和骨刺的轴线垂直刺入，刀刃接触骨刺后，将骨刺尖部或锐边削磨铲平。主要适用于骨刺长于关节边缘，并且骨干较大，影响周围软组织运动者。

⑤ 瘢痕刮除法：瘢痕位于肌腱、肌腹或肌肉的附着点处时，可采用小针刀将瘢痕刮除。操作时先沿着肌纤维等的纵轴切开数条切口，然后在每个切口处反复疏剥两三次，刀下柔韧无明显阻力时，说明已达到目的。

⑥ 肌纤维切割法：如引起顽固性疼痛、功能障碍的原因是部分肌肉纤维紧张或痉挛而造成的，可将小针刀的刀刃垂直刺入肌纤维，切断少量紧张或痉挛的肌纤维。这样，可收到立竿见影的效果。此法适用于四肢及腰背部的疼痛治疗。

⑦ 骨痂凿开法：骨干骨折后，因畸形愈合而影响功能者，可用小针刀在患处即骨痂处穿凿数孔，将其手法折断再行复位。骨痂处穿凿的空数可根据骨痂的大小来决定。这样，可保证在需要的位置让其折断，而达到重新愈合的目标。此法主要用于骨科患者。

⑧ 通透剥离法：范围较大的软组织粘连板结，因无法行逐点疏剥松解，在患处可取多点进针，进针点一般都选在肌肉与肌肉、肌肉与其他软组织的间隙处。当针刀抵达骨面时，除软组织与骨骼的附着点外，其他与骨骼粘连的软组织均应被铲除剥离，并尽可能将软组织之间的粘连疏剥开，同时将瘢痕、结节切开。

（4）小针刀的手术入路。小针刀在使用中常规按照定位、定向、加压、刺入 4 个步骤进行。这样做一方面可使针刀运行于组织间隙，分散患者的注意力，减少患者的痛苦；另一方面可达到良好的治疗效果，减少对正常组织的损伤，避免引起由神经、血管等损伤而导致的并发症。

① 浅表组织的手术入路：如治疗腱鞘炎、滑囊炎等，按常规 4 个步骤进针，刺入皮肤，刺穿腱鞘的外侧壁，穿过肌腱到达腱鞘内侧壁，然后进行手术，行纵行疏剥粘连，切碎硬结，切开挛缩的瘢痕组织。

② 深层组织的手术入路：在明确诊断后，首先应该掌握病变部位及其周围组织的解剖结构，然后根据体表投影进针。按常规 4 个步骤进针到达病变部位后，刀刃平行于神经血管和肌肉纤维的走向，以小针刀的各种运行方法进行手术治疗。

③ 根据骨性标志的手术入路：人体体表有很多可以精准触及的骨性突起，如椎骨的棘突、横突，肩胛骨的喙突，肱骨外上髁，桡骨茎突等。依据这些骨性突起，除了给病变组织定位外，还可作为手术入路的重要参考。骨性突起一般是肌肉和韧带的起止点，同时也是软组织损伤的好发部位。在做治疗的同时，减少对正常组织的损伤并降低并发症的发生。

④ 闭合性截骨的手术入路：治疗陈旧性骨折畸形愈合的手术，一方面要使用针体较粗Ⅱ型、Ⅲ型的小针刀，另一方面手术入路也有其特殊性。按常规 4 个步骤进针到达骨面后，采用一点多孔的手术入路方法，即可达到截骨的目的。此法可避免软组织结构的损伤，最大限度地维护组织结构的完整性，有利于骨质的愈合及功能的恢复。

⑤ 特殊的手术入路：特殊手术入路是治疗特殊个别种类疾病手术入路的方法，它不适用于多数疾病。如治疗腕管综合征的手术入路，由于腕管有 9 条肌腱以及神经和血管通过，掌面有腕横韧带覆盖，且腕横韧带厚而坚韧。要想达到治疗目的，不减弱腕横韧带的强度及对屈肌腱的支持功能，就必须采用特殊的手术入路方法。使患者用力握拳屈腕，腕部有 3 条肌腱隆起，桡侧的一条就是桡侧屈腕肌腱，尺侧的一条就是尺侧屈腕肌腱，这 2 条肌腱的内

侧缘和远侧腕横纹的 2 个交点,正是腕横韧带近侧边缘的两端。沿着桡侧和尺侧屈腕肌腱内侧缘和远侧腕横纹的两个交点向远端移 2.5 厘米左右,正是腕横韧带远侧边缘两端的内侧,这 4 点即为腕横韧带上的手术位置,同时深面又没有神经、血管等重要组织。这样既可达到治疗目的,又可避免损伤血管神经等组织。这些手术入路的方法只是概括性的叙述,在对待不同疾病或同一疾病的不同患者时,均应该因人而异。此外,在使用小针刀治疗某些特殊部位疾病时,施术者也应根据自身情况量力而行。

(七) 骨伤科推拿手法治疗

骨伤科的手法发源时间比较长,两千多年前的春秋战国时期,推拿手法就开始广泛运用于医学实践,推拿疗法是人类最古老的医术。推拿疗法有很多种,临床上脊柱类的手法总体来说大致分为理筋手法与脊柱特定手法两大类。

近 30 年来,推拿手法得到长足的发展,形成一门多学科、多专业、中西医结合的新兴学科。随着社会的发展,脊柱疾病的高发以及人口老龄化的来临,推拿手法以其简便、易行,不需要借助复杂的医疗设备等优势得以广泛运用。

1. 理筋手法

1) 理筋手法的功效

理筋手法的主要功效有以下几点:①活血散瘀、消肿止痛。使离经之血得以消散,有利于损伤组织的修复。②舒筋活络,解除痉挛。起到舒展和放松肌肉筋络的作用。③理顺筋络,整复错位。即对软组织破裂、滑脱及关节错缝起到理顺、整复及归位的作用。④松解粘连,通利关节。可使紧张僵硬的组织恢复正常。⑤通经活络,祛风散寒。通过循经取穴,起到镇痛、消痛及止痛之功效。

2) 常用理筋手法的分类及操作

(1) 按法:根据不同部位作用可分为指按法、掌按法和肘按法。

① 指按法。

动作要领:以拇、示、中指的指腹,或以示指、中指屈曲之近侧指间关节背侧突出部按压于施术部位,手指主动发力,垂直向下施压,直至局部产生酸、胀、得气的感觉后持续片刻再放松,即所谓"按而留之"。

功用:通经活络,解痉止痛,能缓解肌肉紧张疼痛。

适应证:颈椎病、落枕、肩关节周围炎、胸椎小关节紊乱症、腰椎小关节紊乱症、急性腰扭伤、腰肌劳损、腰椎间盘突出症、肌筋膜炎、风寒痹痛、肢体酸痛、麻木等各种筋伤。

② 掌按法。

动作要领:上肢伸直,腕关节背伸,以掌根、鱼际、全掌或双掌重叠紧贴施术部位,以肩关节为支点,利用上半身的重量,使力通过上臂、前臂、腕关节传至掌部,垂直向下按压。持续数秒后放松,做到"按而留之"。

功用:通经活络,松解粘连,调整骨缝,纠正错位。

适应证:颈椎病、肩关节周围炎、胸椎小关节紊乱症、胸胁迸伤、腰椎小关节紊乱症、急性腰扭伤、腰椎间盘突出症、第 3 腰椎横突综合征、腰肌劳损、腰背部肌筋膜炎、梨状肌综合征、臀上皮神经炎、坐骨神经痛、骶髂关节损伤、腓肠肌痉挛、腰骶部和下肢筋伤、腹痛等。

③ 肘按法。

动作要领：肘关节屈曲，以肘尖或肘关节的尺骨近段着力于施术部位上，不可移动，用上半身的重量，由轻而重地垂直向下持续按压，以局部有酸、胀、得气的感觉为度，得气后持续数秒后再放松。

功用：通经活络，解痉止痛。

适应证：肩关节周围炎、腰椎间盘突出症、腰肌劳损、腰背部肌筋膜炎、梨状肌综合征、坐骨神经痛、急性腰扭伤、第3腰椎横突综合征、臀上皮神经炎、骶髂关节损伤、腓肠肌痉挛、腰骶部和下肢筋伤等。

（2）揉擦法。

① 揉法。

动作要领：是用拇指或手掌在皮上作轻轻回旋揉动的一种手法，也可用拇指与四指作相对方向的揉动。要求医者揉动的手指或手掌一般不移开接触的皮肤，仅使该处的皮下组织随医者手指或手掌的揉动而滑动。

功用：具有放松肌肉、缓解症状、活血祛瘀、消肿止痛的作用。

适应证：适用于肢体各部位的损伤、慢性劳损及风痹痛等。

② 擦法。

动作要领：医者用手掌、大小鱼际、掌根或手指，在患部皮肤上摩擦的一种方法。要求在皮肤上涂润滑剂，防止皮肤擦伤。医者操作时要以上臂带动手掌，力量大而均匀，动作要灵巧而连续不断，使患者皮肤有红热舒适感。

功用：活血祛瘀，消肿止痛，渐经通络。

适应证：适用于腰背部以及肌肉丰厚部位的慢性劳损和风湿痹痛等症。

（3）拨法。

① 拇指拨法。

动作要领：以拇指指腹或指尖按于肌束、肌腱、韧带、经络及筋结等的一侧，适当用力下压至一定深度，待有酸胀感时，按垂直于肌束、肌腱、韧带、经络及筋结等走行的方向，像拨动琴弦一样进行往复用力地拨动，一般以3～5次为宜，也可将另一手手掌置于该拇指之上，以掌发力进行操作，可增强刺激作用。

功用：舒筋散结，松解粘连，解痉止痛。

适应证：颈椎病、落枕、肩关节周围炎、肩峰下滑囊炎、肱二头肌损伤、肱骨外上髁炎、肱骨内上髁炎、腰背筋膜炎、第3腰椎横突综合征、腰椎间盘突出症、梨状肌损伤、臀上皮神经炎、急性腰扭伤、腰肌劳损、腘绳肌损伤、肌腱周围炎、腱鞘炎、滑囊炎、肌肉、肌腱、韧带、神经损伤、肌腱粘连和各种急慢性筋伤等。

② 肘拨法。

动作要领：医师以尺骨鹰嘴着力于施治部位，逐渐用力下压至一定深度，待局部有酸胀感时，按垂直于肌腱、肌腹、筋结的方向，进行前后或左右的往返用力拨动。一般3～5次为宜。

功用：舒筋活血，解痉止痛，消瘀散结，松解粘连。

适应证：腰背筋膜炎、第3腰椎横突综合征、腰椎间盘突出症、梨状肌损伤综合征、坐骨神经痛、腰肌劳损等。

（4）搓法。

动作要领：双掌相对，置于施术部位两侧并加以一定压力，以肘关节和肩关节为支点，从近心端至远心端开始，行相对用力、方向相反的前后来回搓动，上下往返移动数遍。频率约 200 次/分。本法也可采用拇指指腹和示指桡侧面对指、趾等部位进行操作。

功用：舒筋通络，调和气血，解痉止痛，祛风散寒。

适应证：颈椎病、胸胁迸伤、风湿痹痛及四肢伤筋等。

（5）点法。

动作要领：根据经络循行路线，以指代针，用拇、示、中指的指端，或指间关节突出部施力于穴位或治疗部位上，前臂与手指主动发力，逐渐用力下压，使刺激充分达到组织的深部，患者可感到局部有酸、麻、胀及痛的感觉。

功用：通经活络，宣通气血，调和脏腑，平衡阴阳。

适应证：各种痛症、筋伤、颈椎病、肩关节周围炎、肩峰下滑囊炎、胸腰椎骨关节炎、第 3 腰椎横突综合征、梨状肌综合征、臀上皮神经炎、腰椎间盘突出症、腰肌劳损、腰背筋膜炎、腰骶疼痛。

（6）滚法。

① 侧滚法。

动作要领：肘关节微屈，手呈休息位，使手背沿掌横弓排列呈弧面，用手背尺侧吸附于施术部位，前臂主动用力，带动腕关节做较大幅度的屈伸和外旋复合运动，使手背尺侧面在施术部位上连续不断地来回滚动。滚动幅度 120° 左右（腕关节屈曲时向外滚动 80°，伸直时向内滚动 40°），频率 60～160 次/分。前滚和后滚着力轻重之比为 3∶1，即"滚三回一"。

功用：舒筋通络，解痉散结；祛风散寒，调和营卫。

适应证：颈椎病、落枕、颞下颌关节紊乱症、面神经麻痹、肩关节周围炎、腰椎间盘突出症、腰肌劳损、坐骨神经痛、肢体瘫痪、麻木不仁、风寒痹痛，各种筋伤、运动损伤和疲劳等。

② 直滚法。

动作要领：肘关节屈曲 20°～40°，手握空拳，以示、中、环和小指的近侧指间关节为支点，前臂主动用力，带动腕关节进行屈伸运动，使示、中、环、小指的近节指背、指间关节背侧、掌指关节背侧为滚动着力面，在施术部位上做来回滚压揉动。频率 60～160 次/分。前滚和后滚着力轻重之比为 3∶1，即"滚三回一"。

功用：舒筋通络，解痉散结；祛风散寒，调和营卫。

适应证：筋伤、颈椎病、落枕、肩关节周围炎、腰椎间盘突出症、腰肌劳损、坐骨神经痛、肢体瘫痪、麻木不仁、风寒痹痛、各种运动损伤和疲劳等。

③ 斜滚法。

动作要领：拇指自然伸直，示、中、环及小指自然放松，呈半屈曲位，以小指的掌指关节或小指、环指的掌指关节侧面为着力点，紧贴于施术部位，以腕部均匀的前后往返摆动，带动掌指关节在施术部位上来回滚压揉动。滚动幅度在 60° 内。

功用：舒筋通络，解痉散结；祛风散寒，调和营卫。

适应证：筋伤、颈椎病、落枕、肩关节周围炎、腰椎间盘突出症、腰肌劳损、坐骨神经痛、肢体瘫痪、麻木不仁、风寒痹痛、各种运动损伤和疲劳等。

（7）叩法。

① 指叩法。

动作要领：五指自然分开，腕关节略微背伸，前臂主动运动，以小指侧面有节律性的叩击施术部位，发出有节奏的啪啪声，直至局部皮肤略发红晕为度。

功用：行气活血，舒筋通络。

适应证：头痛、肩痛、颈椎病、腰背酸痛、风寒痹痛、倦怠、疲劳、筋伤。

② 拳叩法。

动作要领：五指并拢，向掌心屈曲呈空拳状，拳眼向上；或双手握实拳，以小鱼际尺侧面为着力点，双拳交替叩击施术部位如击鼓状。频率由慢到快，频率 100～120 次/分，着力自轻而重，以患者局部有酸痛感为宜。

功用：行气活血，舒筋通络；疏松筋骨，消除疲劳。

适应证：颈椎病、肩关节周围炎、腰椎间盘突出症、坐骨神经痛、腰背酸痛、风寒痹痛、倦怠、疲劳及陈旧性筋伤。

（8）理法。

动作要领：一手持患者肢体远端，用另一手掌根部或拇指与其余四指相对拿住患者肢体近端，指掌部主动施力，做一松一紧有节律性的握捏、挤压，并循序由肢体的近端移向远端。如此反复进行数遍。可单手操作或双手交替操作。

功用：理筋通络，解痉止痛。

适应证：颈椎病、肩关节周围炎、四肢筋伤及疲劳等。

（9）拿法。

动作要领：拇指与其他手指相对，指腹钳形用力，方向与肌腹或韧带垂直，将肌肉、韧带拿起后松手复原，行一紧一松的拿捏。操作应连绵不断，来回进退，5～10 次为宜。拿的力量要轻重适宜，以局部酸胀、微痛或放松后感觉舒适为度。

功用：舒肌理筋，解痉止痛，疏通经脉，活血散瘀。

适应证：头痛、颈椎病、落枕、肩痛、肢节疼痛、肌肉疼痛、风寒痹症、膝关节骨性关节炎及肢体伤筋等。

（10）拍法。

动作要领：用一手或两手五指自然并拢，掌指关节微屈，形成空心虚掌，腕关节放松，以肘关节的屈伸发力，用腕关节摆动起落，带动虚掌在施术部位进行平稳而有节奏的拍打，以局部有热感或皮肤轻度充血发红为度。

功用：宣通气血，舒筋活络，祛风散寒，解痉止痛。

适应证：颈椎病、肩关节周围炎、腰背筋膜炎、腰椎间盘突出症、腰背疼痛、梨状肌损伤综合征、肢体酸痛、麻木不仁及风寒痹症。

2. 脊柱特定手法

1）扳法

（1）颈椎扳法。

① 坐位颈椎斜扳法。

动作要领：患者颈项部放松，头略前倾或中立位。医师站立于患者侧后方，一手扶按患者头顶部，另一手托住患者下颌部并轻轻向上牵引，两手协同施力，使其头部向一侧缓缓旋转，当旋转至最大限度而有阻力时，顺势施以小幅度快速扳动，常可听到"喀"的弹响声。

功用：舒筋活络，松解粘连，调整关节，矫正错位。

适应证：落枕、颈椎病、外伤后颈椎关节功能障碍等。

② 仰卧位颈椎斜扳法。

动作要领：患者仰卧位。医师坐于患者床头，一手托住患者枕后部，一手握住其下颌部，两手协调施力，先缓慢地将颈椎向头端方向牵引，在牵引的基础上将头转向一侧，当遇到阻力时顺势向同侧快速扳动，常可听到"喀"的弹响声。扳动时要掌握好发力时机，用力要快而稳。

功用：舒筋活络，松解粘连，调整关节，矫正错位。

适应证：颈部筋伤、落枕、颈椎病、颈椎后关节紊乱症、外伤后关节功能障碍等。

③ 颈椎旋转扳法。

动作要领：以向右扳为例。患者坐于矮凳上，嘱其颈项部放松。医师站于患者后方，以左手拇指推顶在患者病变颈椎棘突（或横突）旁，用右手（或肘窝）托住患者下颌部，令患者低头屈颈 15°～30°，然后嘱其顺着医生的右手在屈曲状态下向右慢慢转头，当旋转到最大限度而遇有阻力时，医师顺势施以小幅度快速地向右扳动，同时，推顶棘突的拇指向右用力推压，两手协调动作，常可听到"喀"的弹响声，有时医师拇指下亦有轻微的位移感。扳动时要掌握好发力时机，要用"巧力寸劲"，动作要快而稳。用肘窝托患者下颌操作时，可以先垂直向上牵引颈椎片刻，然后再做旋转扳动。

功用：舒筋活络，松解粘连，调整关节，矫正错位。

适应证：颈部筋伤、落枕、颈椎病、颈椎后关节紊乱症、外伤后关节功能障碍等。

④ 颈椎旋（转）提法。

动作要领：嘱患者颈部自然放松，主动将头部水平旋转至极限角度，并做最大限度屈曲，使之有固定感。医师上身前倾，胸部靠紧患者后枕部，以肘部托住患者下颌，轻轻向上牵引 3～5 秒钟后，用短力快速向上提拉，常可听到"喀"的弹响声。扳动时要掌握好发力时机，用力要快而稳。

功用：舒筋活络，松解粘连，调整关节，矫正错位。

适应证：颈部筋伤、落枕、颈椎病、颈椎后关节紊乱症、外伤后关节功能障碍等。

（2）胸椎扳法。

① 扩胸牵引扳法。

动作要领：患者取坐位，十指交叉相扣抱于颈后部。医师站于患者后方，一脚尖踏于方凳上，并以该侧膝关节抵住其背部胸椎病变处，两手分别握扶患者两肘。先嘱患者作前俯后仰运动，并配合深呼吸。即前俯时呼气，后仰时吸气。如此活动数遍后，待患者身体后仰至最大限度时，医师随即用"巧力寸劲"将其两肘部向后方突然拉动，与此同时膝部向前顶抵，常可听到"喀"的弹响声。

功用：舒筋活络，松解粘连，调整关节，矫正错位。

适应证：胸胁迸伤、胸椎后关节紊乱症、胸椎外伤后关节粘连和活动障碍等。

② 胸椎对抗扳法。

动作要领：患者坐位，两手十指交叉抱于颈后部。医师站在患者后方，两手臂自其两腋下伸入，并握住其前臂下段，一侧膝部顶压住病变胸椎棘突处。然后握住前臂的两手用力下压，两前臂则用力上抬，将其脊柱向上向后牵引，而抵顶患椎的膝部也同时向前、向下用力，与前臂的上抬形成对抗牵引。持续牵引片刻后，两手、两臂与膝部协同用力，以"巧力寸劲"做一突然而有控制的快速扳动，常可听到"喀"的弹响声。

功用：调整关节，矫正错位。

适应证：肋椎关节错位、胸椎后关节紊乱症等。脊柱与内脏相关疾病。

（3）腰椎扳法。

① 腰椎斜扳法。

动作要领：患者健侧下肢紧贴床面伸直，患侧下肢在上，屈髋屈膝各约 90°，腰部放松。医师一手（或肘部）按压在患者的肩部，另一手（或肘部）按压在患者的臀部，然后两手同时向相反方向缓缓交错推扳，当感到有明显阻力时，再突然施加一个瞬时的大幅度推扳，使腰部产生旋转，此时常可闻及"喀嗒"的响声。医师也可让患者俯卧，一手扳住患者的肩部，另一手按住患者的臀部，两手同时向相反方向用力，使腰部产生后伸和旋转活动。

功用：舒筋通络，解痉止痛，调整关节，矫正错位。

适应证：腰部筋伤、腰椎后关节紊乱症、腰椎后关节滑膜嵌顿、腰椎间盘突出症、假性腰部滑脱症。

② 腰椎定点扳法。

动作要领：以向右扳为例。患者坐于方凳上，腰部放松，两足分开与肩同宽。助手面对患者站立，用两腿夹住患者左腿，双手按住大腿根部，以维持患者下半身固定。医生坐于患者后方，左手拇指抵在患椎的棘突旁，右手自患者右腋下穿过，绕至颈后，以手掌扶握其颈项部；首先嘱患者腰椎慢慢前屈、右旋，待处于最大限度时，医师右手瞬时用力将腰椎向右旋转扳动，左手拇指同时用力向右推顶棘突，常可闻及"喀嗒"的响声或感到拇指下有棘突轻微的位移感。

功用：舒筋通络，解痉止痛，调整关节，矫正错位。

适应证：腰部筋伤、腰椎后关节紊乱症、腰椎后关节滑膜嵌顿、腰椎间盘突出症、假性腰部滑脱症。

③ 腰部后伸扳法。

动作要领：患者俯卧，两下肢并拢，自然放松。医师一手按压于患者腰部，另一手臂托抱住其两下肢膝关节上方并缓慢上抬，使其腰部后伸。当后伸至最大限度时，两手协调施力，同时做相反方向的瞬时用力扳动。

功用：舒筋通络，解痉止痛，调整关节，矫正错位。

适应证：腰部筋伤、腰椎后关节紊乱症、腰椎间盘突出症、假性腰部滑脱症、腰肌劳损、第 3 腰椎横突综合征、骶髂关节损伤等。

2）背法

（1）后伸背法。

动作要领：医师与患者背靠背站立，两臂从患者腋下穿过，以肘窝拐住患肢肘窝，双肘屈曲相互反扣。然后屈膝、弯腰挺臀，将骶部对准患者的腰部。慢慢将患者背起，使其双足离开地面，行上下或左右晃动，待患者腰部放松时，快速地伸膝屈髋挺臀，以加大对患者腰部的后伸牵引幅度。

功用：舒筋通络，调整关节，矫正错位。

适应证：腰椎间盘突出症、腰椎后关节紊乱症、腰椎滑膜嵌顿、急性腰扭伤、胸胁迸伤、腰骶关节错位、岔气等。

（2）侧背法。

动作要领：以治疗右侧为例。患者站立，右侧上肢置于医生颈后。医师站立于患者右侧，以左髋顶住患者右髋部，左手扶住患者腰部，右手握住患者右手。医师右脚向右跨出一步并带动患者向右侧曲，至最大限度时，医师以左髋瞬间向左推顶患者的右髋，以加大患者腰部右屈的角度，随即将患者慢慢放下，防止患者因体位性改变和颅内压改变而跌倒。整个动作要协调连贯。

功用：解痉止痛，正骨理筋。

适应证：腰椎间盘突出症、腰椎后关节紊乱症、腰椎滑膜嵌顿、急性腰扭伤、胸胁迸伤及岔气。

3）摇法

（1）摇颈法。

动作要领：嘱患者颈部放松。医师站立于患者背后或侧方，一手扶按患者头顶后部，另一手扶托患者下颌部，两手反方向协调施力，使患者头部产生缓慢、协调的顺时针或逆时针方向的环形摇转运动。医师也可用两手拇指分别托顶住患者两侧枕骨粗隆下方，其余手指托住患者下颌部，两前臂的尺侧分别按压在患者的肩部，在双手端提患者颈部的同时，缓慢进行头颈部的环转摇动。摇转的幅度应控制在颈椎生理活动范围内，由小到大，逐渐增加活动幅度。摇转的速度要缓慢柔和，开始摇转时速度更宜缓慢。

功用：舒筋活络，松解粘连，纠正错位，滑利关节。

适应证：颈部筋伤、落枕、颈僵、颈椎病、肌性斜颈、外伤和术后颈椎功能障碍等。

（2）摇腰法。

① 仰卧位摇腰法。

动作要领：患者仰卧，两下肢并拢，屈髋屈膝。医师站于患者侧方，双手分别按住患者两膝部或一手按患者膝部，另一手握持患者足踝部，两手臂协调用力，带动患者腰部进行顺时针方向的环形摇转运动。然后同样进行逆时针方向的环形摇转运动。摇转活动的幅度应由小到大，逐渐增加。摇转的速度宜缓慢自如。

功用：舒筋活络，解痉止痛，松解粘连，调整关节。

适应证：腰部筋伤、腰痛、腰僵、腰椎间盘突出症、腰椎后关节紊乱症、腰椎骨性关节炎、腰肌劳损、第3腰椎横突综合征、外伤和术后腰椎功能障碍等。

② 俯卧位摇腰法。

动作要领：患者俯卧，两下肢伸直。医师一手按在患者腰部，另一手托抱患者双膝关节上方，带动患者腰部进行顺时针方向的环转运动。然后同样进行逆时针方向的环转运动。摇转活动要协调，幅度应由小到大，缓缓进行。摇转时，按压于患者腰部的手可以上下移动和适当施压,以调节摇转作用的腰椎节段和幅度。

功用:舒筋活络,解痉止痛,松解粘连,调整关节。

适应证:腰部筋伤、腰痛、腰僵、风湿痹痛、腰椎间盘突出症、腰椎后关节紊乱症、腰椎骨性关节炎、腰肌劳损、第 3 腰椎横突综合征、外伤和术后腰椎功能障碍等。

③ 坐位摇腰法。

动作要领:患者坐在床上,双膝伸直,腰部放松。助手站于前方,双手按住患者膝关节予以固定。医师站在患者背后,双臂从患者腋下穿过,十指交扣,环抱患者胸部,在轻轻向上牵引下行顺时针或逆时针方向的环转摇动。

功用:舒筋活络,解痉止痛,松解粘连,调整关节。

适应证:腰部筋、腰痛、腰僵、腰椎间盘突出症、腰椎后关节紊乱症、腰椎骨性关节炎、腰肌劳损、第 3 腰椎横突综合征、外伤和术后腰椎功能障碍等。

④ 站位摇腰法。

动作要领:患者双手扶墙站立,腰部微屈,肌肉放松。医师站在患者侧方,双手掌分别对按于患者腰部和脐部,抱持并带动患者腰椎行顺时针方向的摇转运动,然后同样行逆时针方向的摇转运动。

功用:舒筋活络,解痉止痛,松解粘连,调整关节。

适应证:腰部筋伤、腰痛、腰僵、腰扭伤、岔气、腰椎间盘突出症、腰椎后关节紊乱症、腰椎骨性关节炎、腰肌劳损、第 3 腰椎横突综合征、外伤和术后腰椎功能障碍等。

(八) 触发点治疗

1. 肌筋膜触发点概述

人的活动中难免会遇到各种各样的损伤,急性损伤可以直接引起肌肉疼痛和急性肌筋膜疼痛触发点,如果这些急性疼痛得不到良好和彻底的治疗,就可以发展为慢性骨骼肌疼痛。更常见是,这种慢性骨骼肌疼痛以后不需要有肌肉本身的损伤,只要机体任何组织和结构有损伤,都可以被引发。在临床上,这种情况被称为慢性肌肉疼痛综合征或肌筋膜疼痛综合征(MPS);而这种疼痛综合征都是由肌筋膜触发点(myofacial trigger points,MTrP)所引起的。

触发点疗法需要重点关注的几个问题:①临床上往往患者感到疼痛的部位不是病灶所在的部位。如,患者肩关节疼痛常不是真正的肩关节疼痛,而是周围相邻的冈上肌或冈下肌病变引起的,灭活这些触发点可以明显缓解肩关节疼痛症状。因此,在诊断上要特别注意。②治疗时,要结合肌肉触发点病变考虑综合治疗,特别是症状明显的患者,不能以单一方式进行治疗。③针刺治疗时要注意以下交代的几个安全要点,即明确的酸痛点、疼痛的识别、拉紧带。牵涉痛和局部抽搐反应是肌筋膜触发点精准定位的征象。如果能够精准地诊断,治疗效果也相当有效。

2. 病因学

肌筋膜触发点的发病率很高,可以发生于各个年龄段,但多发于成年和老年人,发病原因较多,但最常发生在慢性损伤之后。肌筋膜触发点疼痛又称为肌筋膜疼痛综合征,是引起腰背痛、颈肩痛、腰腿痛以及关节周围痛的常见的慢性疼痛病。如此高的发病率却没有一个公认的行之有效的治疗方法,原因可能是对此疾病的发病机制、病理生理了解不够深入。

软组织的伤害是活化潜伏肌筋膜触发点最主要的原因,可以是炎性变化,也可以是退行性变,或是两者同时存在。炎性变化最初可以由损伤引起。如果急性损伤不能够完全地被治愈或治疗方法不当和不彻底,就会转化为慢性的骨骼肌疼痛。慢性炎性伤害也同样能够由慢性反复性的细小创伤造成,也可以在已存在退行性变的基础上被细小的损伤而引发。这种细小的损伤在正常情况下一般不会对正常组织造成伤害,但如果有退行性变,就可以造成对正常组织的伤害,肌肉也是如此。退行性变可以由局部循环障碍、血管数量减少而造成;这种血循环贫瘠的状况可见于随年龄增长的改变、急性损伤后的组织水肿以及慢性损伤后的瘢痕组织。因此,无论是炎症还是退行性变都可以促进潜伏或隐性的肌筋膜触发点向活动的肌筋膜触发点转化。

导致肌肉触发点的各种因素主要有以下几点:

(1)创伤:创伤是引起骨骼肌触发点最多见、最常见的因素。

(2)中枢神经系统和生物力学因素:本体感受在区域性关节周围肌内的紊乱,可以造成对这些肌的协调、协同、交替抑制功能失调,最后引起其中某块肌的肌筋膜触发点。在生物力学发生改变的条件下,肌肉发生不平衡状态,造成相应的肌肉损伤,从而形成触发点。

(3)退行性变:骨和关节结构退行性变、骨质疏松以及筋膜柔性丧失,本体感受不敏感,都会造成某个局部易于损伤,从而引起肌筋膜触发点。

(4)情感心理应激:精神紧张和焦虑症发生后通常可能增加交感神经系统的输出,导致肌肉张力的增高、易疲劳和降低肌筋膜触发点的疼痛阈值,由此加重触发点的疼痛。

(5)代谢异常:代谢异常会造成重症肌筋膜触发点,尤其是甲状腺和雌激素缺乏。

(6)营养缺乏症:营养缺乏也是导致慢性肌肉疼痛的常见原因之一,尤其是维生素和矿物质的不足,它们可以造成持续不愈的肌筋膜疼痛触发点。

(7)慢性感染和机体免疫低下:很多的病毒性感染都容易活化骨骼肌的隐性肌筋膜触发点,引起骨骼肌慢性疼痛或骨骼肌的慢性肌筋膜疼痛触发点。

(8)其他因素:最常见的是自身变态反应性疾病,如纤维肌痛症,造成全身骨骼肌慢性疼痛明显。

3. 临床特点

肌筋膜疼痛触发点是一个受累骨骼肌上能够激惹疼痛的位置,通常可在这个位置上摸到一个拉紧的带和条索样结节,挤和触压时疼痛,并且能引起远处的牵涉痛、压痛和交感现象,包括临床上所涉及的许多头颈、躯干和四肢的疼痛。一块受累的肌肉常有几个不同的固定疼痛点,每一个疼痛点都有自己固定的触发牵涉痛区域。一个原发疼痛点可触发另一个邻近疼痛点,第二个疼痛点又可触发更远处的疼痛点,从而造成远距离牵涉痛。牵涉性的头痛可造成失眠和精神焦虑。各个触发点引起的临床综合征都有各自的特征。

正常人体的每一块肌肉都可以因某些慢性损伤而引起一个或多个潜在的触发点,这些潜在的触发点仅有局部的疼痛,被某些原因致痛后变为活动触发点而患病,然后触发远处的牵涉痛和局部的其他症状。潜在的触发点常处于休眠状态,还可引起受累的肌无力、骨骼肌的牵张范围减小和关节运动受限,持续多年并被某些原因激活,如创伤、急性过牵、超用疲劳、劳累、受凉、抵抗力下降和反复感冒等。

4. 诊断依据

(1) 病史：突然发作的肌肉过用或跟随发作的短暂时期后的疼痛,反复和慢性过用受累肌肉而引起的肌痛,无明原因的肌痛。

(2) 压痛点和条索状结节：肌肉有明显的触压疼痛点,疼痛点处可触及紧张带或收缩性结节。

(3) 牵涉痛：每个肌的痛点(触发点)伴有特征性的远处牵涉痛。

(4) 局部抽搐反应：快速触诊和针刺痛点(触发点)可引发局部颤搐。

(5) 姿势、运动范围和牵张范围受限：触发点的产生,可使得受累的肌肉或关节的活动范围受限或活动范围减少。

(6) 睡眠不足时加重或易疲倦和睡眠异常。

(7) 局部交感现象：有些病情较重的患者触发点干扰了自主神经系统,造成触发点受累区域出现交感神经症状。

(8) 客观诊断指标：肌电图可以记录到触发点的自发性电位,MRI 和 B 超检查可以见到相关肌肉增厚的影像。

5. 治疗原则

(1) 确定关键触发点：首先必须明确即将给予治疗的触发点就是导致患者主诉的那些疼痛的原因。当一个触发点变得异常活跃时,这个区域内的其他潜在触发点也会被激活。这些活化的触发点叫做卫星触发点,它们不是引起疼痛的关键触发点。可以通过让患者指出疼痛最明显的触发点来确定,关键触发点引发的疼痛远大于那些卫星触发点所致的疼痛。另外,这个关键触发点受压时,会诱发或加重卫星触发点的牵涉痛。而如果受压的是卫星触发点,则不会引发关键触发点的牵涉性疼痛。

(2) 非侵入性治疗与有创治疗：触发点的治疗应该首先选择保守治疗(如理疗等非侵入性治疗),而非有创治疗(如注射及外科手术等侵入性治疗)。这个原则同样适用于治疗基础病理损伤。

(3) 肌筋膜触发点的急性与慢性期：在急性期,触发点的活化有防御一些急性外伤性损害的作用(主要是因为疼痛而回避了一些可能干扰康复的过度活动),这时在急性期这个触发点不应予以灭活,除非疼痛无法忍受。应该首先对基础病理损伤进行相应的治疗,当这个损伤得到充分的治疗后,相应活化的触发点通常不需要治疗而消失。

(4) 浅表与深部的触发点：控制触发点疼痛最有效的方法之一是深压按摩治疗。这个方法很容易用于浅表的触发点,而深部的则不能。深部的触发点可通过牵张法或其他如超声、激光、针灸及局部注射来治疗。

(5) 维持因素：维持因素是指那些可能导致活化的触发点持续存在或者触发点的疼痛加重的因素。为了获得满意的治疗效果,在治疗触发点时,这些因素应该予以纠正或去除。

(6) 宣教：在治疗之前,应该向患者解释疾患的原因、病理生理、治疗和预防的原则,特别是治疗可能带来的并发症。指导患者或家属回家后的自我康复治疗如肌肉牵张、局部按摩及热敷等。

6. 治疗方法

(1) 手法治疗：对触发点按压后再对肌肉进行牵张和按摩。因为触发点被按压后可以起到镇痛的作用,从而避免了对受累肌肉牵张时的疼痛。深部重度按压可以破坏触发点。

(2)肌肉牵张和冷喷雾疗法:这种方法又称为"牵张和喷雾"。牵张是指对有触发点疼痛的肌肉进行持续性牵张。由于关节的存在,不同位置的肌肉有不同的牵张方法。冷喷雾是指快速对表面皮肤冷却的方法来达到神经反馈性镇痛,这种方法是用氯乙烷、氟甲烷或其他冷喷雾剂,顺一定的方向(从触发点到牵涉痛处)反复地喷在正在被牵张的肌肉的皮肤表面上。必须记住的是要在牵张肌肉的状态下进行冷喷雾。其原理是应用冷来抑制疼痛向中枢的传入,可使触发点处的张力带更大限度被拉松。疗程中或疗程后辅以局部按摩。

(3)针刺疗法:针刺是反复在不同的方向上穿刺来破坏或刺激触发点和张力带,从而灭活感觉神经元的疼痛感觉。一般有干针和湿针两种方法:干针是用银针(较一般针灸针粗)和注射针头,而湿针仅用注射针头。用湿针是为了避免反复穿刺和牵张时的疼痛和酸胀痛,可以滴注镇痛药。

针刺之前,应仔细确定肌筋膜触发点的精准位置,针尖触及肌筋膜触发点上的敏感位点,可引发抽搐反应。为了加强临床的效果,一般要求采用"快进快出"的技术,这样可以提供高强度的刺激以诱发抽搐反应,要尽可能多地引出抽搐反应。

(4)肉毒素注射治疗:肉毒素可以阻断乙酰胆碱在神经肌间隙的释放,使活动过度的肌肉放松,从而也使局部缺血状况得以缓解;同时也阻止乙酰胆碱的摄入,使进入脊髓的通路被阻断。常用的肉毒素有 A 和 B 两型,多用 A 型,如果 A 型失效可以改用 B 型,但仍需要通过对受累肌的牵张锻炼来巩固肉毒的疗效。这种方法因为麻烦不适用于骨科医师,但不妨一试。对运动员应用时要小心,可能会造成肌肉力量减小。

(5)治疗的同时要补充各种维生素,同时给予改善周围循环的药物,这种药物配用需要一个长期疗程。维生素是机体酶学的必要成分,与各种蛋白质和组织合成有关。因为机体每天都需要维生素来完成自我新陈代谢。在损伤修复期,维生素的利用率成倍增加,如果维生素在机体内缺乏就可以引起多发性肌触发点的产生,特别是水溶性维生素的缺乏更容易引起肌触发点疼痛。西盟等认为大多数触发点疼痛患者都有机体内的维生素缺乏和正常低限的维生素含量。酗酒可以造成维生素缺乏,不同的饮食习惯均可以引起不同程度和不同种类的维生素体内不足。因此,长期恰当地补给多种维生素,如多维元素片(21 金维他或者善存),有利于对治疗的巩固和减少复发。由于补给维生素的剂量是药典量,对身体无害,停药时间可由患者自定。如果患者经济有困难,可以仅给予一些水溶性维生素,如维生素 B_1、维生素 B_6、复合维生素 B、维生素 C 等。

(九)疼痛介入治疗

疼痛介入技术是以影像诊断学和临床诊断学为基础,在医学影像设备的引导下,结合临床治疗学原理,通过各种穿刺针和导管等器材对各种病变进行超微创治疗。

介入治疗的技术特点:第一是微创性。一般通过穿刺进行,伤口非常小,内部创伤也非常少。第二是可重复性。不同于手术,介入治疗可以在同一途径进行多次治疗。第三是精准性。所有的介入治疗都在医学影像设备的引导下进行,使得介入治疗精准到位,具有诊断和治疗的精准性。第四是疗效快。在精准定位与正确操作的基础上,介入治疗往往有着立竿见影、迅速缓解症状的作用。第五是安全性。介入治疗是在医学影像设备的引导下进行的,对于技术成熟的医师,安全性很高,并发症发生的风险非常低。第六是诊断、治疗的双重性。介入治疗是一种诊断性的治疗,在介入治疗的过程中既是一种缓解疼痛的治疗,也是验证病变位置的诊断。对于临床上病情比较复杂、影像学检查较难鉴别的情况,这种诊断性的治疗尤为有价值。

在反复的临床实践中,我们所在的团队主要采用在 X 线下选择性神经根阻滞治疗以及椎旁神经阻滞治疗较多,在症状的快速缓解上有着常规保守治疗所无法比拟的效果,下文做简单介绍。

1. X 线引导下选择性脊神经根阻滞

1) 选择性神经阻滞概述

椎间盘突出症、椎管狭窄等引起神经根症的疾病,是由受伤害的部位产生疼痛的传导物质(致痛物质),直接作用于神经而引起疼痛,同时累及神经周围组织,形成疼痛恶性循环。患者保守治疗的目的是使神经根的炎性水肿消退,解除或减轻对神经根的刺激或压迫。炎症区域主要在突出的椎间盘周围,包括硬膜外前间隙、侧隐窝及椎间孔,有的可累及椎间关节。选择性神经根阻滞不但可以阻断这种疼痛的恶性循环,更可以把相应的药物靶点注射到椎间盘的周围,达到很好的治疗效果。神经根阻滞是作一次阻滞后能获长时镇痛的非常有效的疗法,因操作时可能存在短暂的疼痛,应严格掌握正确的操作技术。

2) 选择性神经阻滞的意义

传统的保守治疗虽然有着良好的疗效,并且使得患者免受手术创伤之苦,但是存在着起效时间较长、临床疗效不确定等弊端。而手术是较为快速解决椎间盘或者椎管内压迫的手段,包括现在较为盛行的脊柱内镜微创手术,但是手术也可能存在创伤、感染及神经损伤等风险,并且有些患者难以接受手术的方式。而选择性神经根阻滞这一介入治疗的方式,介于保守治疗及手术治疗之间,能起到很好的"中间桥梁"作用。因此,很多时候又称为诊断性治疗。在神经根受压或受刺激时,尤其是急性期,选择性神经阻滞急性止痛的效果非常明显;即使是需要手术治疗的患者,行选择性神经阻滞可有效判断问题所在的神经根及相应椎间盘,为手术的成功创造条件。

3) 在 X 线引导下选择性神经阻滞的具体操作

(1) 选择性颈神经根阻滞治疗。颈椎选择性神经根阻滞治疗一般以颈椎椎间孔硬膜外的注射为多,可以治疗伴有或者不伴有轴向疼痛的神经根刺激导致的根性症状。

患者通常采用仰卧位,C 臂机斜行向有症状的一侧,调整倾斜角度使得椎间孔最大化,进针方向与 C 臂机放射线平行,针尖的位置位于椎间孔的背侧和后侧,以免损伤椎动脉。

在颈神经根的选择上,如果临床上判断是 C6 神经的问题,则阻滞的阶段在 C5/C6 的椎间孔处,出孔根为 C6,其他的神经根以此类推。此类操作最大的风险来自颈部的椎动脉以及颈椎的脊髓,如下图,椎动脉的投影在椎间孔的前缘,因此穿刺的靶点需位于椎间孔的背侧。深度在正位片的情况下,不能超过侧块的中线,这样的位置才能保证安全(见图 5 - 2)。

当穿刺针在穿刺路径下进入,通过前后位视图确认针尖没有超过侧块的正中线,并且通过多平面的影像确认针尖的最终位置,然后观察造影剂的具体流向(见图 5 - 3)。如果是理想的沿神经根分布图像,则可以缓慢注入神经阻滞药液[0.9%生理盐水 1 mL＋0.5%利多卡因 1 mL＋倍他米松(得宝松)1 mL]

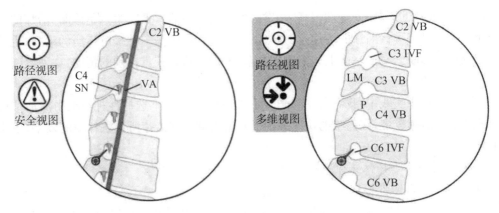

图 5-2　颈神经根阻滞穿刺示意图

（修自《影像引导脊柱介入治疗图解》）

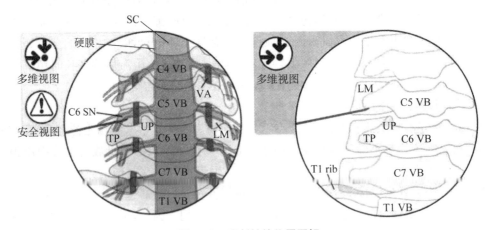

图 5-3　穿刺针的位置图解

（修自《影像引导脊柱介入治疗图解》）

理想的造影剂分布应该如图 5-4 所示。

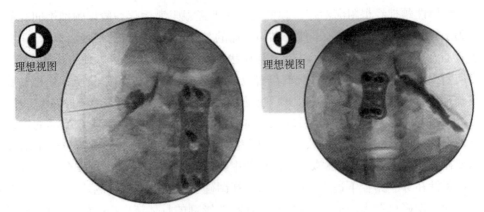

图 5-4　造影剂分布图示

（修自《影像引导脊柱介入治疗图解》）

（2）选择性腰神经根阻滞治疗。

① 神经上穿刺路径。穿刺路径在神经上方，阻滞的是出孔根，阶段在下一位椎间盘间隙。例如，L4/L5 椎间盘突出压迫 L5 神经根，需从 L5/S1 间隙进针，阻滞的是 L5 神经根（出孔根）。在 L5/S1 椎间盘突出压迫 S1 神经根时，还需要经过骶孔行 S1 神经根的阻滞。具体方法：患者取俯卧位，中下腹垫薄枕，C 型臂腰骶部透视明确穿刺受累节段平面，常规消毒铺巾。L1～L5 神经根阻滞是向同侧倾斜透视机，以获得"安全三角"的合适影像和神经上针尖位置的理想路径，针尖的目标位置正好位于"Scotty 狗""下巴"之下（即邻近小关节间隙和椎弓根下，见图 5-5）。

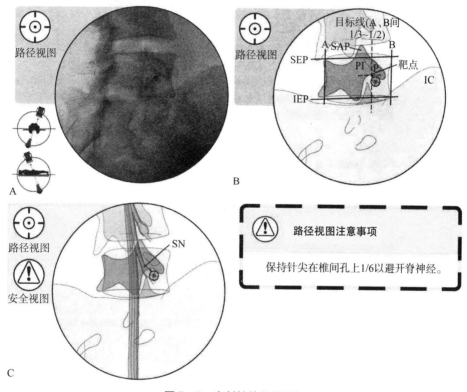

图 5-5　穿刺针的位置图解

（修自《影像引导脊柱介入治疗图解》）

正位片显示穿刺针在横突下和下终板之间，椎体外侧缘，针不应该超过椎弓根中线；侧位片显示穿刺针位于椎弓根下，椎间孔上切迹处，确认正侧位 X 线穿刺到位后注射 0.5～1mL 造影剂，显示造影剂沿神经根走行分布扩散，即可对靶脊神经根缓慢推注神经阻滞药液[0.9％生理盐水 1mL＋罗哌卡因 1mL＋倍他米松（得宝松）1mL]（见图 5-6）。

② 神经下穿刺路径。穿刺路径在神经下方，阻滞的是下行根并靠近突出的椎间盘，阶段在同位椎间盘间隙。例如，L4/L5 椎间盘突出压迫 L5 神经根，从 L4/L5 间隙进针，阻滞的是 L5 神经根（下行根）。具体方法：患者取俯卧位，中下腹垫薄枕，C 型臂腰骶部透视明确穿刺受累节段平面，常规消毒铺巾。同侧倾斜透视机，C 形臂向症状侧倾斜 10°～30°。靶点是上关节突和下一椎体 SEP 交点，保持针尖在椎间孔下 1/3 处或"孔的较低处"（见图 5-7）。

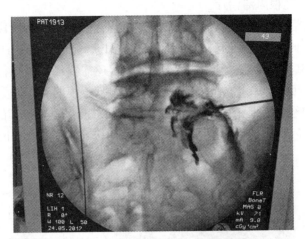

图5-6 注入造影剂后的神经根显影

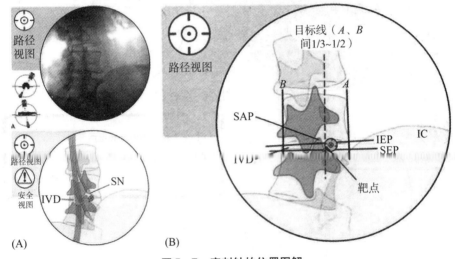

图5-7 穿刺针的位置图解

正位片显示针尖位于下位椎弓根上缘及上位椎体下缘的椎间盘间隙,侧位片显示穿刺针位于椎间孔下切迹。确认正侧位 X 线穿刺到位后注射 0.5~1 mL 造影剂,显示造影剂沿神经根走行分布扩散,充盈神经根袖,即可对靶脊神经根缓慢推注神经阻滞药液(见图5-8)。

2. 椎旁神经阻滞

选择性的脊神经根阻滞治疗精准、有效,但对于不少没有相关影像设备的医疗机构或基层机构而言,有一种简单易行的神经阻滞可以徒手进行操作,并且达到比较好的效果,这个方法就是椎旁神经阻滞治疗。

(1)后路颈椎椎旁神经阻滞:正后入路的颈椎椎旁神经阻滞是比较安全的,因为颈椎后面有椎板,骨质结构的屏障使得穿刺针无法伤及神经、血管,并且颈椎的椎板呈"叠瓦状",如果排除本身椎板缺失等罕见的先天因素所致可能暴露神经、血管的因素,颈椎棘突旁进针是非常安全的。

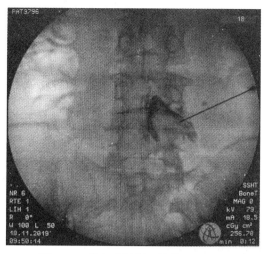

图5-8　注入造影剂后的神经根显影

操作方法：患者取坐位或俯卧位，颈部前屈。确定要阻滞的颈椎节段的棘突，距棘突中线旁开2～3cm为穿刺点，局部皮丘后少量逐层浸润麻醉，穿刺针针尖稍往尾侧更为安全，进针直至触及骨样感提示已到颈椎椎板外侧，将套在针体深度的标记物退至距离皮肤1cm处。稍退出整个针体2～3cm，沿原穿刺路径稍偏外进针，直至标记物触及皮肤。注入空气后出现阻力消失则预示着已经到达椎旁间隙，此间隙在颈部相通，可以使药液扩散到相邻的神经节段。每个穿刺部位可以注入10mL左右的药液（包含生理盐水、利多卡因、倍他米松等）。

值得注意的是利多卡因在表皮局麻与神经阻滞药液的浓度是不一样的，表皮局麻浓度可以在0.5%～1%，而神经阻滞药物中利

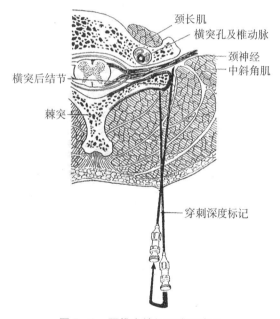

图5-9　颈椎旁神经阻滞示意图

多卡因的浓度不宜超过0.5%，一般以0.25%为佳，腰椎椎旁神经阻滞同样适用（见图5-9）。

（2）后路腰椎椎旁神经阻滞：相比颈椎神经阻滞，腰椎神经阻滞要更加安全，临床上的操作性更强，对腰椎神经根急性压迫或刺激导致的神经根症状采用本法，简单快速有效（见图5-10、图5-11）。

操作方法：患者取坐位或俯卧位，确定穿刺部位的腰椎棘突，在患侧棘突旁开3cm处做局部皮丘，局部皮丘后少量逐层浸润麻醉，穿刺针垂直进入，进针直至触及骨样感提示已到腰椎横突，将套在针体深度的标记物退至距离皮肤1cm处。稍退出整个针体2～3cm，沿原穿刺路径稍偏上进针，直至标记物触及皮肤。注入空气后出现阻力消失则预示着已经到达椎旁间隙，此间隙在腰部相通，可以使药液扩散到相邻的神经节段。每个穿刺部位可以注入

15～20 mL 的药液(包含生理盐水、利多卡因、倍他米松等)。

3. 注射治疗的注意事项

1) 禁忌证

(1) 凡是有与注射药物有关的药物过敏史的患者不适合此类治疗。

(2) 肝肾功能不全的患者。

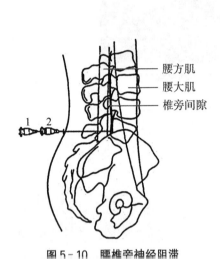

图 5-10 腰椎旁神经阻滞

1. 穿刺针抵椎板；2. 穿刺针抵椎间孔外侧椎
旁间隙内

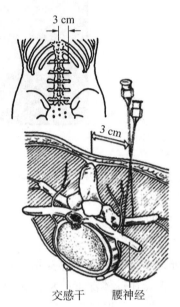

图 5-11 腰椎旁神经阻滞

(3) 医者没有掌握注射的方法、作用、机制以及急救措施。

(4) 诊断不明确时,因注射治疗的止痛作用可能会导致延误病情或干扰诊断、治疗。

(5) 注射部位皮肤情况较差,甚至可能存在感染病灶以及全身感染性疾病的患者。

(6) 年老体弱不能耐受者,或者高血压、糖尿病控制不好,全身情况不佳的患者。

2) 意外事故处理

(1) 注射药物误入蛛网膜下隙。此类为脊神经阻滞最为严重的事故,如果发生在颈部可能会造成生命危险。对于有 X 线引导下的神经阻滞,造影剂的流向是判断注药是否安全的一个非常有效的方式。徒手的椎旁神经阻滞,针尖方向一定要避免向中线,需在椎旁针尖稍偏外,注药前必须回抽,确保无脑脊液吸出,方可注药。一旦意外将药液注入蛛网膜下隙,立即将患者置于头高体位,进行脑脊液置换,数小时内反复注入生理盐水(每次 10 mL)。同时,严密观察患者的病情变化,监测生命体征,根据不同的情况采取相应的急救措施。

(2) 血管损伤：在颈部,椎动脉是比较容易损伤的血管,尤其是在非后路的斜位穿刺。在 X 线的引导下一定要反复多平面确定针尖的位置与深度,始终让针尖在安全的位置。注入造影剂则是保障安全的最后一步,如果针尖在血管内,则造影剂消散速度非常快,此时应该禁止注药。还有就是注药前必须要回抽,回抽无血时方可注入药液。

（3）注射药物的过敏与中毒反应：局麻药物及激素类药物的过敏反应较为少见，但在局麻或注射药物过程及之后出现头晕、面色潮红、发热、恶心、呕吐、心慌、胸闷甚至意识障碍时，应立即停止注射药物，轻者可平卧休息，观察病情，严重者需抗过敏治疗。如发生心脏、呼吸骤停，则立刻启动心肺复苏流程。因此，有条件的情况下，神经阻滞治疗尽可能行心电监测并开通静脉通道，以保证注药的安全及过敏时的急救处理。

（十）体位治疗

体位疗法包含舒适体位原则及顺势体位原则，具体也包括垫枕、制动等一些常见的操作方法。

1. 体位治疗的概述

体位治疗在各种专著里比较少涉及，因其暂时没有一个统一的、规范的方法和操作流程。因此，暂无关于体位治疗较为权威的定义。但是在临床的实践过程中，体位治疗在急性疼痛及疾病愈合过程中往往有着不错的疗效，体位治疗也因此成为我们在疾病治疗过程中的一个比较重要的环节，贯穿着整个疾病的诊疗过程。

骨科疼痛的体位治疗其实指的就是在骨科相关的疼痛疾病过程中，根据患者的具体疾病特点以及自身的感受，采取相应的舒适体位或者顺势体位，可以减轻或者消除疼痛的一种治疗方法，这种办法不是一成不变的，也没有统一的标准，完全是按照患者的舒适原则以及症状缓解原则来调整。

2. 体位治疗的具体运用

（1）颈部疼痛的体位治疗：颈椎疾病所致的疼痛很多与颈部体位改变有关，很多急性突出并且伴有颈椎曲度反张的患者，往往需要先顺应其病变的体位才能首先缓解疼痛，如很多此类患者往往都要采用低头位，疼痛才得以减轻。因此，临床上通常指导患者在卧床时垫高枕头，坐位和立位时佩戴颈部支具使得头部保持前屈状态，等急性期症状缓解之后再慢慢指导患者后伸活动、颈后垫枕等来纠正生理曲度。

有些颈部疼痛的患者则可能出现低头时颈部疼痛明显，后仰时疼痛减轻，这个时候我们则需要指导患者以后伸体位为主，顺应其舒适体位进行疼痛缓解（见图 5 - 12）。

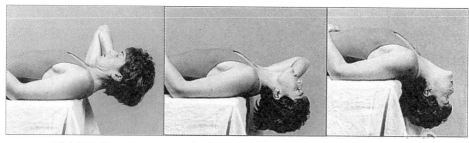

手支撑头部　　　　　　在用一只手支撑住头部　　　　逐步把手移开，并尽可能地
　　　　　　　　　　　的同时，缓慢地仰头　　　　看地板，将头部的动作幅度
　　　　　　　　　　　　　　　　　　　　　　　做到最大

图 5 - 12　颈椎体位治疗

（修自《麦肯基疗法》）

（2）腰部疼痛的体位治疗：与颈部疼痛的体位治疗类似，腰部疼痛的体位治疗多涉及腰的前屈、后伸体位的调节，如腰椎管狭窄症的患者，后伸体位时疼痛明显加重，我们可以指导其坐位时弯腰，卧位时胸背部垫高，以调节体位的方式来缓解症状，从而达到治疗的效果。

与颈部体位调节所不同的是，腰部疼痛的体位调节还涉及双下肢的体位调节，如很多腰椎间盘突出症的患者，腰部需要垫枕维持屈曲位时双下肢无法伸直，需在双下肢处再次采用垫枕等方式进行体位的调节以缓解其腰腿部的疼痛（见图5－13）。

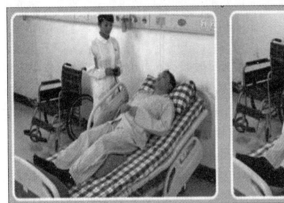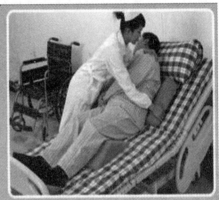

图5－13 腰痛的体位治疗

二、疼痛治疗期：在疼痛初期及中期的一些治疗办法

（一）物理治疗

物理治疗在脊柱疾病的治疗中有着比较重要的作用，也是广大国人最乐于接受的治疗模式，最大的优点在于其无创、安全、有效，适应证广泛。物理治疗又称为理疗，是将物理的方法作用于人体，以达到医疗和保健的作用。物理治疗具有消除炎症、缓解疼痛、消除神经根水肿、促进局部血液及体液微循环等作用，是目前我国骨科系统疾病非手术治疗重要的一类治疗方式。物理因子包括光、电、波段、磁、热度及冷疗等，不同的物理治疗效应各不相同。目前，比较常见的临床治疗过程中往往是不论哪种疾病，都是一堆各式的理疗，疾病缓解了也无法判断是哪个治疗的效果，临床上具有很大的盲目性。其实，每个物理治疗因其性质不同，作用在人体的机制也不同，我们需要对其进行更为深入的认识，使适应证及疾病的选择性更有针对性。

1. 牵引

牵引疗法是运用作用力与反作用力的力学原理，通过手法、器械或电动装置产生的外力，作用于人体脊柱或四肢关节，使关节面发生一定的分离，关节周围软组织得到适当的牵伸，从而达到治疗目的的一种方法。作用于脊柱的力为人体轴向牵引力。

牵引的生理效应主要有以下几点：第一，脊柱机械性拉长。很多实验研究证实，牵引可以机械性地拉长脊柱。第二,引起椎体周围小关节的松动。牵引力作用于脊柱可以引起小关节面之间分离或压缩,这些力学改变均可能引起椎体周围小关节的松动。第三,脊柱肌肉放松作用。一是可以缓解因肌肉紧张或痉挛引起的疼痛,二是进一步增大椎体分离的作用使得肌肉得到放松。第四,缓解疼痛。牵引有助于改善局部的血液循环,缓解位于椎间孔处硬脊膜、血管和脊神经根的压力,降低局部有害的炎性刺激物的浓度;牵引对椎体椎间隙的分离作用可减少对脊神经根损害的刺激或压迫;对关节突关节关节面的分离作用可调节小关节之间的协调程度;牵拉软组织的机械伸展力量可使脊柱相应节段的活动增加,故可降低因活动受限或软组织损伤导致的肌肉紧张性疼痛。

1) 颈椎牵引

(1) 颈椎牵引的治疗作用。

① 增大椎间隙:颈椎牵引通过沿纵轴方向对颈椎施加拉力,以对抗体重而加大椎间隙,使椎间盘产生负压,促进突出物的回纳复位;同时使后纵韧带紧张并起到向前推压作用,有利于改善突出物(椎间盘)或骨赘(骨质增生)与周围组织的相互关系,缓解神经根受压状态。

② 牵伸挛缩组织,改善脊柱的正常生理功能:牵引可以牵张挛缩的关节囊、韧带和周围的肌群,使处于痉挛状态的肌肉放松,减少颈椎的应力,从而缓解症状,改善或恢复脊柱的正常生理功能。

③ 扩大椎间孔,减轻神经根压迫症状:颈椎牵引可扩大椎间孔,使椎间孔中的神经根和动、静脉所受的压迫、刺激得以缓解,甚至神经根轴和关节囊之间的粘连也有可能得以松解,从而有利于消除水肿,减轻压迫症状,改善局部血液循环,有利于损伤的软组织修复。

(2) 颈椎牵引方法:颈椎牵引方法常用的有坐位电动牵引以及卧位重锤牵引。

① 坐位牵引操作方法。

坐位牵引不需要很大的空间和复杂的设备,简便易行,易于调整牵引重量、角度。但坐位牵引需要较大的牵引重量,才能克服地球引力达到椎间隙分离的目的。

牵引体位:患者取坐位,根据牵引的目的和要求不同,调整牵引角度,使颈椎处于中立位、前屈位或后伸位。椅子高度以患者坐位双脚平放地面为宜。用枕颌套托住下颌和枕部,枕颌套的松紧度调节以患者舒适为准。

牵引参数:牵引治疗的效果与力学基本三要素(即力的方向、重量及时间)相关,此三要素就是颈椎牵引参数。在治疗过程中要根据患者的具体情况(年龄、性别、体质、病变部位、病情严重程度及治疗反应等)进行调整。

牵引角度:指牵引作用力的方向,即沿身体纵轴的牵引力与重锤之间的夹角。力学研究表明,牵引角度的大小直接与牵引应力的位置有关,角度小时最大应力位置靠近颈椎上段;随着牵引角度的增大,最大应力的位置逐渐下移。颈椎生理曲度改变时牵引角度与最大应力位置的关系也相应改变。因此,选择颈椎牵引角度的关键是将牵引的最大应力更好地集中在病变部位。在临床上可选择的牵引角度为前屈位、中立位和后伸位等,我们在临床上增加了顺势牵引和舒适位牵引两种牵引,可根据患者牵引时的舒适度进行选择。

a. 前屈位牵引:为提高牵引疗效,应注意减轻椎间盘后部的压力,减少椎间关节面上的压力,扩大椎间孔,牵引时通常采取轻度前屈位,以减少其前弯曲度。颈椎前屈 5°~25° 可使颈椎间隙显著增宽,前屈位颈椎牵引更接近人类日常生理运动范围,临床应用最广泛。

b. 中立位牵引:可使颈部肌肉获得较好的放松,使颈椎生理弧度逐渐消失、变直,使扭曲的椎动脉舒展、伸直,血液通畅,改善脑组织血液供应,同时还可以避免因脊柱前屈或后伸运动导致脊髓与椎管的异常摩擦。

c. 后伸位牵引:后伸位(5°~10°)牵引可以防止寰椎向前滑动,加强寰枢关节的稳定性。主要应用于寰枢关节半脱位和颈椎生理曲度变直或反弓状态的颈椎病。后伸位牵引可使椎间隙后部变窄和椎管前后径变小,导致椎管相对狭窄。

d. 顺势牵引:顺势牵引是我们在临床上观察所提出的一种牵引模式,以上3种牵引模式是一般的牵引模式,但是临床上很多颈椎病有其特殊性。比如,颈椎曲度异常的患者在急性症状期,颈部后伸困难,是无法行后伸位牵引的,这个时候就要顺应其反张的角度,先行前屈位牵引,逐渐改善症状后再慢慢过渡到中立位牵引、后伸位牵引,如同骨折一样,先要顺着骨折的方向进行牵引,牵顺之后再行具体的角度复位。

e. 舒适位牵引:与顺势牵引同理,颈椎病的患者牵引在临床上并不是一成不变的,需要寻找舒适的体位进行牵引来改善症状。如何确定舒适体位呢?我们临床上通常采用徒手牵颈试验,患者取坐位,医师站立于患者侧面,一手托住患者下颌部,另一手固定在后枕部,双手同时发力支持患者头部重量,将患者头沿身体纵轴分别向前屈、中立、后伸三个方向拔伸,以舒适并能缓解症状的方向确定为舒适位的方向。

牵引重量:牵引重量以超过头部重量疗效为佳,大致以正常成年人体重的10%开始,逐渐增量。首次牵引从3~6kg(1kgf=9.8N)开始,每2天增加重量1kg,至症状改善后,以此重量维持或逐渐减少重量,直到症状缓解消失。如果没有改善,可继续逐渐增加重量,最大牵引重量需视患者体质及对牵引的反应而定,牵引最大重量不得超过20kg。

牵引时间:每次牵引时间为10~30分钟。每次牵引的最初10分钟,应力随时间增加,可使椎间隙产生有效分离,临床上牵引的时间通常为15~20分钟,一般不超过30分钟。门诊患者一般牵引1次/天,2周为一个疗程;住院患者可牵引2次/天,1周为一个疗程。

② 卧位牵引操作方法。

牵引体位:患者取仰卧位,将患者头颈置于颈椎舒适的角度(角度选择原则同坐位牵引),固定好枕颌牵引套,利用枕头调整牵引角度,使颈部保持在舒适的体位下做持续或连续牵引。

牵引参数:持续牵引重量为体重的5%~10%,每次20~30分钟,1~2次/天。首次牵引重量从2~3kg开始,待患者适应后以每天1kg的速度逐渐增加至症状改善。维持牵引一段时间后根据患者的治疗反应适当调整牵引重量。

(3)颈椎牵引的适应证与禁忌证。

① 适应证:各型颈椎病,包括颈型、神经根型、椎动脉型,以及轻度脊髓型但脊髓受压症状不明显;颈椎关节功能紊乱、颈椎侧弯、后突畸形、颈椎骨折、脱位的固定;颈部肌肉痉挛、颈椎退行性疾病、肌筋膜炎等引起的严重颈肩痛;儿童的自发性寰枢关节半脱位。

② 禁忌证:第一,颈椎结构完整性受损害时,如颈椎及其邻近组织的肿瘤、结核等疾病,颈椎邻近有血管损害性疾病,颈内动脉严重狭窄有斑块形成;第二,颈椎活动绝对禁忌的疾病,如颈椎严重失稳、颈椎椎体骨折、颈脊髓明显受压、颈椎突出的椎间盘破碎、陈旧性颈椎

外伤未愈者、重要内脏器官功能不全、出血性疾病、动脉瘤;第三,牵引治疗后症状(疼痛)易加重的疾病,如颈部肌肉等周围软组织急性拉伤、扭伤、炎症等,严重的骨质疏松、强直性脊柱炎、类风湿关节炎、先天性脊柱畸形、妇女月经期、孕妇等。

相对禁忌证:椎动脉硬化、畸形,心肌梗死恢复期,脑动脉硬化,高血压和心脏病患者。脊髓型颈椎病脊髓受压较明显者应慎用或不主张采取牵引治疗。

2)腰椎牵引

(1)腰椎牵引的治疗作用。

① 增大椎体间隙:沿腰椎轴向施加牵引作用力,可使椎间隙加宽,降低椎间盘内压,尤其是仰卧位牵引,甚至产生负压,有利于轻度向外周膨隆的椎间盘回缩复位,可改变其与神经根的相对位置关系,减轻其对周围神经组织的压迫和刺激。

② 增加后纵韧带张力:轴向牵引力可使后纵韧带张力明显加大,产生向前的推力,特别是中央型突出物受到向腹侧的压力,促进突出的椎间盘回纳复位。

③ 扩大椎管容积:牵引可使突出椎间盘相应水平的椎管横截面积增大,从而使椎管容积增加,减轻对椎管内神经根的压力。

④ 增加侧隐窝的容积:牵引可伸展黄韧带,改善黄韧带的血液循环,增加椎间盘与黄韧带之间的间隙及侧隐窝的容积,神经通道变宽,使神经根避开突出物的挤压。

⑤ 纠正腰椎小关节的紊乱:椎间盘突出后多继发小关节倾斜和不稳、滑膜嵌顿,使脊柱的稳定性受到影响。沿脊柱轴向的牵引可使关节囊受到牵伸,关节突上下滑动,关节间隙加宽。

⑥ 预防、松解神经根粘连:腰椎间盘突出症急性期牵引可防止神经根与突出物长期挤压在一起形成粘连,慢性期可在一定程度上松解已形成的粘连,从而改善感觉与运动功能。

(2)腰椎牵引的方法:腰椎牵引的方法临床上通常是仰卧位的电动或重锤牵引。

① 卧位牵引,双下肢伸直平卧牵引使腰椎伸展,有利于牵引力更好地作用于腰椎上段病变部位;而屈髋、屈膝 90°时使腰椎前凸变平,处于中立位。牵引力主要作用于腰椎下段,在此体位下的牵引可更充分地放松腰部肌肉,使腰椎生理前曲变平,牵引力更容易作用于椎体后侧的病变部位,产生更好的治疗效果。俯卧位牵引使腰椎伸展,腹部垫枕使腰椎前凸变平。通过所垫枕头的高低来调节腰椎屈曲度的大小。疼痛导致伸展活动受限时,可选择使腰椎生理前凸变平的体位进行牵引;而伸展运动使疼痛缓解时,可选择伸展位牵引。

② 牵引重量:牵引重量可从体重的 40%左右开始,一般每 3~5 天可以增加 3~5kg,最大不能超过体重。首次牵引时可用轻重量短时间牵引,一般认为当牵引力超过体重的 25%时即可有效地增宽椎间隙,而治疗量应至少大于体重的 50%,待患者适应后可逐渐增加重量和时间,当症状改善时,以此重量维持牵引。

③ 牵引时间:一次 20~30 分钟,轻重量牵引时持续时间可适当延长,大重量牵引时持续时间可酌情缩短。间歇牵引的牵引力、牵引时间、间断时间可预先设置,如牵引 1~3 分钟,间歇 30 秒,节律性牵拉、放松,周期性反复多次进行,直至牵引治疗结束。门诊患者一般牵引 1 次/天,2 周为一个疗程;住院患者可牵引 2 次/天,1 周为一个疗程。

(3)腰椎牵引的适应证与禁忌证。

① 适应证:适用于腰椎间盘突出症、腰椎管狭窄症、腰椎小关节紊乱、腰椎小关节滑膜嵌顿、腰椎退行性疾患、腰椎滑脱、无并发症的腰椎压缩性骨折、早期强直性脊柱炎,脊柱前

凸、侧弯后凸畸形,也可用于腰扭伤、腰肌劳损、腰背肌筋膜炎。

② 禁忌证:脊髓疾病、腰椎结核、肿瘤、有马尾神经综合征表现的腰椎管狭窄症、椎板骨折、重度骨质疏松、严重高血压、心脏病、出血倾向、全身显著衰弱等,孕妇及经期妇女慎用。

2. 直流电离子透入

直流电离子透入疗法是使用直流电将药物离子通过皮肤、黏膜或伤口导入体内进行治疗的方法,称为直流电药物透入疗法。

1) 直流电离子透入的原理

在药物溶液中,一部分药物离解成离子,在直流电的作用下,阴离子和阳离子进行定向移动。如果阴极衬垫中含有带负电荷的药物离子或者阳极衬垫中含有带正电荷的药物离子,就会向人体方向移动而进入体内。直流电离子导入主要是根据同性电荷相斥、异性电荷相吸原理,通过直流电能将药物离子经皮肤导入人体。

2) 直流电离子透入的治疗作用

(1) 直流电和药物的综合性作用:直流电的生理作用与治疗作用是直流电药物离子导入作用的基础。因此,既有直流电的作用,又有药物的作用,两者作用相加,其疗效比单纯的药物或直流电作用的疗效好。目前,很少单独应用直流电疗法,多用直流电药物导入疗法。

(2) 神经反射作用:直流电药物导入疗法可引起神经反射性的治疗作用。由于直流电引起组织内理化性质变化和药物在表层组织内存留,构成了对内外感受器的特殊刺激因子,通过局部作用与反射作用引起机体的一定反应。当电极放置在某些神经末梢分布比较丰富的部位时,通过感觉-自主神经节段反射机制而影响相应节段的内脏器官和血管的功能。

3) 直流电离子透入的治疗技术

(1) 仪器设备:我们通常采用的是定向透药设备,选择不同的药物配制成不同浓度的透入药液备用。

(2) 治疗方法:与作用电极面积相同的滤纸或纱布用药液浸湿后,放在治疗部位的皮肤上,其上面再放衬垫和铅片。药物溶剂一般用蒸馏水、乙醇或葡萄糖溶液;每个衬垫(包括纱布)只供一种药物使用。

4) 直流电离子透入的适应证与禁忌证

(1) 适应证:脊柱类疾病及软组织类疾病。

(2) 禁忌证:对所治疗的药物过敏者,恶性血液系统的疾病、恶性肿瘤、急性湿疹以及对直流电不能耐受者。对皮肤感觉障碍的患者,治疗时要慎重,避免烧伤。

3. 低频治疗

医学上频率在 1000 Hz 以下的脉冲电流称作低频电流或低频脉冲电流。应用低频脉冲电流作用于人体来治疗疾病的方法称为低频电疗法。

低频电流的特点:低频率、小电流,电解作用较直流电弱,有些电流无明显的电解作用;电流强度或电压可有增减、升降的变化;对感觉神经和运动神经有较强的刺激作用;无明显热作用。

生理作用与治疗作用。

(1) 兴奋神经肌肉组织:低频电流的频率不断变化可以兴奋神经肌肉组织,引起肌肉收缩,不同类型的低频电流的波形、强度、持续时间的变化对神经肌肉刺激的反应也各有不同,达到不同的治疗作用。

(2) 镇痛:低频电流镇痛的学说与理论都认为其机制主要是低频电流通过脊髓和大脑的中枢神经系统对痛觉的调制以及神经-体液对痛觉的调节作用,从而产生镇痛效应。

(3) 改善局部血液循环:低频电流刺激皮肤,在治疗当中和治疗后电极下的皮肤浅层轻度充血潮红,皮肤受刺激释放出组胺,使毛细血管扩张,出现治疗后稍长时间的皮肤充血反应。

(4) 其他治疗作用:改善局部血液循环,可增加局部营养,促进伤口愈合。小电流具有促进骨折愈合,以及消炎、镇静催眠等作用。

一般来说,低频电疗法作用的部位比较浅,主要作用于皮肤、筋膜及浅层肌肉,因此较为浅层的病变比较适合做低频电疗。

4. 中频治疗

应用频率 $1\sim100\,kHz$ 的脉冲电流治疗疾病的方法,称为中频电疗法。

1) 作用特点

(1) 能克服组织电阻:与低频电相比,能作用到更深的组织,电流强度较大,所能达到人体组织的深度也较深。

(2) 兴奋神经肌肉组织:中频电对运动、感觉神经的刺激作用虽不及低频电明显,但对自主神经、内脏功能的调节作用却优于低频电,而且可作用到组织深处,在引起强烈肌肉收缩的同时皮肤无明显刺痛。中频电作用于皮肤时,对皮神经和感受器没有强烈的刺激。

(3) 镇痛和促进血液循环:中频电对感觉神经有抑制作用,可使皮肤痛阈上升,故有较明显的镇痛作用。

2) 治疗作用

(1) 促进局部血液循环:促进血液循环是中频电的作用基础。

中频电单次作用时和停止作用时局部充血反应并不明显,停止作用后 $10\sim15$ 分钟局部充血反应比较明显。肌肉组织血液循环的改善与肌肉活动所产生的化学物质有关。深部组织或远隔部位组织血液循环的改善则与自主神经的影响有关。

(2) 镇痛作用:中频电有比较好的镇痛作用。中频电单次治疗时和停止作用后都可以观察到程度不同的镇痛作用,这种即时的镇痛作用可持续数分钟到数小时。

(3) 抗炎作用:中频电对一些慢性非特异性炎症有较好的治疗作用,主要由于中频电作用后局部组织的血液循环改善,组织水肿减轻,炎症产物的吸收和排出加速,局部组织的营养和代谢增强,免疫防御功能提高。

(4) 软化瘢痕、松解粘连作用:中频电有较好的软化瘢痕、松解粘连作用,是由于中频电刺激能扩大细胞与组织的间隙,使粘连的结缔组织纤维、肌纤维、神经纤维等活动而后得到分离。

(5) 对骨骼肌的作用:中频电流通过刺激运动神经和肌肉引起正常骨骼肌和失神经肌肉收缩,具有锻炼骨骼肌肉、防止肌肉萎缩、提高平滑肌张力、调整自主神经功能等作用。

与低频相比,中频作用的部位更深,一般作用于肌肉组织,适用于肌肉组织病变的治疗。

5. 激光疗法

激光是受激辐射放大的光,应用激光治疗疾病的方法称为激光疗法。

1) 生物学效应

(1) 热效应：激光进入生物机体后被组织吸收，并将光能转变为热能，使组织在极短时间内温度升高到数百度或更高，从而使组织发生变性、凝固坏死，甚至炭化、汽化。

(2) 压强效应：光本身具有光压，当一束光辐射到某一物体时，在物体上产生辐射压力，激光比普通光的辐射压力强得多。

(3) 电磁场效应：激光本身是电磁波，高功率激光必然产生强大的电磁场，它可引起一系列生物效应，使生物组织内蛋白、核酸变性，组织细胞损伤、破裂。

(4) 光化效应：激光与生物组织相互作用时，组织吸收了激光的光子之后可产生化学反应，影响细胞的代谢，并被生物组织选择性吸收。

2) 治疗作用

低能量激光照射具有明显的生物刺激作用和调节作用，其治疗基础不是温热效应，而是光的生物化学反应。

(1) 抗炎：小功率激光刺激机体的防御免疫系统，使白细胞吞噬能力增强，免疫球蛋白增加，肾上腺皮质功能加强，增加机体免疫功能，提高局部抗感染能力，这些都有利于抗炎。

(2) 镇痛：小功率激光对组织产生刺激、激活、光化作用，可改善组织血液循环，加速代谢产物和致痛物质的排出。通过抑制致痛物质的合成，提高痛阈，达到镇痛效果。

(3) 促进组织修复：小功率激光照射皮肤时，可影响细胞膜的通透性，促进蛋白合成和胶原纤维、成纤维细胞的形成，增强酶的活性，促进组织代谢与生物合成，加速线粒体合成ATP，加速组织修复。因此，有利于伤口、溃疡的修复和愈合，促进毛发和断离神经再生，促进骨折愈合。

(4) "光针"作用：小功率激光照射穴位时，向穴位输入能量，有"光针"作用。通过对经络的影响，改善脏腑功能，从而起到治疗作用。

(5) 调节神经及免疫功能：小功率激光照射时，可刺激神经反射区的神经末梢，反射性地作用于相应节段和全身，有调节神经功能与免疫功能的作用。

3) 临床适应证与禁忌证

(1) 适应证：慢性伤口、慢性溃疡、压疮、烧伤创面、腱鞘炎、扭挫伤、肩周炎、颈椎病、腰椎间盘突出症、肌纤维组织炎及软组织损伤等。

(2) 禁忌证：恶性肿瘤、皮肤结核、高热、出血倾向、心肺肾衰竭、孕妇、与黑色素瘤有关的皮肤病变、光敏性皮肤或正在服用光敏性药物等。

与低频、中频相比，激光治疗所能到达的深度更深，在脊柱类疾病中，激光通常可以深入作用于脊神经根周围。因此，在颈腰椎疾病伴有深部的神经根水肿、炎症的情况下可以采用激光疗法。

6. 超声波

超声波是指频率在 20 kHz（千赫兹）以上，不能引起正常人听觉反应的机械振动波。超声波疗法是应用超声波作用于人体以达到治疗疾病目的的一种物理治疗方法。

1) 治疗作用

(1) 生物效应：①改善组织营养。可促进生物体局部的血液、淋巴循环，加强新陈代谢，提高组织的再生能力和营养状况。②镇痛。可使脊髓反射幅度降低，反射传递受抑制，神经组织的生物电活动性降低;因此,超声波具有明显的镇痛作用。③软化瘢痕。可使坚硬的结缔组织延长、变软,用于治疗瘢痕、硬皮症及挛缩等。④杀菌。当应用大剂量的超声波时,其机械作用可引起生物体破坏性改变。

(2)温热作用:超声波作用于机体可产生热,这种"内生热"的形成,主要是组织吸收声能的结果。

2)临床适应证与禁忌证

(1)适应证。

① 软组织损伤:肱骨外上踝炎(网球肘)、肩撞击综合征、肌肉劳损、软组织扭挫伤、血肿机化、腱鞘炎、瘢痕组织。

② 骨关节病:颈椎病、肩周炎、强直性脊柱炎、四肢慢性关节炎、腰椎间盘突出症、半月板损伤、髌骨软化症、骨折、颞颌关节功能紊乱。

(2)禁忌证。

① 活动性肺结核、严重支气管扩张、出血倾向、消化道大面积溃疡。

② 心绞痛、心力衰竭,安装心脏起搏器、心脏支架者,严重心脏病的心区和交感神经节及迷走神经部位。

③ 多发性血管硬化,血栓性静脉炎。

④ 化脓性炎症、急性败血症、持续性高热。

⑤ 恶性肿瘤(超声治癌技术除外)。

⑥ 孕妇的下腹部禁用。头部、眼、生殖器等部位治疗时,剂量应严格把握。

⑦ 高度近视患者的眼部及邻近部位。

⑧ 放射线或同位素治疗期间及治疗后半年内。

7. 红外线

红外线属不可见光,因其在光谱上位于红光之外,故称红外线。在光谱中红外线波长最长,因而红外线光量子的能量低,辐射人体组织后主要产生热作用,故又有热射线之称。

1)治疗作用

(1)缓解肌肉痉挛:红外线照射可以减弱骨骼肌和胃肠道平滑肌的肌张力。因红外线使皮肤温度升高,通过热作用可使骨骼肌肌梭中传出神经纤维兴奋性降低,牵张反射减弱,致使肌张力减弱,肌肉松弛。

(2)镇痛:对多种原因所致的疼痛,红外线均有一定的镇痛作用,其作用机制是多方面的,如对于组织张力增加所致肿胀性痛,红外线可通过促进局部渗出物吸收、减轻肿胀而镇痛;对于肌痉挛性或缺血性痛,可通过缓解肌肉痉挛,改善局部血液循环,降低肌张力而止痛;对于神经痛,可通过降低感觉神经兴奋性而镇痛。

(3)抗炎:红外线照射可改善血液循环和组织营养,促进局部渗出物的吸收,增强人体免疫功能,提高吞噬细胞的吞噬能力,有利于慢性炎症的吸收及消散,具有抗炎、消肿作用。适用于各种类型的慢性炎症。

(4)促进组织再生:红外线的热效应通过神经体液性反射能引起血管扩张,血循环加速,局部组织营养代谢好转,细胞活力加强,有利于组织再生修复,加速伤口及溃疡愈合。

(5)减轻术后粘连、软化瘢痕:红外线照射有减少烧伤创面渗出的作用,减轻术后粘连,促进瘢痕软化,减轻瘢痕挛缩,还能促进组织肿胀和血肿消散,用于治疗扭挫伤。

2)治疗技术

(1)设备:在医疗中广泛应用各种不同功率的白炽灯泡作为红外线光源。灯泡内的钨丝通电后温度可达2000～2500℃,主要发射近红外线与少量可见光,为发光辐射器。

(2)操作方法:

① 接通电源,灯泡预热5～10分钟。

② 患者取舒适体位,充分暴露治疗部位,检查照射部位对温热感是否适应。将灯头对准治疗部位中心垂直照射,灯与皮肤距离30～80cm,视灯的功率而定,以患部有舒适的温热感为度。

③ 每次照射15～30分钟,每日1～2次,15～20次为1个疗程。

3)临床适应证与禁忌证

(1)适应证:软组织扭挫伤恢复期、肌纤维组织炎、关节炎、神经痛、软组织炎症感染吸收期、伤口愈合迟缓、慢性溃疡、丹毒、冻伤、压疮、烧伤创面、肌痉挛、风湿性关节炎、关节纤维性挛缩、多发性末梢神经炎、慢性盆腔炎、外阴炎、乳腺炎及神经性皮炎等。

(2)禁忌证:恶性肿瘤局部、出血倾向、高热、活动性结核、急性扭伤早期、急性化脓性炎症、闭塞性脉管炎、重度动脉硬化、局部感觉或循环障碍者等。

8. 冲击波疗法

体外冲击波是一种通过物理学机制介质(空气或气体)传导的机械性脉冲压强波。该设备将气动产生的脉冲声波转换成精确的弹道式冲击波,通过治疗探头的定位和移动,可以对疼痛发生较广泛的人体组织产生良好的治疗效果。冲击波也能引起细胞周围自由基的改变而释放出抑制疼痛的物质,从而达到治疗疾病的目的,具有非侵入性、组织损伤小、疗效可靠等许多优点,已成为治疗骨科疾病的常用方法。

1)冲击波的治疗原理及治疗作用

(1)对骨组织的生物学作用:体外冲击波能够增加骨痂中骨形态发生蛋白(BMP)的表达,加强诱导成骨作用,促进骨痂形成,加速骨折愈合。

体外冲击波可以促进骨不连处的骨膜下发生血肿,从而刺激骨痂生长,促进钙盐沉积,同时也可击碎骨不连处的坚硬的骨端钙化,促进新骨形成。

(2)对肌腱组织的生物学效应:利用体外冲击波最大限度诱导和激发肌腱组织和细胞的内在愈合能力,而抑制外在愈合,以减轻粘连,成为临床治疗肌腱末端病的一大新兴发展方向。还有研究表明体外冲击波可以使受作用的组织内新生血管形成。

2)冲击波治疗的适应证与禁忌证

(1)适应证:骨组织疾病(骨折延迟愈合、骨不连);软组织慢性损伤性疾病(肌腱附着点无菌性炎症、跟痛症、颈腰椎软组织损伤及劳损等)。

(2)禁忌证:严重心脏病、心律失常及高血压患者,年老体弱,全身情况很差,或有严重内科疾病如心、肺、肝、肾等重要脏器功能障碍等;安装有心脏起搏器;凝血异常;局部感染及皮肤破溃;肌腱及筋膜急性损伤;冲击波焦点位于脑及脊髓组织者;冲击波焦点位于大血管及重要神经干走行者。

3)冲击波疗法的定位方法

① 痛点定位：痛点定位是临床上运用最多的一种方法，其简便易行，操作方便，指的是通过患者的疼痛部位反馈来确定治疗靶点的办法，以触痛点为冲击波治疗的中心靶点，注意周围的神经、血管组织，避开重要的神经、血管。

② X线确定位置：多用于骨组织及钙化组织的定位。

③ 超声下的定位：随着近年来肌骨超声的兴起，超声下冲击波的定位成为一个比较热门的方向，通过对超声下软组织病变结构的认识，利用超声引导后采用冲击波对这些病变部位进行治疗，达到精准、无创、无辐射的效果，是未来冲击波治疗的一个发展方向。

④ 通过触发点理论进行定位：与触发点相关治疗一样，判断症状来源所致的肌肉触发点，通过冲击波对触发点的治疗使症状缓解。

4）常见颈腰椎疾病的冲击波治疗

（1）颈腰背肌筋膜炎的冲击波治疗过程。

① 治疗前准备：与患者交流，有条件的最好先测量血压、脉搏及心电图等，询问病史，排除冲击波治疗的禁忌证。

② 定位：采用解剖标志结合痛点定位，在颈腰部触摸最痛点，以最痛点为治疗位置，用记号笔标记。

③ 治疗过程：取合适体位，耦合剂涂抹在标记位置，同时将冲击波探头置于标记点处，以痛点为中心对周围的肌肉进行治疗，根据患者具体的情况来调节冲击剂量，一般冲击频率为 5～6 Hz，治疗压力为 3～4 bar(1 bar＝0.1 MPa)，每个痛点的冲击次数为 1000～1500 次。5 天 1 次，3 次左右为 1 个疗程。

（2）颈腰椎骨关节炎的冲击波治疗过程。

① 治疗前准备：与患者交流，有条件的最好先测量血压、脉搏及心电图等，询问病史，排除冲击波治疗的禁忌证。

② 定位：主要采用解剖标志定位，在棘突旁开 1 横指的位置，结合压痛点为治疗位置，用记号笔标记。

③ 治疗过程：一般取俯卧位，耦合剂涂抹在标记位置，同时将冲击波探头置于标记点处，以痛点为中心纵向冲击波治疗，根据患者具体的情况来调节冲击剂量，一般冲击频率为 7～8 Hz，治疗压力为 4～5 bar，每个痛点的冲击次数为 1500～2000 次。5 天一次，3 次左右一个疗程。

我们在临床上探索发现，可以用外用涂抹药膏代替耦合剂，使得药物与冲击波相融合，增加治疗的效果。临床常用的代替耦合剂的药膏有：双氯芬酸(扶他林)、白脉软膏、辣椒碱软膏等，可以在使用前适当辨证。如扶他林性偏凉，止痛效果较好，可以用于急性疼痛无寒性表现者；白脉软膏性平，活血化瘀力度较强，适合用于治疗期的疾病；辣椒碱软膏性温热，适合用于有慢性疼痛、畏寒怕冷症状者。

（二）内热针治疗

之所以将内热针疗法作为一个独立的篇章进行介绍，是因为在临床治疗过程中内热针疗法效果显著，尤其是慢性及寒性的软组织疼痛类疾病，内热针治疗有着其他的治疗办法无法比拟的作用。因此，内热针疗法在我们的"二治"，也就是疾病治疗期有着较为广泛的运用。

1. 内热针疗法概述

内热针疗法是一种治疗软组织疼痛的新利器。内热针是在银质针基础上的又一大变革，解决了点燃艾球的烟雾和使用烫伤的问题，内热针的应用更科学、有效及安全。内热针针具替代了艾球燃烧针具。该疗法是将特制针具根据治疗需要刺入人体腧穴或肌肉处，并视患者病情加热针具至不同温度的一种治疗技术。内热针的发热材料在针体内部，使针尖到针体均能恒温发热；而且针体的发热温度可在 38～60℃调节。内热针可松解并修复痉挛变性的肌肉组织，促进局部血液循环，减轻肌筋膜的张力和无菌性炎症，促进肌细胞再生和再血管化，从而使肌筋膜痉挛变性缺血的情况得以改善，起到治疗和预防疾病的作用。内热针具有温经散寒、活血通络的作用。根据《素问·至真要大论》中"劳者温之"的理论，内热针适用于软组织源性的各部位慢性疼痛，软组织损伤导致血管神经受累的感觉异常及肌力下降等症状，软组织源性的脏器功能障碍等病症的治疗。

2. 内热针治疗的理论根据

内热针是在银质针的基础上通过对针具的改良而来的。因此，内热针最主要的理论基础是宣蛰人的"软组织外科学"这一门理论学说。宣蛰人根据人体软组织的解剖学特点，将传统的"循经取穴""以痛为腧"以及"功能运动中的痛点"等理论，结合他的软组织外科松解入路，形成了密集型银质针疗法。直至今天，密集型布针仍然是指导内热针疗法的一个非常重要的方法。

压痛点的治疗是内热针疗法的一个重要的方法。压痛点属于客观体征，一般多位于肌腹位置，多为继发性痛点。软组织损伤的疾病中，都有一些高度敏感性的压痛点存在。宣蛰人的压痛点是从软组织松解手术中发掘出来的，通过压痛点强刺激推拿和密集型银质针针灸疗法的炎症，以软组织外科学为理论指导，规律性分布于骨骼肌附着处的无菌性炎症病变区域。此类压痛点主要位于肌肉、筋膜等起点或止点的骨骼肌附着处。压痛点又分为原发性压痛点和继发性压痛点。原发性压痛点通常位于病变所在的软组织，如果进一步发展成为一片疼痛反应区，逐渐就成为继发性压痛点。

慢性软组织损伤理论是内热针治疗的理论根据，根据"软组织无菌性炎症致痛"的学说，各种原因的软组织损伤后，导致局部纤维化、肌筋膜的微小撕裂以及微小血管的破裂，引发人体的防御反应，包括一些被动消除损伤的因素，局限、清除和吸收坏死组织、细胞，并且修复损伤，从而引起无菌性炎症。如果损伤因素未被消除，则无菌性炎症一直存在，由此产生局部组织的挛缩、变性、缺血、渗出、增生等一系列病理改变，最后可能演变为粘连、瘢痕等形成，形成条索或结节的病理体征。这些因素可能经久不愈，造成机体缠绵不愈的慢性疼痛。而内热针疗法则可以通过加热机制打破这个循环，获得疾病的治疗。

3. 内热针的作用机理

内热针是通过可以均匀加热的整个针体，传导到筋膜、肌肉及骨膜软组织末端，起到消除筋膜、肌肉无菌性炎症的作用，其基本的作用的机理有以下 5 点。

（1）消除炎症反应：软组织损伤的理论认为无菌性炎症是慢性疼痛发生的主要原因。通过内热针的松解，可以有效地改善局部微循环，加速代谢，消除无菌性炎症。

（2）松解肌肉痉挛：内热针直接作用于肌肉，热量均匀传导，深入到深部组织，引起局部血液循环加速，松解痉挛的肌肉，其针刺部位可产生较为持久的肌肉松弛效应，既有即时的镇痛作用，又有远期的治痛效果。

（3）增加局部血液供应：内热针通过针体在缺血的组织区域内打孔造成微小的创伤，并进行局部加热，减轻组织的痉挛变性，降低张力和无菌性炎症，促使细胞再生和再血管化，增加血流量，改善缺血情况，从而达到治疗和预防的目的。

（4）调节生物力学平衡：肌肉的状态是维持人体力学平衡的重要组织，尤其是动态的平衡。如果肌肉长时间受到刺激，会造成肌肉的紧张甚至是挛缩，为了维持平衡，相应的拮抗和协同肌群也会产生不同的改变，从而使整个力学平衡发生改变。内热针通过作用于病变的肌肉，解除肌肉紧张、痉挛的状态，从而重新恢复力学的平衡。

（5）促进能量释放和能量补充：根据软组织损伤的理论，有些疾病的原因可能在于局部病灶的能量蓄积或能量缺乏。某些软组织损伤造成局部微循环的障碍，内热针的干预可以使得血流加快，改善软组织的能量缺乏状态，从而达到治疗疾病的目的。

4. 内热针的适用范围

（1）软组织原性的各部位慢性疼痛。

（2）软组织损伤导致血管神经受累的感觉异常及肌力下降。

（3）软组织原性的脏器功能障碍等病症。

（4）骨质增生症与骨关节疾病。

（5）各种神经卡压综合征。

（6）椎管外软组织严重损害的患者。

5. 内热针的禁忌证

（1）糖尿病血糖未控制者、皮肤破溃不易愈合者。

（2）严重的心脑血管、肾脏疾病。

（3）凝血机制异常，出血性疾病，如血友病等。

（4）针刺部位的皮肤条件不佳，有红肿、皮肤感染、肌肉坏死等。

（5）身体极度虚弱者。

（6）妊娠期者。

6. 内热针操作的基本步骤

1）内热针治疗前的准备

（1）内热针治疗室的设置及操作的条件：内热针是一种侵入性的操作，其操作环境需要比普通针灸、小针刀的要求高，原则上需要在无菌治疗室进行操作。其针具更是要求经过严格消毒或者使用随弃式一次性材料，治疗前尽量掌握患者的血常规、凝血、肝肾功能及心电图等基础检查。

（2）患者体位的选择。

① 俯卧低头位：适用于头颈部疾病的内热针治疗。该体位下，患者头后及颈后充分暴露，并处于放松状态。此姿势因无法直接看到患者的面部情况，需要注意观察患者意识情况。如果患者在清醒状态下，需要不时询问患者，以了解其有无发生晕厥、休克等情况，避免患者出现风险而无法及时发觉。

② 仰卧位：患者平卧于床上，适合人体前面的所有治疗。

③ 俯卧位：与俯卧低头位类同，适合人体背面的所有治疗，风险同俯卧低头位。

④ 侧卧位：患者侧卧于床上，适合人体侧面的所有治疗。

⑤ 坐位：患者坐位，适合头颈部、上肢部位的治疗。

（3）选定标记及消毒。

① 定点：内热针治疗前需要在体表皮肤处进行定点，一般用甲紫（龙胆紫）或者红色记号笔定点。定点是针刺成功与否的重要前提，定点精准，针刺入皮肤后容易找到骨面，顺利进行针刺的各种操作，迅速消除肌肉骨膜附着处的无菌性炎症。

② 消毒：内热针治疗前严格而充分的消毒是避免感染的最有效方式。因此，内热针治疗要进行外科消毒并铺洞巾。一般选用 0.5% 的聚维酮碘，以定点记号为中心开始向四周至少 5 cm 左右面积进行消毒，消毒至少 2 遍，之后以治疗部位为中心铺上无菌洞巾。

（4）麻醉：在临床治疗过程中，我们一般采用的是局部麻醉，通过注射器注射麻醉药物对施针部位进行麻醉，好处在于患者始终处于清醒状态，利于观察，并且注射器穿刺也是操作的一次探查与治疗，类似于触发点的湿针疗法。缺点为针刺时个别患者的体验较差，如果选点较多，会增加患者的痛苦与恐惧感。因此，有些医院与医疗机构选用静脉全麻下进行内热针治疗，达到无痛施针的目的，但增加了医疗的成本及麻醉的风险，同时对设备要求更高。因此，每个机构需要根据自身情况选择适合自身的方式。

① 皮丘麻醉：在每个标记点作皮丘麻醉。

② 深层麻醉：肩胛骨背面及膝、肘、腕、踝关节可做深层麻醉。麻醉药品一般选用 2% 盐酸利多卡因加生理盐水配制成浓度为 0.25%～0.5% 的溶液进行麻醉。

③ 麻醉剂助推器：可以实现麻药无痛注射，减少进针痛值（简称：麻醉枪）。

2）内热针的具体操作

常用的进针方法有单手进针法、双手进针法两种。

单手进针法即用刺手拇、示指持针，中指指端紧靠穴位，指腹抵住针身中部，当拇、示指向下用力时，中指也随之屈曲，将针刺入，直至所需的深度。此外，还可用拇、示指夹持针身，中指指端抵触穴位，拇、示指所夹持的内热针沿中指尖端迅速刺入。

双手进针法即是刺手与押手相互配合，将针刺入穴位的方法。常用的双手进针法为夹持进针法，即用押手拇、示二指持捏针身下端，将针尖固定在拟刺痛点的皮肤表面，刺手向下捻动针柄，押手同时向下用力，将针刺入痛点皮肤。

针刺后，连接加热线时，一只手固定内热针，一只手安装连接线，避免安装连接线时针尖刺入危险部位。工作结束时会听到三声报警声，此时关闭电源，待加热完毕后，手持灭菌小纱布块压住进针处皮肤，另一手持针柄将针沿针身方向快速拔出，然后用灭菌小纱布块按紧针孔，避免出血与血肿。我们的经验是，内热针治疗后用冰敷局部皮肤 5 分钟左右，可显著减轻血肿及治疗后的不适感。

内热针疗法在同一部位治疗时间隔 5～7 天，下次治疗点在两个进针点之间取点。不同部位，如身体条件允许，可连续进行针刺，一天中可以刺 2～3 个部位。

3）内热针的一般布针方法举例

（1）颈部：俯卧位，胸下垫枕，额头俯在交叉的双手上。从 C2 往下至胸背部。一般一边两排，内排近靠棘突，第 2 排旁开中线 3～4 cm。在颈胸部治疗时，进第 1 排针时针尖向下斜刺，因为颈胸段椎板是叠瓦状的，这样能确保针不会刺入椎管，第 2 排针向椎板方向 45° 角斜刺,并提插,以最大限度地松解椎旁软组织(见图5-14)。

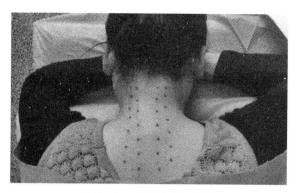

图5-14　颈部布针示意图

(2)腰部:俯卧位,较瘦小的患者可腹部垫高枕。从骶骨开始向上,含全部腰椎至T12椎下(胸椎下端范围内)。一般一边布2排针,内排贴近棘突,外排距离内排3 cm。从L1到S4共4排针,棘突两侧(夹脊两排)内排,每排各11~12针,外面两排(外排)各10~11针。先内排针,后外排针;脊突两排贴着棘突边缘直刺,然后提插到椎板或背面,沿着棘突板进针比较安全;外两排向内斜刺至椎板或背面,再向外提插至后关节或背面外侧。针尖不可向内上,尤其是在棘突间,针尖向外上方移动,方能进针到后关节(见图5-15)。

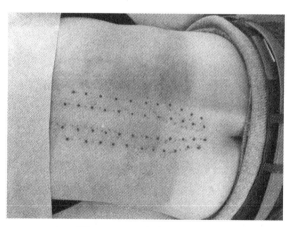

图5-15　腰部布针示意图

(3)骶部:俯卧位,腹下垫枕。标记两排弧形的进针点。第1排髂棘下缘1 cm,第2排向上向内3 cm,其每个进针点位于下排两个邻近针点中间的上方。下排的进针点系直刺,先沿弧形中段的髂后上棘内上缘贯穿骶棘肌附着处,直抵骶骨背面外上部;再沿弧形下段的骶髂关节内侧缘贯穿此肌附着处,直抵骶骨背面外侧部;后沿腰三角区外侧的部分髂棘贯穿腹肌等附着处。上排进针点由后上方(或后内方)向前下方(或前外方)作斜刺,抵骶后上棘内上缘、骶髂关节内侧缘或髂棘后,再做小幅度提插,分别抵达并贯穿三者各自的前缘肌附着处。但当针头贯穿髂棘的肌附着处后须分别沿骨面改用向前下方深入1.5 cm的骨膜下刺(见图5-16)。

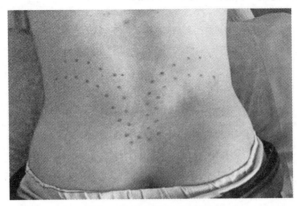

图 5 - 16　骶部布针示意图

（4）内热针布针选点的一些思考：我们在临床实践中发现，内热针的布点选择不在于多和密集，而在于临床正确的诊断思路。我们在治疗前首先需要精准判断属于哪块或者哪几块肌肉的损伤，从而在相应部位或邻近部位寻找敏感点进行治疗。所谓的敏感点就是临床上一种特殊的点，其存在压痛，刺激可能会加重或者减轻患者显著疼痛的部位。此类的点一般无固定部位，也可能与触发点或腧穴重合，需要临床上仔细查体获得。结合敏感点并精准到具体的肌肉，可以用精而少的布针达到治疗的目的。

如图 5 - 17 选点示例，该患者为一长期右侧腰臀部疼痛的患者。查体时 L3 横突及上下都可触及压痛，按压此三点的时候腰臀部疼痛症状缓解，并且此三点再向外背阔肌处也有类似的敏感点。我们按照精准、定点布针的办法进行布阵，共布 6 针，患者症状得到明显缓解。

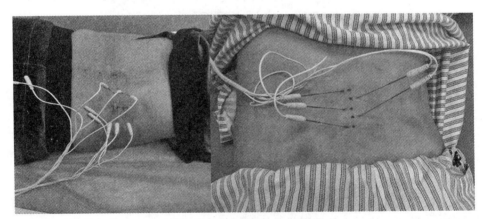

图 5 - 17　内热针选点示意图

此类的方法我们尚在临床探索之中，希望可以抛砖引玉，共同探讨软组织治疗更好、更有利于患者体验及创伤更小的办法。无论是触发点、压痛点还是敏感点，我们认为可能是软组织受到损伤或者软组织平衡失调时的一个阀门按钮，其可能与神经敏化及局部软组织能量的聚集等有关，具体的机制还需要进一步进行探索。

对于内热针的治疗，我们认为少布针、精准治疗是今后发展的必然趋势。密集布针对大片的软组织松解有着无可替代的优势,但是往往也会给患者带来较为难忘的痛苦与恐惧心理。而临床上筋膜、肌肉的病变往往可以通过少数的治疗点进行全面的改善。触发点、GG点等新兴的理论充分说明了这些问题。因此,我们在结合中医经络学说与触发点理论的基础上,提出敏感点治疗的方法,也是有着异曲同工的看法。

最后,对于内热针的治疗,诊断永远都是第一位的,治疗的方法只是一种工具,就算冷兵器和导弹有着质的差异,但是如果无明确的目标,依然是无从下手的困局。

(三) 药物疗法

药物治疗是脊柱疼痛疾病综合治疗的一种重要手段,合理的药物治疗可以配合其他的治疗抗炎止痛,减轻局部水肿反应,还可以改善局部血液循环,促进损伤组织的修复,加快愈合过程。

1. 药物治疗原则

1) 根据疼痛的时间进行处理

颈腰椎疾病的疼痛一般分为急性期(小于 2 周)、亚急性期(2 周～3 个月)、慢性期(大于 3 个月)和反复发作 4 种情况。疼痛发展到慢性期的时候已经失去了警报的积极意义,转化为影响身心健康的有害疼痛。因此,药物的治疗应该及时、尽早,尽量在慢性期之前进行早期干预,可以选用的西药一般是止痛类,中药一般是活血化瘀、消肿止痛类。而疼痛发展到了慢性期甚至是反复期,可以在止痛的基础上使用抗焦虑、抑郁类的精神药物,而中药则可能需要更多选用补益肝肾、疏肝理气的药物。

2) 用药原则

药物治疗的原则有:第一,根据疼痛的程度选用不同的镇痛药物;第二,根据阶梯治疗原则选用药物;第三,复合、辅助用药。

(1) 控制疼痛的基本标准:确定疼痛强度。目前,在临床上使用比较多的是数字分级法和视觉模拟法。两者评判疼痛程度的数值基本相同,都是用 0～10 分代表不同的疼痛程度:0 分为无痛,1～3 分为轻度疼痛,4～6 分为中度疼痛,7～10 分为重度疼痛。更简单粗略的评价方法就是如果不影响睡眠,为轻度以下疼痛;影响睡眠但服用普通止痛药可以缓解,为中度疼痛;严重影响睡眠且一般药物无效,为重度疼痛。

一般来说,我们在临床上的药物选择可以用如下方案:

轻度疼痛选用非甾体抗炎药;中度疼痛选用弱阿片类镇痛药;如果是亚急性期的中度疼痛,单纯弱阿片或非甾体抗炎药效果不佳,可两者联用;重度疼痛考虑选用阿片类药物;如果是慢性期或反复发作期的重度疼痛,则可能需要用阿片类加抗抑郁的药物。这些药物治疗并不是一成不变或者固定模式的,根据疼痛的变化,可以灵活选用。

(2) 药物治疗的具体原则。

① 对症选药:针对颈腰椎疾病的不同发病机制,药物治疗需要仔细选用。如颈型颈椎病,肌肉僵硬明显,则可能需要在选用镇痛药的同时加用肌松药来共同治疗;腰椎间盘突出症伴明显根性症状的时候,则需要在镇痛药的基础上加用脱水消肿和营养神经的药物。对不同药物的药理作用及不良反应等,在临床运用的过程中,医师必须对所用药物有全面的了解,做到每开一种药心中都有数。

② 辨证用药：中医药治疗颈腰椎疾病也有着非常好的效果，我们的经验可以用于颈腰椎疾病的全过程中，但是中医药的使用一定要遵循"辨证论治"的原则，仔细辨证，分清寒热虚实，根据医师自身的辨证习惯采用脏腑辨证或六经辨证。例如，在颈腰椎疾病的治疗过程中，如果患者辨证是气虚血瘀的，我们通常运用补气与活血化瘀的药物进行组方治疗；又如患者辨证为少阳经病变的，我们通常运用小柴胡为主方进行加减。尤其需要注意的是，中成药的运用也是需要采用辨证用药的，有些是以活血化瘀为主的药物，有的有补益肝肾的作用，而有的具有补益气血的作用，临床上只有辨证精准，才能收到比较好的治疗效果。

③ 中西医结合治疗：中医注重辨证论治与整体观念，擅长疾病过程中的调理，可以调整全身的状态，提高人体的免疫能力，作用比较缓和，疗效持久、稳定，不良反应较少，但中医学辨证论治水平的医师个体差异较大，可复制性不强；西药主要是对症治疗为主，在缓解疼痛、消除水肿方面疗效快速，可复制性强，只要按照基本规程、指南，与医师个人差异并不太大，但不良反应可能较大，效果虽快但可能不持久、持续。正因为上述原因，中西医的互补性非常强，两者合理配合使用，往往可以起到事半功倍的效果，这也是中医骨伤科的优势所在。

④ 个体化用药：值得强调的是，治病用药的时候面对的是个体的患者，都有其患病的特点，无法完全模式化、流程化的处理。例如，同样是腰椎间盘突出症的两个患者，一个患者可能只是单纯的腰痛，另一个患者可能同时伴有下肢的疼痛、麻木，两者所选用的药物就应该有所区别。个体化的用药在中药的使用上是比较完善的，我们提倡在使用西药的过程中也要辨证用药，了解患者的症状，并且在深入了解药理的基础上，选用合适而准确的药物治疗，只有这样，药物的治疗才能达到理想的效果。

2. 西药治疗

1) 解热镇痛药

非甾体抗炎药是颈腰椎疾病疼痛治疗的首选药物，是具有解热、镇痛和消炎作用而非甾体结构的药物，临床应用极为广泛，是仅次于抗感染药的第二大类药物。非甾体抗炎药主要用于炎症免疫性疾病的对症治疗，能有效缓解肌肉、关节及炎症免疫性疾病的局部疼痛、肿胀等，广泛用于颈腰背痛、牙痛、痛经、急性痛风、外伤或手术后疼痛及癌痛等的治疗，且无成瘾性和依赖性的特点，是疼痛治疗的基础用药，应该根据患者疼痛的具体情况、年龄与身体状况选择适宜的药物。

非甾体抗炎药按化学结构分为七大类：甲酸类，也称水杨酸类，代表药物是阿司匹林等；乙酸类，代表药物为双氯芬酸钠、吲哚美辛等；丙酸类，代表药物为布洛芬、奈普生等；昔康类，包括吡罗昔康、美洛昔康等；昔布类，包括塞来昔布、罗非昔布等；吡唑酮类，包括氨基比林、保泰松等；其他类，如尼美舒利等。

(1) 水杨酸类。

① 阿司匹林：已在临床应用了 100 多年，为有效的解热镇痛药，用于治疗伤风、感冒、头痛、神经痛、风湿痛及类风湿痛等。阿司匹林还能抑制血小板中血栓素 A2(TXA2)的合成。阿司匹林现已用于心血管系统疾病的预防和治疗。长期服用阿司匹林有时可导致胃肠道出血，这是由于抑制了前列腺素的合成，致使胃黏膜失去了前列腺素对它的保护作用，造成胃部血流减少、缺血而引起溃疡。另外，阿司匹林及水解产物水杨酸酸性较强，对胃黏膜有刺激性，甚至可引起胃出血。常见片剂，规格有 0.3g、0.5g 两种，镇痛、抗炎时每次 1g，每日 4

次,饭后服。

②贝诺酯:又名苯乐来。阿司匹林及对乙酰氨基酚均具有解热镇痛作用,阿司匹林为酸性药物,对胃黏膜有刺激作用。为减小其不良反应,使其与对乙酰氨基酚成酯,制成贝诺酯。贝诺酯为前体药物,在体内被水解为阿司匹林及对乙酰氨基酚发挥药效,减小了不良反应。片剂为 0.5g/片,每次 1～3 片,每日 3 次。

(2)乙酸类。

①吲哚美辛:即消炎痛,镇痛作用比阿司匹林强,抗炎作用是氢化可的松的 2 倍,对颈腰椎疾病中无菌性炎症明显的效果比较好。不良反应有胃肠道刺激、头晕、头痛、粒细胞减少及过敏性皮炎。胶囊,25mg/粒,每次 50mg,每日 3 次,饭后服用。

②双氯芬酸钠:又名双氯灭痛,含双氯芬酸钠,有明显的镇痛、消炎及解热作用。通过抑制环氧化酶,阻断前列腺素的合成而产生镇痛、抗炎、解热作用。其作用比吲哚美辛强 2～2.5 倍,比乙酰水杨酸强 26～50 倍。特点为药效强,不良反应轻,剂量小,个体差异小。规格一般是 0.1g/片,一日 1 次,晚餐后用温开水送服,需整片吞服,不要弄碎或咀嚼。

(3)丙酸类。

①布洛芬:又称芬必得,为苯丙酸的衍生物。该药有效成分进入滑膜腔,维持时间长,抗炎、镇痛作用强,胃肠道反应少。用于缓解轻至中度疼痛如头痛、关节痛、偏头痛、牙痛、肌肉痛、神经痛及痛经。片剂 0.1g/片,每次 2～4 片,每日 3～4 次。

②奈普生:又名消痛灵,与布洛芬的作用类似。对风湿性关节炎及骨关节炎的疗效类似阿司匹林。对因贫血、胃肠系统疾病或其他原因不能耐受阿司匹林、吲哚美辛等消炎镇痛药的患者,本品可获得满意效果,同时抑制血小板的作用较小。片剂 0.1g/片,每次 3 片,每日 3 次。

(4)昔康类。

①吡罗昔康:又名炎痛喜康,具有镇痛、抗炎及解热作用。治疗关节炎时的镇痛、消肿等疗效与吲哚美辛、阿司匹林、萘普生相似。但由于本品抑制环氧化酶 COX-2 所需的浓度高于抑制 COX-1 的浓度,因此胃肠道的不良反应较多。片剂 20mg/片,每日 1 片,连服 1～2 周。

②美洛昔康:具有抗炎、镇痛和解热作用。选择性抑制 COX-2,对 COX-1 的抑制作用弱,因此消化系统等不良反应少。适用于类风湿关节炎和骨关节炎等的疼痛、肿胀、软组织炎症、创伤性疼痛及手术后疼痛的对症治疗。胶囊 7.5mg/粒,每日 1 片,如果需要,剂量可增至 15mg(2 粒)/天。

(5)昔布类。

①塞来昔布:又名西乐葆,属于 COX-2 抑制剂,在临床上用于缓解骨关节炎、成人类风湿关节炎、成人急性疼痛等。塞来昔布胶囊的主要成分是塞来昔布,具有抗炎、镇痛及退热的功效。本品可能使严重心血管血栓事件、心肌梗死和卒中的风险增加。规格有 0.1g、0.2g 两种,急性疼痛的推荐剂量为第 1 天首剂 400mg,必要时可再服 200mg;随后根据需要,每日 2 次,每次 200mg。

②罗非昔布:为选择性抑制 COX-2 的活性,能阻断炎症组织中前列腺素的合成和致炎作用。用于治疗骨性关节炎和类风湿关节炎,可用于缓解急性疼痛和治疗原发性痛经。

一般疼痛,起始 12.5 mg/次,1 次/日;可增至 25 mg/次,1 次/日。用于缓解急性疼痛和治疗原发性痛经,起始 25 mg/次,1 次/日,可增至 50 mg/次,1 次/日。

（6）吡唑酮类。

① 氨基比林:解热镇痛作用较强,缓慢而持久,消炎、抗风湿作用与阿司匹林相似。长期服用含本品的药物,可引起中毒,在胃酸条件与食物作用,可形成致癌性亚硝基化合物。因此,通常采用复方制剂。

② 保泰松:主要用于治疗风湿性关节炎、类风湿关节炎、强直性脊柱炎。本药大剂量可减少肾小管对尿酸盐的再吸收,促进尿酸盐排泄,故可用于治疗急性痛风。0.1 g/片,每次 0.1～0.2 g,每日 3 次,饭后服。

（7）其他类。

尼美舒利:为抗炎镇痛的二线用药。用于慢性关节炎(如骨关节炎等)的疼痛、手术和急性创伤后的疼痛、原发性痛经的症状治疗。仅在至少一种其他非甾体抗炎药治疗失败的情况下使用。近年来,其严重的肝毒性反应,国外多有报道。并且 12 周岁以下的儿童禁用此药。

2）阿片类药物

阿片类镇痛药又称麻醉性镇痛药,是一类能消除或减轻疼痛并改变对疼痛情绪反应的药物。除少数作用弱的药物以外,此类药物若使用不当多具有成瘾性,但用于医疗目的并不会带来太大问题。研究显示慢性疼痛患者长期采用阿片类药物治疗时,成瘾的发生率极低。

阿片类药物的镇痛作用机制是多平面的:外周神经有阿片受体;阿片药物可与位于脊髓背角胶状质(第 2 层)感觉神经元上的阿片受体结合,抑制 P 物质的释放,从而阻止疼痛传入脑内;阿片物质也可作用于大脑和脑干的疼痛中枢,发挥下行疼痛抑制作用。

阿片类药物的分类主要有以下几种。

（1）按化学结构分类:可分为吗啡类和异喹啉类,前者即天然的阿片生物碱(如吗啡、可待因),后者主要是罂粟碱,有平滑肌松弛作用。

（2）按来源分类:可分为天然阿片类、半合成衍生物(如双氢可待因、二乙酰吗啡)和合成的阿片类镇痛药。

（3）按药理作用分类:可分为激动药(吗啡、芬太尼、哌替啶等)、激动-拮抗药(喷他佐辛、纳布啡等)、部分激动药(丁丙诺啡)和拮抗药(纳洛酮等)。

（4）按镇痛强度分类:可分为强阿片药和弱阿片药。弱阿片药包括可待因、双氢可待因,强阿片药包括吗啡、芬太尼、哌替啶、舒芬太尼和雷米芬太尼。弱阿片药主要用于轻至中度急慢性疼痛和癌痛的治疗,强阿片类则用于全身麻醉诱导和维持的辅助用药以及术后镇痛和中至重度癌痛、慢性痛的治疗。

阿片类药物是目前已发现镇痛作用最强的药物,并且没有"天花板"效应,镇痛作用随剂量的增加而增强。因此,并不存在所谓最大或最佳剂量。对个体患者而言,最佳剂量由镇痛作用与可耐受不良反应之间的平衡决定,若判定患者对阿片类药物仅部分敏感(如部分神经病理性疼痛),则不应再增加剂量。无创给药(口服、经皮等)是治疗慢性疼痛、癌痛的首选给药方式,对无创方法给药无效以及手术和手术后镇痛的患者则选择持续或单次静脉给药、持续或单次硬膜外给药,也可以用持续皮下给药或临时性肌注给药。

3）激素类药物

类固醇激素中的糖皮质激素在临床上疼痛治疗的过程中多有使用,可以抗炎(降低炎性介质在组织中浓度,减轻炎症作用)、镇痛(减轻脊髓神经和外周组织水肿),治疗炎性疼痛以及神经、组织水肿等引起的疼痛效果较好,适用于颈腰椎疾病的急性期且伴有神经根症状的疼痛,但激素过多使用的不良反应以及对人体的伤害也是比较大的。因此,一旦症状得到控制就应减量使用或者停用后改用其他止痛药物。

常用的激素类药物有以下几种。

(1) 甲波尼龙:较为常见的规格为 40 mg/支,每次 40～160 mg,一天 2～3 次,静脉滴注。如果作为冲击疗法,剂量通常要比常规用量大很多,一般推荐剂量为 30 mg/kg。

(2) 地塞米松:片剂为 0.75 mg/片,口服 1～2 片,每天 3 次;注射剂为通常为 5 mg/支,肌内注射或静脉滴注 5～10 mg,每日 1～2 次。

(3) 泼尼松:5 mg/片,每次 5～15 mg,每日 2～4 次。

(4) 复方倍他米松注射液,2 mg/支,痛点、关节腔、神经阻滞治疗等外用药物。

4）肌松剂

该类药物具有中枢性肌肉松弛作用。多用于骨骼肌的损伤或者肌肉的明显紧张。肌肉松弛剂是能够降低肌肉强度的药物。用于疼痛和麻醉治疗的一般分为两类:第一类可减轻痉挛、疼痛等症状,缓解肌肉、韧带、筋膜扭伤和运动后肌肉劳损所引起的疼痛。例如,氯唑沙宗片、盐酸替扎尼定片、盐酸乙哌立松片。第二类在手术中搭配麻醉药品使用,例如快速诱导插管。常用的有筒箭毒碱、氯化琥珀胆碱及弛肌碘等。临床上主要运用以下几种肌松药物。

(1) 氯唑沙宗片:适用于各种急性、慢性软组织(肌肉、韧带、筋膜)的扭伤、挫伤,运动后肌肉酸痛,肌肉劳损所引起的疼痛,由中枢神经病变引起的肌肉痉挛,以及慢性筋膜炎等。

0.2 g/片,成人每次 1～2 片,一日 3 次,症状严重者可酌情加量。口服后 1 小时内起效,持续 3～4 小时。

(2) 盐酸替扎尼定片:用于降低脑和脊髓外伤、脑出血、脑炎以及多发性硬化病等所致的骨骼肌张力增高、肌痉挛和肌强直。

4 mg/片,开始剂量每次 2～4 mg,6～8 小时一次。单剂用量一般不宜超过 8 mg,而一日用量一般不宜超过 24 mg。

(3) 盐酸乙哌立松片:改善颈肩臂综合征、肩周炎、腰痛症等疾病导致的肌紧张状态。

50 mg/片,通常成人一次 1 片,一日 3 次,饭后口服。可视年龄、症状酌情增减。

5）抗焦虑及抑郁药物

颈腰椎疼痛的患者很多都会伴有抑郁、焦虑和失眠等心理状态,尤其是疼痛转为慢性期和反复发作期时,但能够承认自身有心理问题或者去相关专科就诊的患者依然不多。当颈腰椎疾病与心理因素混合一起的时候,往往会对骨科的诊断、治疗造成不少的干扰与影响,很多患者需要应用相关的药物进行干预。

焦虑症是以发作性和持续性情绪焦虑、紧张为主要特征的一组神经官能症。尽管有多种类型的药物用于治疗焦虑症,但苯二氮䓬类药物仍是首选药。由于有效性高,在超剂量时仍然安全,以及与其他药物不易发生相互作用等优点,被认为是优良的抗焦虑药,如氯氮䓬、地西泮、奥沙西泮、劳拉西泮、阿普唑仑和氯沙唑仑等。

抑郁症是以情绪异常低落为主要临床表现的精神疾患,与正常的情绪低落的区别在于其程度和性质超过了正常变异的界限,常有强烈的自杀意向。临床上应用的抗抑郁药主要类型包括:传统抗抑郁药[单胺氧化酶抑制剂(MAOIs)和三环、四环等杂环类抗抑郁药(TCAs)]、选择性5-羟色胺再摄取抑制剂(SSRIs)、选择性去甲肾上腺素(NE)再摄取抑制剂(NRIs)、NE和多巴胺(DA)再摄取抑制剂(NDRIs)、NE及特异性5-羟色胺能抗抑郁药(NaSSA)、5-羟色胺拮抗和再摄取抑制剂(SARIs)和其他抗抑郁药(包括噻奈普汀及草药)等。

3. 中医药治疗

1)中药内治

(1)项痹病。颈椎疾病所致的疼痛在中医学归类为"项痹病",其主要的临床证型有如下几种。

① 风寒痹阻证:颈、肩、上肢串通麻木,以痛为主,头有沉重感,颈部僵硬,活动不利,恶寒畏风。舌淡红,苔薄白,脉弦紧。

治法:祛风散寒,祛湿通络。

方药:羌活胜湿汤。羌活15g、独活15g、藁本10g、防风10g、炙甘草8g、川芎10g、蔓荆子10g、延胡索10g。

② 血瘀气滞证:颈肩部、上肢刺痛,痛处固定,伴有肢体麻木。舌质暗,脉弦。

治法:行气活血,通络止痛。

方药:桃红四物汤。熟地黄12g、当归12g、白芍10g、川芎15g、桃仁15g、红花15g。

③ 痰湿阻络证:头晕目眩,头重如裹,四肢麻木,纳呆。舌质红,苔厚腻,脉弦滑。

治法:祛湿化痰,通络止痛。

方药:半夏白术天麻汤。白术12g、天麻12g、茯苓15g、橘红10g、半夏10g、甘草6g。

④ 肝肾不足证:眩晕头痛,耳鸣耳聋,失眠多梦,肢体麻木,面红目赤。舌红少苔,脉弦。

治法:滋补肝肾,通络活血。

方药:独活寄生汤加减。羌活10g、桑寄生15g、杜仲15g、牛膝10g、细辛3g、茯苓15g、桂枝10g、防风15g、川芎10g、人参10g、当归15g、白芍15g、生地10g、甘草5g。

⑤ 气血亏虚证:头晕目眩,面色苍白,心悸气短,四肢麻木,倦怠乏力。舌淡苔少,脉细弱。

治法:益气温经,和血通络。

方药:黄芪桂枝五物汤。黄芪15g、芍药15g、桂枝13g、生姜8g、大枣12g。

(2)腰痛病。腰椎疾病所致的疼痛在中医学归类为"腰痹病",其主要的临床证型有如下几种。

① 血瘀气滞证:近期腰部有外伤史,腰腿痛剧烈,痛有定处,刺痛,腰部僵硬,俯仰活动艰难,痛处拒按,舌质暗紫,或有瘀斑,舌苔薄白或薄黄,脉沉涩或脉弦。

治法:行气活血,祛瘀止痛。

方药:身痛逐瘀汤。川芎12g、当归12g、五灵脂12g、香附12g、甘草6g、羌活10g、没药10g、牛膝12g、秦艽10g、桃仁15g、红花15g、地龙12g。

② 寒湿痹阻证:腰腿部冷痛重着,转侧不利,痛有定处,虽静卧也不减或反而加重,日轻夜重,遇寒痛增,得热则减,舌质胖淡,苔白腻,脉弦紧、弦缓或沉紧。

治法：温经散寒，祛湿通络。

方药：独活寄生汤。组成：独活 15g、桑寄生 30g、杜仲 15g、牛膝 15g、党参 24g、当归 12g、熟地黄 24g、白芍 15g、川芎 9g、桂枝 15g、茯苓 20g、细辛 3g、防风 10g、秦艽 15g、蜈蚣 3 条、乌梢蛇 30g。

③ 湿热痹阻证：腰筋腿痛，痛处伴有热感，或见肢节红肿，口渴不欲饮，苔黄腻，脉濡数或滑数。

治法：清利湿热，通络止痛。

方药：大秦艽汤。川芎 15g、独活 12g、当归 12g、白芍 12g、地龙 15g、甘草 6g、秦艽 13g、羌活 13g、防风 12g、白芷 12g、黄芩 15g、白术 15g、茯苓 15g、生地 12g、熟地 12g。

④ 肝肾亏虚证：腰腿痛缠绵日久，反复发作，乏力、不耐劳，劳则加重，卧则减轻，包括肝肾阴虚及肝肾阳虚证。阴虚证症见：心烦失眠，口苦咽干，舌红少津，脉弦细而数。阳虚证症见：四肢不温，形寒畏冷，筋脉拘挛，舌质淡胖，脉沉细无力。

治法：补益肝肾，通络止痛。

阳虚证方药：右归丸。怀山药 12g、山萸肉 12g、杜仲 15g、附子 6g(先煎)、桂枝 12g、枸杞子 15g、鹿角胶 13g、当归 13g、川芎 13g、狗脊 13g、牛膝 15g、川断 12g、桑寄生 12g、菟丝子 15g。

阴虚证方药：虎潜丸。知母 12g、黄柏 12g、熟地 20g、锁阳 10g、龟甲 15g(先煎)、白芍 12g、牛膝 13g、陈皮 10g、当归 12g、狗骨 12g。

（3）随症药味加减。上述颈腰椎疾病的临床治疗中，根据临床辨证施治，加减运用，参考如下。

疼痛明显者：加三七、乳香、没药、延胡索。

酸胀明显者：加蚕沙、木瓜、桑寄生、独活。

头痛明显者：太阳头痛，加羌活，川芎；阳明头痛，加葛根，白芷；少阳头痛，加柴胡，黄芩；厥阴头痛，加吴茱萸，藁本。

头晕不寐者：加酸枣仁、石菖蒲、远志、茯神、合欢皮。

咳嗽明显者：加杏仁、紫苏、紫菀、白前、枇杷叶。

伴有恶寒者：加荆芥、防风。

口舌生疮者：加知母、石膏、栀子、连翘。

小便不利者：加猪苓、萆薢、泽泻、车前子、防己。

暑湿明显者：加香薷、佩兰、青蒿、荷叶。

咽痛明显者：加桔梗、射干、马勃、板蓝根、连翘。

声音嘶哑者：加蝉衣、玉蝴蝶、胖大海。

虚热明显者：加地骨皮、鳖甲、白薇。

呕吐者：加生姜、竹茹、砂仁、陈皮。

便秘者：加大黄、麻仁、枳实、蜂蜜。

夜间盗汗者：加浮小麦、麻黄根、五味子、牡蛎。

夜尿清长者：加菟丝子、杜仲、巴戟天、肉苁蓉、熟地。

遗精者：加覆盆子、芡实、海螵蛸。

胃口不佳者：加神曲、麦芽、山楂、鸡内金。

少气懒言者：加党参、人参、黄芪、白术、怀山药。

面色苍白者：加阿胶、熟地、当归、紫河车。

下肢酸软无力者：加续断、牛膝、狗脊、淫羊藿。

局部牵掣痛：加千年健、伸筋草、桑枝、积雪草。

（4）特殊效方。

① 补肾活血汤：为治疗老年性颈椎病的一个经验有效方，由熟地 30 g、黄精 30 g、当归 10 g、肉苁蓉 10 g、桂枝 10 g、僵蚕 10 g、枸杞 15 g、白芍 15 g、葛根 25 g、乳香 6 g、全蝎 3 g、地龙 9 g、蜈蚣 3 条组成。全方有补肾养血、调和营卫、搜风止痛的功效，符合老年人颈椎病的特点。加减法：大便秘结者加生地 15 g、石斛 15 g、麻子仁 15 g，头痛者加杭菊花 15 g、白蒺藜 15 g，头晕明显者加生牡蛎 5 g。

② 通督活血汤：原为治疗腰椎管狭窄症的一个经验有效方，由当归 10 g、苏木 10 g、泽兰 10 g、丹参 10 g、地龙 10 g、狗脊 10 g、杜仲 10 g、鹿角 20 g、黄芪 15 g、乌药 5 g 组成。全方有补肝肾、益精血、通督活血之效。加减法：下肢麻木、疼痛明显者加牛膝、木瓜、五加皮，湿重者加萆薢、苍术、防己，口渴欲饮、面赤、五心烦热者加黄柏、生地，痛甚者加三七、元胡，游走性疼痛、痛无定处者加威灵仙、防风、秦艽、羌活。

2）中医外用药

（1）中药熏蒸：中药熏蒸疗法又称为中药蒸煮疗法、中药汽浴疗、药透疗法、热雾疗法等。中药熏蒸是以热药蒸汽为治疗因子的化学、物理综合疗法。这种方法用于临床最早自先秦就有记载，后世不乏其术。到清代，中药熏蒸趋于成熟。现代中药熏蒸通常通过专门的中药熏蒸机来进行，通过加入合适的药物配方，机器上产生带有药物的蒸汽对需要治疗的部位进行蒸汽治疗。

中药熏蒸的主要作用有：

① 使人体在热的环境中发汗，发汗为中医学治病基本手法之一，而局部熏蒸能重点作用于痛处，快速缓解肌肉酸痛乏力。

② 中药熏蒸具有神经、经络的调节作用。它的热药效应，能使不协调的脏器功能得到有益调节，使人情绪放松、肌肉松弛、睡眠改善、身心舒畅、从生理到心理趋于协调平衡。

③ 中药熏蒸时，热能因子与雾化的中药离子通过皮肤表层吸收、角质层渗透和真皮层转运，进入血液循环使皮肤温度升高、毛细血管扩张、促进血液及淋巴液的循环，促进新陈代谢，缓解血液循环障碍引起的乏力、头晕疾病等。

④ 熏蒸药物的有效成分，可对直接接触的肌肤部位产生药效，起到抑菌、消炎、杀虫止痒、消肿等作用，增强皮肤的抵抗能力。

⑤ 具有止痛作用。采用活血化瘀止痛的中药，对于瘀血、寒性所致的疼痛，有着明显的效果。

中药熏蒸的注意事项：传染病禁用，高热、水肿、虚热、体热及孕妇禁用，肿瘤患者禁用，皮肤破溃者禁用，老年人皮肤感觉不灵敏者慎用，血压高的患者慎用。熏蒸的过程中，可能会出汗明显，需要在熏蒸前后补充水分与维生素，并在熏蒸前测量好血压，过高时不宜行熏蒸治疗。

（2）中药外洗：中药外洗其实跟中药熏蒸的作用类似，方法上有所差异，但不需要借助专门的熏蒸机器，比较简单易行。就是指以药物加水煮沸或用散剂冲泡，先熏后洗，以达到活血通络、温经散寒、消肿止痛等作用。将煎好的药汤趁热倒入浴具内，先用药热气熏蒸患处 5～10 分钟，再用毛巾浸汁热敷局部，待药液温度降到 40℃ 左右时，嘱患者将患处置于浴具内，药液泡洗患处约 15 分钟。

（3）中药外涂：是指将药物直接涂擦或喷洒到患处，药物透过皮肤直接吸收，可进行反复按摩，促进局部血液循环，加快药物的吸收，起到活血化瘀、通络止痛的作用，中药外涂需要提前把中药煎好留液备用或直接制成酊剂。

（4）中药硬膏：中药膏剂是我们在临床上使用比较多的类型，将相应的药物提取或者煎熬去渣后，加入适当的介质，涂于专用的胶布上，贴敷在皮肤上，使药物的有效成分被皮肤缓慢吸收，发挥治疗的作用。

我们常用的药膏有：①加味双柏散，主要作用是活血化瘀、通络止痛，用于辨证为有气滞血瘀、局部气血不通畅的疼痛治疗；②温通散，主要作用是温经通络，活血止痛，用于辨证为寒湿痹阻，局部寒凝血瘀所致的疼痛；③清热消肿膏，主要作用是清热、消肿、止痛，用于辨证为热邪壅盛、局部热盛肿痛的治疗。

（5）中药涂膜剂：是指药物溶解或分散在含成膜材料的溶剂中，涂抹患处后形成薄膜的外用液体制剂。用时涂于患处，有机溶剂迅速挥发，形成薄膜保护患处，同时逐渐释放所含药物起治疗作用。涂膜剂具有制备工艺简单，不需要特殊的生产设备，使用方便，不易脱落，易洗除等特点。比较有代表性的药物如雪山金罗汉止痛涂膜剂。

三、固本防复发

（一）健康教育与健康管理

1. 健康教育

健康教育指的是通过有计划、有组织、有系统的社会教育活动，使人们自觉地采纳有益于健康的行为和生活方式，消除或减轻影响健康的危险因素，预防疾病，促进健康，提高生活质量，并对教育效果作出评价。健康教育的核心是教育人们树立健康意识、促使人们改变不健康的行为生活方式，养成良好的行为生活方式，以减少或消除影响健康的危险因素。通过健康教育，能帮助人们了解哪些行为是影响健康的，并能自觉地选择有益于健康的行为生活方式。健康教育对于患者的意义非常重要，中医学治病讲究"标本同治""三分治、七分养"，开展脊柱疾病的科普教育，让广大人群尤其是易患人群对颈腰椎疾病有一个较为全面的认识与了解，可以做到及早预防，并且对疾病症状缓解后防止复发有着重要的意义。

健康教育的方式目前有线上与线下的模式。我们团队在健康教育上做出了很多有益的尝试，根据专业知识编写相应的管理手册，撰写颈腰椎疾病相关的科普文章，这些都是健康教育的有效方法，并逐步运用于线上，可以针对更多的人群。

2. 健康管理

健康管理以现代健康概念（生理、心理和社会适应能力）、新的医学模式（生理-心理-社会)和中医学治未病为指导,采用现代医学和现代管理学的理论、技术、方法和手段,对个体和群体整体健康状况及其影响健康的危险因素进行全面检测、评估、有效干预与连续跟踪服务的医学行为及过程。健康管理在颈腰椎疾病的后期恢复中有着越来越重要的作用,我们在临床实践的基础上,尝试着开发了一款"脊卫康"的 APP 软件,里面发布科普文章、线上讲座、云病历及健康咨询、管理的功能,并初步设计一些可穿戴设备与 APP 连接,可检测日常工作、学习的姿势功能,进一步完善了具体的管理,并且以此为切入点,提出了临床结合人工智能、大数据方面的设想,获得了相关的发明专利(见附录)。

以下简单介绍"脊卫康"的 APP 软件在健康管理中的一些基本运用。

输入手机号码与验证码,即可完成注册与登录(见图 5-18)。

注册登录后,可以向医师咨询信息、关注医师、传病历本与问诊等,实现在线医疗。

首页-科普文章列表,点击即可浏览科普详细信息(见图 5-19)。

首页-在线讲座列表,点击进入讲座播放页面(见图 5-20)。

咨询-所有医生列表,点击关注,即可关注该医生(见图 5-21)。

病历-添加后该病历会显示在待处理病历列表(见图 5-22)。等到医生处理完该病历之后,病历将会移入已解决列表。待处理病历列表表明医生还未处理该病历,患者还可编辑病历,继续修改完善。

编辑病历界面,在填写完相关信息后,请点击标题栏: 提交 ,提交病历(见图 5-23)。

在病历详情界面,患者可查看医生给出的疾病解决方案,以及后续的治疗方案和建议(见图 5-24)。

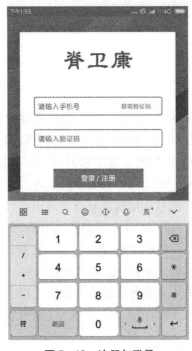

图 5-18 注册与登录

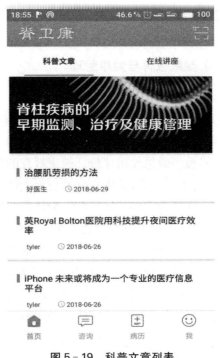

图 5-19 科普文章列表

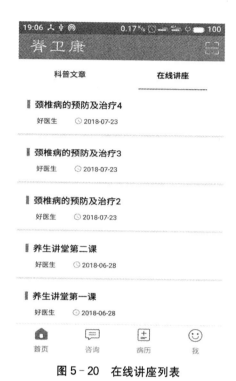

图 5-20 在线讲座列表

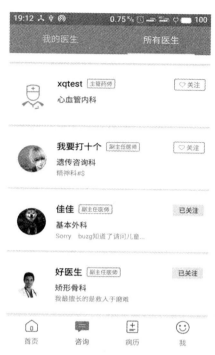

图 5-21 所有医生列表

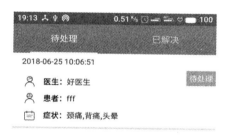

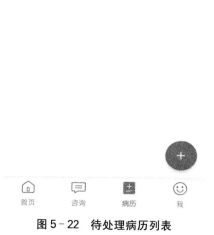

图 5-22 待处理病历列表

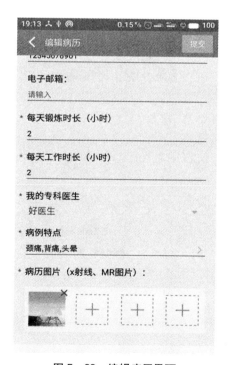

图 5-23 编辑病历界面

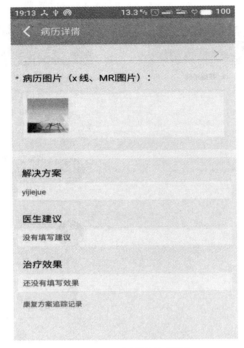

图 5-24　病历详情界面

进入我的监控界面,打开设备,进行穿戴设备连接,等待设备连接上之后,将会显示设备数据(见图 5-25)。

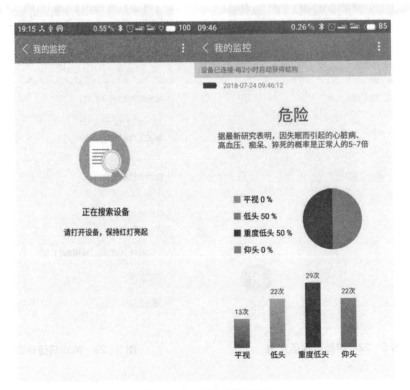

图 5-25　我的监控界面

健康管理作为新兴的一种模式,我们没有太多的参考,大部分的理念都是自己原创并放在临床上进行实践探索。我们通过临床的实践,探索出一条结合无线互联网与患者管理的一种模式,虽然只是在初期阶段,但我们认为可以持续做下去,有利于脊柱健康的尝试。我们以颈椎曲度异常为观察的病变,用特有的手法(韦氏手法)配合功能锻炼,并且结合线上的指导,临床疗效显著。

(二) 姿势调整

中国学的俗语称"站要有站相,坐要有坐相",不当的姿势可以致病,也可能导致好不容易治好的疾病复发。姿势对脊柱的影响最为常见,不当的姿势如果没有得到纠正,很多疾病的治疗也无从谈起。因此,重视姿势的重要性在疾病康复后的防复发阶段是一项非常重要的内容。

姿势指的是人体维持和保证功能状态的空间位置,保持身体节段间、身体与环境间适当关系的外在表现。正确的姿势是人在静态时保持正常的功能位,在动态时保持适当的生理代偿体位,而这些体位即使长期下来也不会对身体造成过多的伤害。

1. 纠正颈腰部不良姿势

生活、工作、学习的不良姿势是形成颈腰部慢性劳损的重要原因,长期低头、久坐、弯腰等不良姿势让颈腰椎椎间盘压力增高,小关节功能紊乱,肌肉紧张或者松弛,继而导致肌肉、骨骼的整体失衡,造成颈腰椎疾病的发生。因此,纠正日常生活中的不良姿势,注意改变生活、工作中单一、固定的姿势对颈腰椎疾病的防治与康复有着极其重要的作用。

1) 睡眠姿势

睡眠是一个人最重要的一个姿势时间段,正常情况下 30% 左右的时间是人的睡眠时间,不正确的睡眠姿势以及不合适的枕头、床垫将会给颈腰椎带来明显的伤害。

(1) 睡眠姿势的调节:正确的睡眠姿势应该是仰卧位和左右侧卧位的交替,注意的是仰卧位时头部自然摆正,颈部放松平直,双下肢伸直、放松。侧卧位时双下肢自然屈曲,处于自然的屈髋屈膝位,自然放松(见图 5 - 26)。

而诸如俯卧睡眠是常见的非常不良的睡姿,因俯卧睡眠时颈部需扭向一侧,极易发生颈部肌肉的失衡痉挛及颈椎的扭伤、错位,颈椎侧弯。

(2) 颈部枕头的选择:枕头的选择其实是非常关键的一个环节,不能笼统地认为高枕头或者低枕头一定适合,就算是同一个人,其颈椎病发作与否在枕头的选择上都是有所区别的。首先,枕头的选择要遵循舒适的原则,正常情况下,枕头应该在 8～10 cm,且应该在颈椎后较为高凸、后枕部较为低凹以顺应颈椎的生理曲度。如果处于颈椎病的急性期,则应该完全遵循以舒适为原则,如果患者睡高枕头舒服,则应该尽量将枕头垫高以适应患者,待症状慢慢缓解之后再进行调节。

每个人一天中睡眠时间是比较长的,睡眠过程中离不开枕头,如果在睡眠中通过枕头对颈椎进行调节,则可以起到较为良好的作用。在此基础上我们研发了一种多功能的颈椎保健枕并获得相应的实用新型专利。保健枕的核心功能便是可调节颈椎曲度、利用头部自身重量达到持续的微牵引作用。通过手机下载的简单蓝牙程序,可在手机端控制颈下垫枕的高度,并可在后台存储数据。头枕部也有可调节的相应高度,利用头部重量可持续对颈椎进行持续地小重量牵引,从而放松颈部肌肉,恢复曲度,如图 5 - 27 所示。

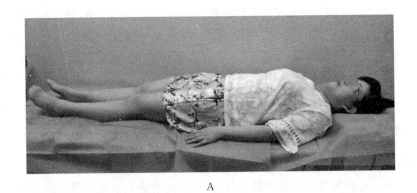

A

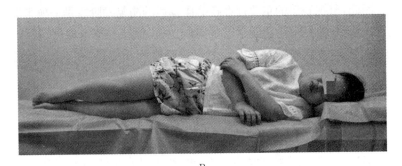

B

图 5 - 26　正确的睡眠姿势

A. 仰卧位；B. 侧卧位

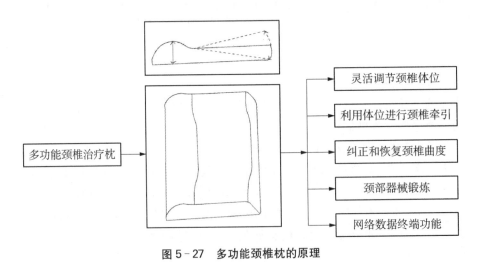

图 5 - 27　多功能颈椎枕的原理

（3）床垫的选择：人的睡眠时间很长，合适的床垫尤为重要，如何才能算得上一张合适的床垫呢？撇开品牌等因素，主要的评价依据就是：一是人无论处于哪种睡眠姿势，脊柱都能保持平直舒展；二是压强均等，人躺在上面全身能够得到充分放松。这牵扯到了床垫的软硬度。床垫并非越软越好，太软的床垫会使人的胸腰部下沉，造成睡眠中的屈曲腰部，使脊椎弯曲而得不到放松，对人的身体发育有不好的影响。而太硬的床垫则对人身体各个直接接触的部位造成压迫,导致睡眠时翻滚次数增加,使睡眠者得不到充分的睡眠休息。因此,好的床垫,应该在人体侧卧的时候,让脊椎保持水平,平均承托起全身的重量,使人保持平衡,保证睡眠质量。我们在实际中观察发现,硬板床加上10 cm左右的棉垫可以达到一个比较舒适的效果而不至于让脊柱屈曲太过明显(见图5-28)。

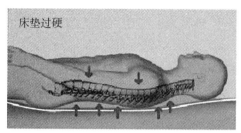
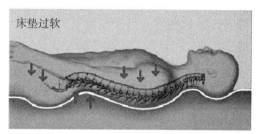

睡在过硬的床垫上，不能适当地承托身体各部位，无法使肩部和臀部得到充分的休息，长此以往，更会对脊椎造成严重的慢性伤害。

睡在过软的床垫上，脊椎容易受体重压迫形成中央低，周围高的形态。腰部容易疲劳，引起腰酸背痛。

图5-28　床垫的选择

2) 工作姿势

现代社会已经逐步从体力劳动转变成为脑力劳动的阶段,而此过程中书写工作和电子产品的使用,使"低头族""久坐族"日渐增多。职业与颈腰椎疾病有着密切的关系,伏案过久的人如会计、打字员、程序员、外科医师等颈椎病的易患率远高于其他职业,而久坐的人如出租车司机、窗口工作人员等腰椎病的易患率要远高于其他的职业。工作的时候处于高度紧张的状态,人体的肌肉本来就处于不平衡的条件中,加上不良的姿势,更加会导致颈腰椎疾病的发生。这些不良的工作姿势是疾病预防与康复过程中一个影响结局的非常重要的因素。如果能够在工作中做好姿势的防护与调整,可以为疾病好的转归奠定坚实的基础。因此,我们特别强调在工作中的姿势健康。

(1) 伏案工作者的姿势处方(见图5-29)。

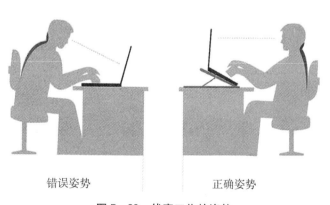

错误姿势　　　　　　　正确姿势

图5-29　伏案工作的姿势

① 首先要改变伏案的条件：要配置高低适合的工作、学习台,保持颈部的平视,过高使得颈部后伸,过低则使得颈部前屈,都不利于颈椎的内外平衡。长期面对电脑的工作者,如

果电脑过低，需要把电脑垫高来避免头部的长时间前屈，这些都是客观条件的调整。

②　及时活动颈部：就算创造了良好的外部条件，配置了合适的工作台，电脑也进行了垫高处理，依然不能长时间保持一个姿势。因为长时间保持一个姿势，容易引起局部肌肉的疲劳或者紧张，从而引起颈椎的内外平衡失调，导致颈椎病或者原有的颈椎病加重。通常情况下，我们在伏案工作 30～60 分钟后，需要适当停下工作，做做颈部的活动，包括柔和地后仰、转动，这些都有助于消除长时间维持一个姿势带来的疲劳，改善颈椎的慢性静力性伤害。

③　避免颈部受凉：虽然这个不是姿势的内容，但是在现代社会尤其是办公室里有空调的情况下，需要特别注意。颈部过度受凉，直接导致局部肌肉痉挛、缺血，从而使肌肉紧张、收缩，造成局部平衡的紊乱，发生各种颈部的症状。在室温较低的空调房里，女士可以颈部佩戴丝巾，男士可佩戴 U 型护颈垫等进行颈部的防护，减少颈椎疾病的发生。

（2）久坐工作者的姿势处方。

①　合适的座椅是基本的条件：理想的座椅高度应调整至大腿大致平放，小腿垂直，而双足稳踏在地上或椅子的踏板上，这样身体才能处于放松的状态。背靠及坐位的线条应符合人体的曲线。好的椅子除了要具备正确的曲线，最重要的就是要入座舒适，正常情况下人的腰部有生理的前屈，因此座椅的靠背应该也要有个适应人体腰部的前凸，或者可以加上一个腰部的靠垫，这样才能很好地贴紧腰部的曲线。

②　及时活动腰部：与颈部一样，即使有了舒适的座椅，我们依然不能过久地坐在椅子上不动。长时间一个姿势，容易引起局部肌肉的疲劳或者紧张，从而引起腰椎的内外平衡失调而导致腰椎疾病或者原有的腰椎疾病加重。通常情况下，我们在坐着工作 30～60 分钟后，需要适当停下工作，站起走动，轻度地转动腰部，活动 10～15 分钟再回去工作，这些都有助于消除长时间保持一个姿势带来的疲劳，改善腰椎的慢性静力性伤害。

③　活动姿势：与腰椎关系密切的就是尽量避免弯腰搬东西及弯腰拾物，弯腰时椎间盘后移，加上搬重物，极易造成椎间盘的瞬间突出或者腰部肌肉的损伤。正确的姿势应该是先蹲下后搬起重物站起，始终注意的一点就是能避免弯腰尽量避免，因为弯腰对椎间盘的压力是最大的（见图 5 - 30）。

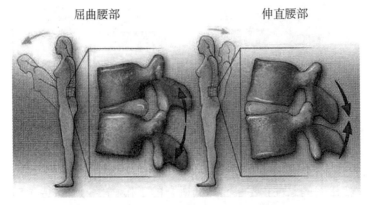

屈曲腰部　　　　　　　伸直腰部

图 5 - 30　屈曲与伸直腰部时椎间盘的位置模拟图

3）生活姿势

（1）正确使用手机。智能手机的出现，为我们打开了一个快速、方便地连接世界的完美工具，但也正是由于智能手机的出现，使得我们的颈椎进入了"万劫不复"的境地。虽然上面的这句话有点夸张的意味，但是不可否认的是智能手机出现之后，颈椎病的发病率越来越高、也越来越年轻化。地铁、公交车、马路上随处可见的低头族，无一不是在提醒着我们，防范智能手机对颈椎的伤害迫在眉睫。

正确使用手机首先要避免过度低头，原理与工作姿势中的低头过久一样，长时间低头往往带来颈椎的严重伤害。其次，还要注意手机的使用时间，注意适当的休息，避免长时间一个姿势对着手机。

（2）注意生活中的坐姿。网上流行的一个叫"葛优躺"的姿势一度被人们认为是在家最放松和舒适的姿势，然而从专业的角度来看，这样的姿势是非常不可取的。类似的姿势让腰椎的肌肉和韧带长期处于拉伸状态，时间长了，身体也是要"拉警报"的。比起腰椎，喜欢"葛优躺"的人，更要注意的是对颈椎的影响。我们脖子后方的肌肉和韧带，是维持颈部正常功能的重要力量。当我们以"葛优躺"的姿势躺着的时候，肌肉和韧带放松，但是人头颅的重量并没有减少，这部分重量就被转移到颈椎上去了，本身颈椎不好的人，就很容易支撑不住，出现颈椎间盘的突出，甚至威胁到脊柱的健康。因此，无论在工作中还是生活中，我们都要保持尽量标准的姿势，坐时要坐直，卧时要卧平。这样才能正确、合理地保护脊柱。

2. 呼吸模式调整

人每时每刻都要呼吸，正确的呼吸可以增加氧气的供应，使人体处于健康的状态。学会呼吸，能有效地增加身体的氧气供给，使血液得到净化，肺部组织也能更加强壮。这样我们就能更好地抵抗感冒、支气管炎、哮喘和其他呼吸系统疾病；同时由于横膈膜和肋间肌也在呼吸中得到锻炼，我们的活力与耐力也都会相应得到增加，精力也就更充沛了。呼吸模式一般分为胸式呼吸和腹式呼吸两大类：

（1）胸式呼吸又称肋式呼吸法、横式呼吸法。这种呼吸法单靠肋骨的侧向扩张来吸气，用肋间外肌上举肋骨以扩大胸廓。其甚者，吸气时双肩上抬，气息吸得浅，因此又称为肩式呼吸法、锁骨式呼吸法或高胸式呼吸法等。大多数人，特别是女性，大多采用胸式呼吸，只是肋骨上下运动及胸部微微扩张，许多肺底部的肺泡没有经过彻底的扩张与收缩，得不到很好的锻炼。这样氧气就不能充分地被输送到身体的各个部位，时间长了，身体的各个器官就会不同程度地处于缺氧状况，很多慢性疾病就因此而生。但是，胸式呼吸也并不是完全没有好处的，其可以提高交感神经的运作，当精神太过放松而提不起精神，或是无法集中精神工作、念书的时候，可以采用胸式呼吸法，调节松散的精神（见图5-31）。

（2）腹式呼吸：也是呼吸的过程，只不过它单次吸入的空气量比较多，会把肺完全撑开，完全撑开的肺会向下压横膈膜，把横膈膜向腹腔内压，这样腹腔内的脏器就会受到轻柔的挤压。从身体表面看，腹部会跟着呼吸收缩扩张，所以称为腹式呼吸。腹式呼吸的好处是：①锻炼净化整个呼吸系统，增强肺功能。②吸入的空气量比较多，给身体更多的滋养和加速微循环。③锻炼横膈肌。④轻柔按摩腹部脏器，增强脏器功能。加速肠蠕动，缓解便秘（见图5-32）。

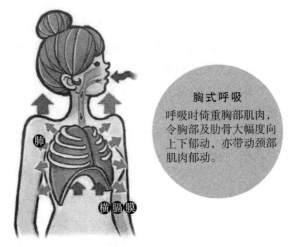

图5‑31　胸式呼吸示意图

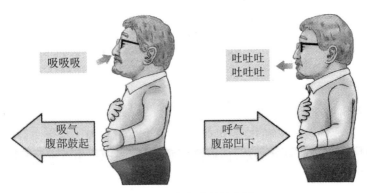

图5‑32　腹式呼吸示意图

（三）功能锻炼

1. 颈部功能锻炼

1）改善颈部的活动度

（1）颈部左右侧屈训练。

目的与作用：改善颈椎双侧的肌肉与韧带，增加颈椎左右侧屈的灵活度。

动作要领：动作配合呼吸会有更好的效果，颈部中立位时深呼吸，在吸气的同时颈部往左侧屈，呼气的同时回到中立位，同法完成右侧曲。左右侧屈各做5～6次（见图5‑33）。

（2）颈部前屈、后伸训练。

目的与作用：改善颈椎前后的肌肉与韧带，增加颈椎前屈、后伸的灵活度。

动作要领：动作配合呼吸会有更好的效果。颈部中立位时深呼吸，在吸气的同时颈部往前屈，呼气的同时回到中立位，同法完成后伸。左右侧屈各做5～6次。

（3）颈部的旋转训练。

目的与作用：改善颈椎周围的肌肉与韧带，润滑椎体关节，增加颈椎各方向的灵活度。

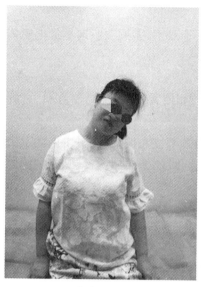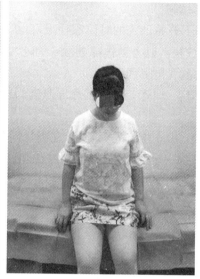

颈部侧屈训练　　　　　　　　　　　　颈椎前屈训练

图 5-33　颈部训练（一）

动作要领：动作配合呼吸会有更好的效果，颈部中立位时深呼吸，在吸气的同时颈部往左侧旋转，呼气同时回到中立位，同法完成右侧旋转，然后顺时针方向转动颈部一圈，逆时钟再转动颈部一圈。以上动作做 3 次（见图 5-34）。

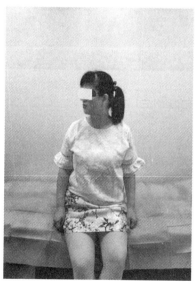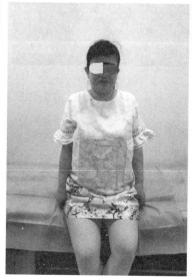

颈椎旋转训练　　　　　　　　　　　　　提肩训练

图 5-34　颈部训练（二）

2）颈部肌肉训练

（1）提肩训练法。

目的与作用：训练参与提肩的肌肉的力量，如使肩胛提肌、颈夹肌、头半棘肌、斜方肌，菱形肌的肌力增强。

动作要领：开始训练的时候深呼吸，自然下垂双手，靠颈项肌肉尽量把躯体上干向上移动，接着自然放松。以上动作都进行5～6次。

（2）左右侧屈抗阻训练。

目的与作用：训练参与侧屈颈部肌肉力量，如使胸锁乳突肌、斜方肌、肩胛提肌等的肌力增强。

动作要领：中立位时先深呼吸，在吸气同时颈部往左偏伸，同时以同侧上肢放到该侧头颅顶颞部并施加一定的阻力，尽力向左偏，呼气同时颈部缩回，右偏侧屈训练同上。以上动作都进行7～8次（见图5-35）。

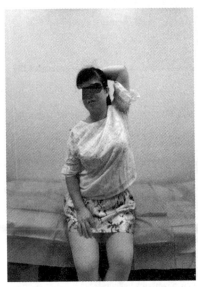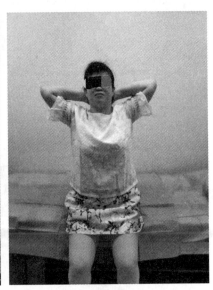

侧屈抗阻训练　　　　　　　　　后伸抗阻训练

图5-35　颈部训练（三）

（3）后伸抗阻训练。

目的与作用：训练参与后伸颈部肌肉的力量，如使斜方肌、胸锁乳突肌、夹肌等的肌力增强。

动作要领：中立位时先深呼吸，在吸气同时把双手交叉在头颅枕部，尽量让颈部后伸。以上动作都进行3～5次。

（4）颈后小肌群的训练（见图5-36）。

目的与作用：训练参颈后小肌群的力量，如头后大小直肌、头上下斜肌的肌力增强。

动作要领：仰卧时头部轻度上抬，收下颌，抬头的高度以枕下可容一张薄纸移动为宜。

颈部功能锻炼的注意事项：颈部活动度的锻炼正常情况下都可以进行，注意避免过大幅度，以活动时不诱发颈部的疼痛、不适为动作训练的基本标准，并可以在长期伏案的休息空闲中进行活动。

而肌肉功能的锻炼则需要一定的评估，即能在正确认识所在的肌群是否有问题的情况下进行针对性的处理，可以看作是一种运动处方，最好有专业人士进行指导训练。正常人可

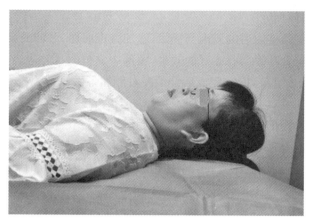

图 5-36　颈后小肌群训练

以对薄弱肌群进行锻炼,但依然需要在以舒适为原则的大前提下进行。

很多情况下,我们长期低头造成肌肉紧张,但不代表紧张的肌肉是有力量的,因此我们对紧张的肌肉进行功能锻炼并不矛盾。功能锻炼可以增加肌肉的力量,而多数的治疗基本上都是放松肌肉的过程,临床上需要合理关注这些问题,才能达到比较好的巩固效果。

2. 腰部功能锻炼

1) 改善腰部的活动度

(1) 腰部左右侧屈训练。

目的与作用:改善腰椎双侧的肌肉与韧带,增加腰椎左右侧屈的灵活度。

动作要领:动作配合呼吸会有更好的效果,腰部中立位时深呼吸,在吸气的同时腰部往左侧屈,呼气同时回到中立位,同法完成右侧曲。左右侧屈各做5~6次(见图5-37)。

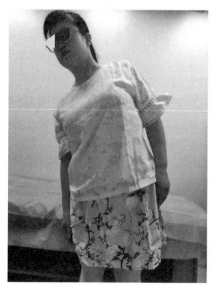
腰部侧屈训练

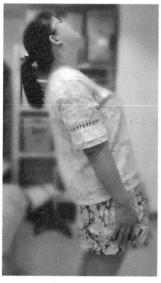
腰部后伸训练

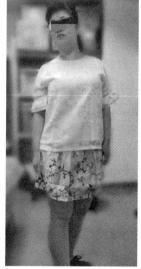
腰部旋转训练

图 5-37　腰部训练

（2）腰部前屈、后伸训练。

目的与作用：改善腰椎前后的肌肉与韧带，增加腰椎前屈、后伸的灵活度。

动作要领：动作配合呼吸会有更好的效果，腰部中立位时深呼吸，在吸气的同时腰部往前屈，呼气的同时回到中立位，同法完成后伸。左右侧屈各做5～6次。

（3）腰部的旋转训练。

目的与作用：改善腰椎周围的肌肉与韧带，润滑椎体关节，增加腰椎各方向的灵活度。

动作要领：动作配合呼吸会有更好的效果，腰部中立位时深呼吸，在吸气的同时腰部往左侧水平旋转，呼气的同时回到中立位，同法完成右侧旋转，然后顺时针方向转动腰部一圈，逆时钟再转动腰部一圈。以上动作做3次。

2）腰部肌肉训练

（1）五点支撑（见图5-38）。

目的与作用：训练腰背部的肌肉，增强腰背部肌肉的力量。

动作要领：仰卧位双膝屈曲，以足跟、双肘、头部当支点，抬起骨盆，尽量把腹部与膝关节抬平，然后缓慢放下，一起一落为一个动作，连续20～30个。

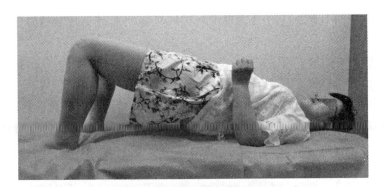

图5-38　腰部五点支撑训练

（2）小燕飞（见图5-39）。

目的与作用：训练腰背部的肌肉，增强腰背部肌肉的力量。

动作要领：俯卧位，脸部朝下，双臂以肩关节为支撑点，轻轻抬起，手臂向上的同时轻轻抬头，双肩向后、向上收起。与此同时，双脚轻轻抬起，腰骶部肌肉收缩，尽量让肋骨和腹部支撑身体，持续3～5秒，然后放松肌肉，四肢和头部回归原位休息3～5秒再做。

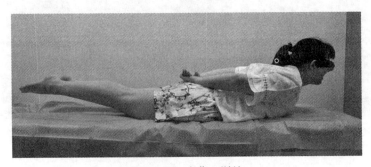

图5-39　小燕飞训练

3. 注意事项

内容和运动强度：在锻炼的时候尤其是肌肉功能锻炼之前，首先应对病情有充分了解，要做到因人而异、因病而异，根据伤病的病理特点，了解颈腰部肌肉的功能，在医护人员指导下选择适宜的练功方法。

正确引导：正确引导患者练功是取得良好疗效的一个关键。我们认为功能锻炼应该做到简单有效，不宜太过复杂难练，再好的办法如果不能坚持，同样不可能达到理想的效果，要把功能锻炼的办法让患者乐于接受并可以持之以恒地融入生活中。

循序渐进：任何的功能锻炼不能急于求成，指导患者遵循循序渐进的原则，防止过度、过急锻炼引起的损伤。练功时动作应逐渐增加，次数由少到多，动作幅度由小到大，锻炼时间由短到长。

练功时应保持心态的平和，思想集中，意念集中在所锻炼的肌肉上，动作缓慢而柔和。

（四）饮食调养

脊柱病的饮食无特殊的禁忌，从营养学的角度来看要注意均衡膳食、合理营养。合理营养就是指膳食中所含的营养素种类齐全，数量充足，比例适当，并与身体的需要保持平衡。均衡膳食是合理营养的核心，健康食谱，要合理营养、均衡膳食，食物应多样化，荤素搭配要合理，营养全面合理。食物多样性能为人体提供糖类、脂肪、蛋白质、水、无机盐、维生素等，营养较为全面，有利于身体健康。通俗一点的说法就是什么都要吃一点但什么都不能吃得太多。

中医学饮食面面观：中医学中以五味（酸、甘、辛、苦、咸）来泛指各种饮食。饮食养生，就是要五味调配适当，才能取得丰富、全面的营养。饮食宜清淡，多食素食而少食肥甘厚味；合理搭配，"谷味酸，先走肝；谷味苦，先走心；谷味甘，先走脾；谷味辛，先走肺；谷味咸，先走肾"。因此，只有调和五味，才能骨正筋柔，气血以流，腠理以密，五脏功能协调平衡。

食物还有寒热温凉之分。温热类：羊肉、牛肉、狗肉、鸡肉、鸽肉、羊奶、牛奶、鹅蛋、鲤鱼、黄鱼、乌鱼、墨鱼、红白糖，花生、芝麻、黄豆、粳米、麦粉、红枣、桂圆、荔枝、柑、橙、橘、苹果、葱、生姜、辣椒、花椒及胡椒等。凉性类：鸭肉、鸭蛋、海藻、海带、蜂蜜、绿豆、冬瓜、西瓜、丝瓜、黄瓜、莴苣、竹笋及黑林耳，香蕉、梨、豆腐等。平性类：猪肉、猪肝、鸡蛋、白木耳、豌豆、赤小豆、苡米、莲子、藕、菠菜、萝卜、胡萝卜、西红柿、大白菜及豆角等。因此，脊柱病的患者可以根据自身的体质进行合适的食物选择，这也是中医学的药膳食的所长。

一些供参考的食疗配方。

三七地黄瘦肉汤：三七 10 g、生地 30 g、大枣 4 个、瘦猪肉 300 g 入砂锅，加适量水，武火煮沸后改文火煮 1 小时至瘦肉熟烂，放调盐适量。饮汤吃肉，隔日 1 剂。功能：活血化瘀、止痛。适用于气滞血瘀型的颈腰椎疾病。

乌头粥：川乌（研末）5 g、蜂蜜适量、生姜 2 片、粳米 50 g 同入砂锅，加适量水慢火熬成稠粥。早、晚服食，1 日 1 剂。功能：祛风、散寒、除湿。适用于寒湿痹阻型颈腰椎疾病。

杜仲核桃猪腰汤：猪肾（猪腰）1 对切片，大枣 2 个去核，与杜仲 10 g、核桃肉 20 g、生姜 2 片、米酒 3 mg 同入炖盅，加水共煎沸后改文火炖 1 小时。饮汤吃肉，一日 1 剂。功能：益气补肾，壮腰助阳。适用于肾气不足型颈腰椎疾病。

参归鳝鱼羹：党参 15 g，当归 15 g，鳝鱼 500 g；鳝鱼切丝，与党参、当归同入锅中，加水适量，煨煮至鳝丝熟烂，除去参归，入葱末、姜丝、料酒、食盐、胡椒粉等，改用文火煨炖至稠羹即成。功能：益气养血、活血。适用于气血两虚型颈腰椎疾病。

牛肉红枣汤：用牛肉 250 g，红枣 10 枚；将牛肉切成小块与红枣文火炖烂，用法是日食 1～2 次，具补中益气、助筋骨生长之功效。适用于重度骨质疏松症，或骨折及手术后的患者。

（五）体育锻炼

包括健身、肌肉拉伸、激活，有氧运动提高身体功能等。

体育锻炼是运用各种体育手段，结合自然力（日光、空气、水）和卫生措施，以发展身体、增进健康、增强体质、娱乐身心为目的的身体活动过程。它是群众性体育活动的主要形式，可促进人体生长发育，培养健美体态，提高机体工作能力，消除疲劳，调节情感，防治疾病。

1. 体育锻炼的好处

1）体现在身体上的

（1）体育锻炼有利于人体骨骼、肌肉的生长，使骨骼变得坚实。

（2）体育锻炼能够改善血液循环系统、呼吸系统、消化系统的机能状况，有利于人体的生长发育，提高抗病能力，增强免疫力。

（3）体育锻炼可以调节人体的中枢神经系统，使反应灵活，有利于适应外界环境的变化。

2）体现在心理上的

（1）体育锻炼具有调节人体紧张情绪的作用，能改善生理和心理状态，恢复体力和精力。

（2）体育锻炼可以陶冶情操，保持健康的心态，充分发挥个体的积极性、创造性和主动性，从而提高自信心。

（3）体育锻炼能改善神经系统的调节功能，对抗焦虑或抑郁状态，改善睡眠。

2. 体育锻炼的分类

体育锻炼的方法极其丰富，大致可分为健身运动、健美运动、娱乐性体育、格斗性体育、医疗与矫正体育等 5 类。

3. 普通人的日常锻炼方式

体育锻炼的方法非常多，很多竞技、格斗类的项目要求很高。一般来说，需要长时间正确而专业的训练才能完成。对于普通人来说，一些普通的健身运动如有氧或无氧运动，还有一些医疗与矫正的活动已经可以满足日常体育锻炼的需求，下文简单进行介绍。

1）有氧运动与无氧运动

（1）有氧运动：低强度、能长时间进行的运动，基本上都是有氧运动，比如快走、慢跑、长距离慢速游泳、慢骑自行车等。有氧运动需要大量呼吸空气，对心、肺是很好的锻炼，可以增强肺活量和心脏功能。普通人如果想锻炼身体，先从低强度的有氧运动开始进行，提高心肺功能，增强体能，然后再加上无氧训练。

慢跑是最简单、易行、有效的有氧运动，是锻炼心脏和全身的好方法。但是，不合理的慢跑会引起足弓下陷、汗疹、跟腱损伤、膝关节及踝关节损伤以及后背病痛。因此需要注意慢跑的各项注意事项。

① 慢跑的脚部落地姿势：建议使用全掌着地的模式，即脚跟先着地，然后碾压过渡至全脚掌的方式，这样膝关节受到的冲击最小，对其他部位的损伤也是最小的。

② 头部姿势：保持眼睛平视前方，这样使得颈部处在正确的姿势，协调颈背部肌肉。

③ 正确的呼吸方式：长距离跑应该使用口鼻一起呼吸，呼吸时嘴巴微张，避免过度换气造成呼吸道干涩。呼吸和步频一样都需要节奏，最好是相协调，例如三步一呼、三步一吸。

④ 正确的摆臂：手臂要尽可能地前后摆动，幅度稍稍地超过身体范围即可，手臂屈曲大约 90°。

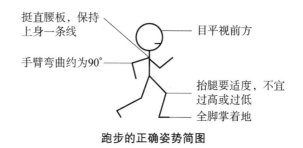

跑步的正确姿势简图

挺直腰板，保持上身一条线
目平视前方
手臂弯曲约为90°
抬腿要适度，不宜过高或过低
全脚掌着地

游泳是对脊柱非常好的一种运动方式，在几乎不负重的条件下，脊柱的充分伸展对防治颈椎、腰椎病有着其他运动所不能代替的效果，游泳锻炼是克服水的阻力而不是克服重力，肌肉和关节不易受伤，游泳时需凭借自身肢体的动作和水的相互作用协调完成，颈腰背部肌肉松弛交替有规律地进行，颈腰背肌肉的力量能够得到很好锻炼和提高。

（2）无氧运动是相对有氧运动而言的。当从事的运动非常剧烈，或者是急速爆发，例如举重、百米冲刺、摔跤等，此时机体在瞬间需要大量的能量，而在正常情况下，有氧代谢是不能满足身体此时的需求的，于是糖就进行无氧代谢，以迅速产生大量能量，这种状态下的运动就是无氧运动。无氧运动可以提高机体的肌肉力量、爆发力，增加肌肉体积，提高运动速度。但是无氧运动的强度比较大，普通人如果要做无氧运动的话要经过一定的训练，掌握正确的方法，否则很容易造成人体肌肉或关节等损伤。现代都市里的无氧运动以健身房里的一些肌肉训练及力量训练比较常见。

2）肌肉拉伸

肌肉拉伸有很多的好处，除了可以放松紧张的肌肉以外，还可以使骨骼肌增长和肌肉密度增加，从而增强肌肉的力量。具体操作的原理就是利用肌肉的功能做不超过损伤范围内相反的动作。下面对颈腰椎重点相关的几块肌肉的拉伸做简单介绍。

（1）颈部相关肌肉拉伸：

① 斜方肌（见图 5 - 40）。

A. 上斜方肌：以左侧上斜方肌的拉伸为例，头部前屈，右侧曲转向左侧。

B. 中斜方肌：以左侧中斜方肌的拉伸为例，身体前屈，左手握一个重量，利用重物牵拉中斜方肌。

C. 下斜方肌：以左侧中斜方肌的拉伸为例，左手抓住一个大约平头顶的东西，身体后倾，通过肩胛骨上抬牵拉下斜方肌。

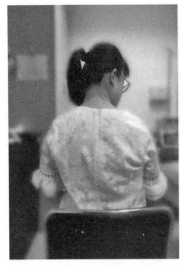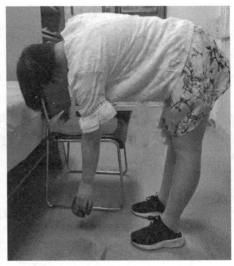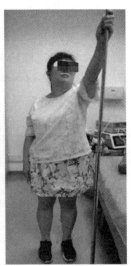

上斜方肌拉伸　　　　　　　　中斜方肌拉伸　　　　　　　　下斜方肌拉伸

图 5-40　斜方肌拉伸

② 胸锁乳突肌(见图 5-41)。

以左侧胸锁乳突肌的拉伸为例,颈部右侧屈后向左边旋转,头部呈屈曲状态。

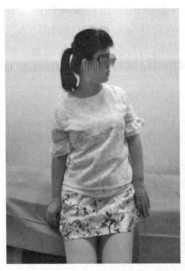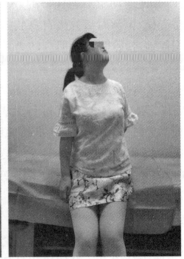

图 5-41　胸锁乳突肌拉伸(左)和斜角肌拉伸(右)

③ 斜角肌。

以左侧斜角肌的拉伸为例,同侧手放在身后,向对侧侧屈,后伸颈椎,向同侧旋转。

④ 颈部深曲肌(见图 5-42)。

以左侧颈部深曲肌的拉伸为例,头颈部尽量后伸、侧屈到右侧。

⑤ 颈后伸肌群。

以左侧颈后伸肌群的拉伸为例,头颈部屈曲并侧屈到右侧。

⑥ 肩胛提肌。

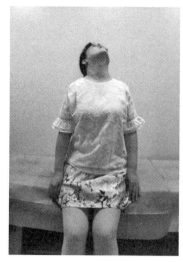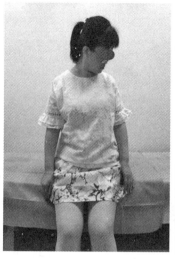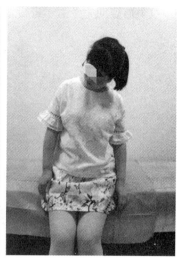

图5-42 深曲肌群拉伸(左)、颈后伸肌群拉伸(中)、肩胛提肌拉伸(右)

以左侧肩胛提肌的拉伸为例,颈部前屈,往左侧屈并转向右侧。

(2)腰部相关肌肉的拉伸:

① 竖脊肌:坐位慢慢弯下躯干,或者双膝跪于一块瑜伽垫上双手向前,弓背屈髋,将头部尽量靠近双膝,直至竖脊肌有牵扯感(见图5-43)。

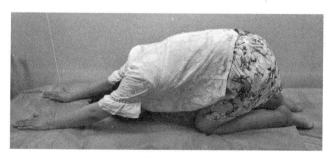

图5-43 竖脊肌拉伸

② 腰方肌:以右侧腰方肌的拉伸为例,左侧卧于床上或垫子上,左下肢屈曲90°向前,右下肢伸直,右手撑起,上半身侧起,可同时拉伸腰方肌及臀部肌肉(见图5-44)。

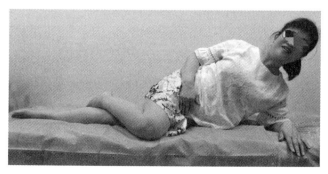

图5-44 腰方肌拉伸

③ 髂腰肌：弓箭步进行牵拉（见图5-45）。

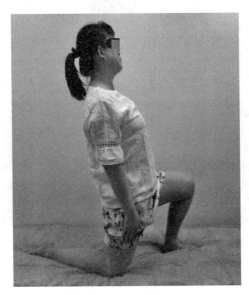

图5-45 髂腰肌拉伸

④ 腹直肌：俯卧位躯干后伸（见图5-46）。

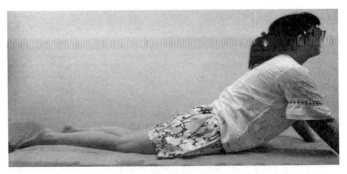

图5-46 腹直肌拉伸

⑤ 腹外斜肌：以左侧腹外斜肌的拉伸为例，双臂展开仰卧在瑜伽垫上，双肩贴紧地面，双腿屈膝并拢，向右侧扭转（见图5-47）。

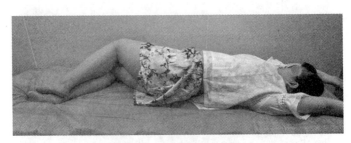

图5-47 腹外斜肌拉伸

⑥ 腹内斜肌：以左侧腹内斜肌的拉伸为例，俯卧后伸，躯干转向右侧（见图 5-48）。

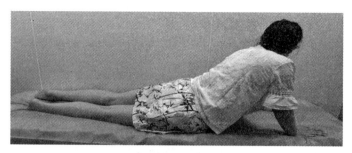

图 5-48 腹内斜肌拉伸

四、心身引导（稳心身）

（一）心身同治的关键理论基础

中医理论中，形是对以各种形式存在着的物质的概括，它不但包含有形可证的物质，也包含着中医独特的物质概念——无形可证的"气"。大体可分形质、形体、形态之异。形质指构成形体的基本物质，在人体如皮、肉、筋、骨、脉、精、气、血、津液等。《类经》将神概括为"万物之神"和"人身之神"。前者是就自然界而言，即神的本义；后者是就人体而论，有广义和狭义之分。从广义来说，人身之神是人体生命现象的总括，也就是对以精气、营血及津液等为物质基础的脏腑、经络等全部功能活动的高度概括。当这些活动正常时，表现于外的征象，都属于人身之神的范畴。从狭义而论，人身之神具体指人的心理活动，即魂、魄、意、志、思、虑、志、智等。中医学是以人的健康、疾病为研究对象的医学，故更侧重于人身之神；但人身之神概念的重要意义，并不仅在于概括生命活动，更主要的是说明人体复杂的生命活动（包括心理活动）是怎样规律、协调地进行着的；这些活动所产生的各种生命现象（包括心理现象），是可以被认识的。

中医学的"形神合一论"，主要研究形质及由形质构成的形体与人生狭义之神的关系，主要包括以下 4 个方面。

1. 神本于形而生

《内经》认为，构成宇宙间万物的最基本元素是"气"。因此，人体的形质也本原于"气"。《灵枢·决气》说："精气津液血脉，余意以为一气耳。"但气本无形，气化生精始有形可见。故张介宾说："形以精成，而精生于气（《类经附翼·大宝论》）。"因此一般都认为有形的始基是精。人身之神生于形，即指此精而言。

《灵枢·本神》说："故生之来谓之精，两精相抟谓之神。"张介宾释之曰："两精者，阴阳之精也，……故人之生也，必合阴阳之气、父母之精，两精相搏，形神乃成（《类经·脏象类》）。"这是从广义的角度，把神当成一个新的生命，来阐明神源于先天父母之精。但是，神生于先天而养于后天，新的生命降生后，要得以维持生存并成长壮大，还需依赖天地间精气的濡养。所以，张志聪释本条为："盖本于先天所生之精、后天水谷之精而生此神，故曰两精相搏谓之神(《黄帝内经灵枢集注》)。"

神生于形的含义,除了其产生需以精为本外,神的活动也以精为物质基础。《灵枢·决气》说:"胃满则肠虚,肠满则胃虚,更虚更满,故气得上下,五脏安定,血脉和利,精神乃居。故神者,水谷之精气也。"杨上善释之曰:"水谷精气资成五神,水谷竭神乃亡也。"因此,饮食充足的同时脏腑的生理功能正常,便能很好地将其转化为精气,化生为血而濡养于神,于是人的神气充沛、生机勃勃。

2. 神依附形而存

神以形为物质基础,除表现于精气的化生作用之外,还表现在神对形体的依附性方面,"形存则神存,形灭则神灭"。神不能离开形体而独立存在,而且它的功能也必须要在形体健康的情况下才能正常行使。故《素问·上古天真论》中有"形体不敝,精神不散"之说,而张介宾也称形为"神明之宅"(《景岳全书·治形论》)。从以上论述可以看出,中医学在形神关系上,坚持了物质第一性的唯物主义观点,否认了脱离形体的精神实体的存在,因此有力地驳斥了"灵魂不死"的唯心主义观点。"神"实际上可以理解为人体脏腑器官组织以"精气"为物质基础,进行正常功能活动(心理活动是这种功能活动的一部分)的表现。因此,张介宾说:"形者神之体,神者形之用(《类经·针刺类》)。"

3. 神为形之主

中医学不但认识到神是在形的基础上产生并存在着的,而且也认识到神对形的反作用。张介宾说:"神虽由精气化生,但统驭精气而为运用之主者,又在吾心之神。"《素问·阴阳应象大论》说:"精归化,……化生精。"后天水谷之所以能转化为精气,是在神的主导之下机体气化作用的结果,是由各脏腑器官相互协调、共同活动来完成的。倘若失去神的主宰,则脏腑功能紊乱、气化功能失常,甚则"神去则机息"(《素问·五常政大论》),因而"精归化,化生精"的最基本生命活动也就随之终结,精气自然也无从化生。是以《素问·移精变气论》有"得神者昌,失神者亡"。《素问·疏五过论》曰:"精神内伤,身必败亡。"

神对形的反作用,尤其表现在"心神"对脏腑的主导作用上。《素问·灵兰秘典论》说:"心者君主之官也,神明出焉。……主明则下安,……主不明则十二官危,使道闭塞而不通,形乃大伤。"人体脏腑的功能活动是复杂的,这些复杂的功能活动之所以能够相互协调,正是由于"心神"的调节。人体是一个有机统一的整体,不但机体自身各部分之间保持着密切的、相互协调的关系,而且与外界环境也有着紧密的联系。神在调节这些关系上皆起着重要的主导作用。若神受损,则调节功能失常,机体的整体性遭到破坏,于是便发生相应的病理变化,所以张介宾说:"无神则形不可活(《类经·针刺类》)。"正因为中医学已经比较深刻地认识了神对形的反作用,因此在临床上特别重视精神活动对疾病的发生、防治的重要影响。这一理论在疾病的预防和临床辨证论治中,都有重要的指导意义。

4. 形神具备,乃成为人

《素问·上古天真论》说:"能形与神俱,而尽终其天年。"《内经》已经认识到了形与神两方面对生命的重要意义。《灵枢·天年》回答:"何者为神?"说:"血气已和,荣卫已通,五脏已成,神气舍心,魂魄毕具,乃成为人。"血气、营卫、五脏,皆形之类也;神气、魂魄,皆神之类也。这条经文不但明确指出了"神生于形",而且也阐明了只有当神与形统一在一起之时,才形成人的生命。同篇又说:"百岁,五脏皆虚,神气皆去,形骸独居而终矣。"明确地指出了死亡的概念就是"形神分离"。假若形神分离,纵然形骸尚存,但生命也已完结。神是不能脱离形体而独立存在的,所以形神分离也就意味着"神"的消亡,因此,"神"又可被当作生命的象征。张介宾深得经旨,将《内经》中的形神关系概括为:"形者神之体,神者形之用;无神则形不可活,无形则神无以生(《类经·针刺类》)。"并且进一步阐发了"形神合一"的生命观。他说:"人禀天地阴阳之气以生,借血肉以成其形,一气周流于其中以成其神,形神俱备,乃为全体。"

(二)心身同治的三条基本评估思路

中医学诊断疾病的过程有两个步骤:首先是"诊",即诊察,指以望、闻、问、切四诊等方法收集有关疾病的信息;然后是"断",即判断、断定的意思,指综合分析四诊收集的有关信息,对疾病的病因、病性、病位、病机、病势作出辨别,此即中医学所谓辨证。这两个步骤同样适合颈腰椎疾病的心身评估,主要包括通过四诊及其他方法收集有关疾病的心理方面的信息,加以综合分析,对患者的心理品质及其水平、引起患者心理变化的外在环境刺激因素等作出判断。

1. 根据形神一元论,通过观察形的生理变化来推断其心理状况

如《灵枢·五变》中说如何通过观察皮肤和目光来测知人的个性:"此人薄皮肤而目坚固以深者,长冲直扬,其心刚,刚则多想,怒则气上逆,此言其人暴刚而肌肉弱者也。"又如,《素问·脉要精微论》:"头倾视深,精神将夺矣。"《灵枢·五乱》:"气乱于心,则烦心密嘿,俯首静伏。"其中,望眼神是最重要的方法,因为《素问·解精微论》中认为:"志与心精,共凑于目。"

2. 根据人言语、哭笑、行为来推知其心理状况

如精神分裂症在中医学医籍中有如下记载。《素问·脉要精微论》"衣被不敛,言语善恶不避亲疏者,此神明之乱也",《灵枢·癫狂》"狂始生,先自悲也,喜忘怒苦,善恐者,得之忧饥""狂始发,少卧不饥,自高贤也,自辨智也,自尊贵也,善骂詈,日夜不休",这是指丧失了自知力的患者;"狂,目妄见,耳妄闻,善呼者,少气之所生也",这是指妄视、妄听的患者。又如《灵枢·本神》:"心气虚则悲,实则笑不休""肝气虚则恐,实则怒。"《素问·脉要精微论》:"言而微,终日乃复言者,此夺气。"

3. 通过问其人事来推知其心理变化

如《素问·疏五过论》中说:"诊有三常,必问贵贱,封君败伤,及欲侯王。故贵脱势,虽不中邪,精神内伤,身必败亡。始富后贫,虽不伤邪,皮焦筋屈,痿躄为挛。"为了很好地与患者沟通,了解其人事,医籍《灵枢·师传》中记载有:"入国问俗,入家问讳,上堂问礼,临病人问所便。"《素问·移精变气论》认为必要时还应:"闭户塞牖,系之病者,数问其情,以从其意。"

(三)心身同治的4个基本诊断方向

1. 躯体疾病的心身反应

几乎所有急性疼痛患者均因疼痛产生了不愉快的情感,促使患者记忆起不愉快的事情;反之,这些不愉快的记忆又加重了不愉快的情感,进一步加剧了疼痛的程度。这种恶性循环导致了患者躯体上的严重不适和情绪的严重不稳定,使得他们的社会功能、工作能力进一步受损,功能性(活动和活力)受限进一步加重,在就诊时会有更多的疼痛主诉,疼痛程度更重,

疼痛时间更长,治疗效果更差,从而演变成持续存在的慢性疼痛。慢性疼痛患者往往伴随失眠、体重增加、便秘、高血压以及一些精神症状,情绪上的反应是包括情感、认知、动机以及生理多种因素在内的复杂的生理心理过程,患者容易产生明显的认知功能扭曲和无助感。当疼痛呈现出难以治愈的慢性状态时,即容易导致伴随的心理症状泛化,甚至演变成病理性的情绪症状,其中抑郁和焦虑症状最常见。

2. 抑郁焦虑的核心症状

抑郁症除了表现为悲伤、兴趣缺失、内疚、自责、自杀等症状外,还有很多其他症状,疼痛就是其中之一。但是,疼痛却是抑郁症诊断中最容易被忽略和误诊、漏诊的症状。患者的症状表现为疼痛(背痛、头痛等),因此常就诊于神经科、骨科及疼痛科等,不仅浪费了医疗资源,也贻误了患者的病情,错失早期诊治的机会。描述这类症状的词汇多种多样,如慢性疼痛性躯体症状、医学无法解释的症状、躯体化症状等。研究显示,抑郁症患者伴有躯体性疼痛症状的患病率为 65%,重度抑郁症患者中伴有一种以上慢性躯体疼痛症状者高达43.4%,常见背部、胃肠道、关节、肢体和头部疼痛,而在其他患者中仅为 16.1%。慢性躯体疼痛与抑郁症有紧密关联,而且其严重程度与抑郁症严重程度成正相关。许多患者因疼痛就诊于各科室,做了各种检查,但却没有发现器质性疾病,或者其影像学检查不能解释其疼痛的严重程度和性质,这提示我们,在遇到这类不明原因的疼痛性躯体症状时,应该想到这种疼痛可能是抑郁或焦虑等情绪障碍的症状,而不是器质性躯体疾病。

3. 共病抑郁焦虑障碍

1/3~1/2 的慢性躯体疾病患者常与焦虑/抑郁障碍共病。抑郁障碍的发病率因躯体疾病的类型、严重程度、筛选和诊断的背景及方法而不同,但在多数慢性躯体疾病患者中发病率一直高于普通人群。研究发现,有抑郁基础的人群更容易发生慢性病理性疼痛。与没有抑郁基础的患者比较,有抑郁基础的患者更容易出现腰痛、颈肩部疼痛和肌肉疼痛等症状。另一方面,当颈椎疼痛慢性发生、迁延不愈时,当所伴随的抑郁情绪超过一定严重程度,病程超过半月,社会功能因抑郁症状明显受损时,就需要考虑共病抑郁发作的共病诊断了。另外,骨的动态平衡是一个复杂而主动的过程,该过程需要甲状旁腺激素、通过肠内吸收和肾脏重吸收的足够的血清钙及维生素 D。大样本研究发现抑郁障碍与骨盐密度相关,尤其是由选择性 5-羟色胺再摄取抑制剂(SSRI)的使用所导致的骨密度(BMD)降低。使用苯二氮䓬类、卡马西平、丙戊酸盐、加巴喷丁及奥卡西平时可致 BMD 降低。锂盐可增加甲状旁腺激素,并影响肾脏对钙的重吸收,从而导致 BMD 降低。

4. 长期存在的行为方式(躯体化)

临床上,对于不明原因的疼痛,在充分重视生物学因素的基础上,完善各项检查评估,如无阳性发现,则需要考虑影响疾病发生的社会和心理因素。持续性躯体形式疼痛障碍也正是这样一类表现为躯体疼痛不适,但本质上却是精神心理问题的典型疾病。本病通常与患者的人格特征、行为模式及情绪冲突等有关。多数患者伴有抑郁、焦虑、心烦与失眠,且与躯体疼痛症状互为因果,形成恶性循环。这类疾病的患者,他们常因躯体上的诸多症状与不适而苦恼,绝大部分人甚至连工作、生活与人际交往均受到了显著影响。与此同时,为了缓解这种痛苦感,在既得的医疗条件下,他们常反复求医,却往往面临阴性结果,医师可能会告诫患者:他们身上的症状很难用某个(些)脏器的疾病来解释。因此,对疾病的反复求证与反复就医就成了他们的主要日常生活目的,频繁服药而症状缠绵,疼痛作为长期存在的行为方式,严重影响患者的生活质量和社会功能。

(四) 心身同治的基本中医学证候

心理疾病的辨证是指根据患者的不同心理因素所致病的临床表现分析归纳,从而推导出致病的机理和所属证型。现将临床中最常见的举例如下。

1. 肝气郁结

忧愁、思虑、郁怒、悲哀等情志因素的作用,均可导致心理活动异常,产生肝失疏泄、气机郁滞、脏腑阴阳气血失调等情况,从而出现肝气郁结之证。

肝气郁结的临床表现可见精神抑郁,或情绪不宁、烦躁易怒、胸胁胀痛而无定处,呕逆或时作太息,女子则多见月经不调、痛经、两乳或少腹胀满,甚至出现咽中如梗,吞之不下、吐之不出的梅核气症,严重的还可见颈项瘿瘤,腹部癥瘕,舌苔薄白,脉弦。

对肝气郁结的患者,应先根据患者起病的主要原因,进行针对性的疏导、劝说,解除其思想顾虑。然后再配合药物治疗,调整阴阳气血之偏,才能取得较好的疗效。药物治疗则通常采用理气疏肝之法。

2. 肝火上炎

"气有余,便是火。"当情志剧变引起肝气郁结,而未能得到正确、及时的治疗时,可以化火、气火上逆,乃形成肝火上炎之证。

其症见性情急躁易怒,头痛剧烈,或眩晕昏仆,面红目赤,耳鸣如潮,口苦咽干,胁肋灼痛,不寐或噩梦纷纭,或吐血衄血,大便干结,小便涩赤,舌红苔黄,脉弦而数。

由肝气结而转化为肝火上炎者,病情较为复杂。此时,虽同样需要结合思想疏导,减轻心理上的压力,但配合使用药物治疗,迅速解除部分症状所带来的痛苦,则头属必要。临床上常用清肝泻火、行气解郁之法进行治疗。

3. 肝气犯胃

情志抑郁,或思虑过极,或长期处于紧张的心理状态,致肝气郁结,不得疏泄,横逆犯胃。

症见胃脘胀满疼痛,连及两胁,嗳气吐酸,恶心呕吐,每因情绪波动而变化,舌苔薄白,脉弦。

凡因情绪变化而引起肝气犯胃之证,治疗时应先稳定情绪,解除紧张的心理状态。其次,因疼痛系由气滞而起,所以理气也十分重要,故临床常采用疏肝理气、和胃止痛之法治疗。

4. 心肾不交

心阳下降于肾,以温肾水;肾水上济于心,以养心火。水火既济,心肾的功能才能维持正常。五志过极,可使心火独亢于上,不能下降于肾,从而出现水火失济、心肾不交之证。

心肾不交的常见症状有虚烦不眠,健忘心悸,头晕耳鸣,腰膝酸软,潮热咽干,盗汗遗精等。

因五志过极而导致心肾不交,完全采用药物治疗,常难奏效,而调节情志,实为关键。待患者情绪稳定,然后依据症状,采取交通心肾、引火归元之法给予治疗。

5. 痰火扰神

在心身疾病中,加五志过极、抑郁、暴怒、情志内伤,导致气郁化火,煎熬体内津液成痰者,往往出现一些神志症状,其病机或为痰迷心窍,或为痰火扰神。

痰迷心窍症见精神抑郁,神识痴呆,或神志昏蒙,举止失常,或呢喃自语,目不识人,舌苔白腻,脉象弦滑。药物治疗当用豁痰开窍之法。

痰火扰神症见哭笑无常,胡言乱语,或狂越妄动,骂詈不休,甚则打人毁物,逾垣上屋,舌质红绛,苔多黄腻,脉弦大滑数。治宜清心豁痰。

6. 胆郁痰扰

肝胆互为表里,与人的情志活动有关,中医学认为胆主决断,人的勇怯与胆的功能有关。凡情志郁结,心理状态失常,气郁痰生,胆失疏泄,均可导致胆郁痰扰。胆郁痰扰症见头晕目眩,烦躁不寐,虑怯惊悸,抑郁胸闷,常作太息,舌苔黄腻,脉多弦滑。治宜舒胆涤痰。

7. 胆气亏虚

如因受惊遭吓,或曾做过理亏之事,唯恐被人所知,心理状态处于高度敏感、自疚、自感惶惶不可终日的情况。中医学认为这是胆气虚怯之证。

临床表现为易惊少寐,恶梦频频,虚怯心悸,头昏欲呕,视物模糊,或时有危机感,恐人将捕之,舌苔薄白,脉细。对此类型患者,应帮助找出病因,进行针对性疏导,解除其心理负担,并辅以药物,调补肝胆。

8. 心血亏虚

七情内伤,特别是思虑劳心过度,导致心阴受损,营血亏耗,阴血不足,心失所养,神不守舍,出现心血亏虚之证。

其症见心悸健忘,失眠多梦,头目眩晕,情绪不宁,唇舌色淡,面白少华,脉细无力等。临床常用养血安神之法治疗。

从以上所列举的八种类型可以看出,凡因情志因素引起心理状态失常而导致的心身疾患,尽管其临床表现不一,中医学却仍是按辨证论治的规律予以归纳分型。结合思想疏导,给予治疗。只要抓住了致病的关键,施以恰当的治疗,效果还是十分显著的。

(五) 心身同治的三种原则

由于疼痛障碍的病程特点,无论选取何种治疗方案,其疗效往往都需要一定的时间。因此,心身同治的治疗方案需遵循以下原则。

1. 急性期,需要信心

要对治疗抱有信心,切不可操之过急。有时,为缓解急性期的烦躁不安等症状,可酌情联用镇静催眠剂,以增强患者对药物治疗的信赖。

2. 巩固期,需要细心

当服药疼痛症状明显减轻甚至消失后,还需要进行巩固治疗,以防止症状反弹,促进社会功能恢复。此时,可逐渐减停镇静催眠剂,期间需严密观察,如有病情波动,请及时进行调整。

3. 维持期,需要恒心

疼痛障碍缓解后,仍需药物维持治疗,主要目标是预防复发,能够更好地恢复工作和学习。此阶段,需根据病情酌情减少药量,尽量使治疗药物维持在最低有效剂量。

（六）心身同治的 4 种治法

除了骨科专科治疗方案，可根据病情需要适量联合运用常用的心身疗法，以达到事半功倍的效果，常见方案如下。

1. 西药治疗

对于有明显的紧张、焦虑情绪的患者可适当给予小剂量抗焦虑药，如阿普唑仑、劳拉西泮及氯硝西泮等，但这些药物均具有一定的镇静作用，白天服用会有疲乏感，对于老年人甚至会增加摔倒的风险。此外，众所周知的药物依赖与成瘾风险也需要考虑。因此，一定要遵医嘱服药，切忌随意自行调整药物。对伴有明显抑郁情绪或共病抑郁障碍的患者，可酌情选用抗抑郁药物。常用的有氟西汀、舍曲林、帕罗西汀、西酞普兰、文拉法辛及度洛西汀等。此类药物抗抑郁作用突出，药物效果持续肯定，可避免了苯二氮䓬类药物长期使用存在依赖的风险。双通道抗抑郁药物如文拉法辛、度洛西汀同时作用于去甲肾上腺素（NE）系统，对慢性疼痛也有显著的疗效。但需注意：此类药物初次服药可有恶心等消化道反应，建议减量、早餐后服用以减轻胃肠道不适；部分药物镇静作用弱，不宜晚上服用；另有少部分患者服药后可能会出现性功能障碍，以男性射精延迟最常见。此时，及时与医师沟通并调整药物可以有效地避免症状进一步加重。

2. 中药汤剂辨证治疗

在心理疾病的治疗中，中医药是主要治疗方法之一。其历史悠久，早在《内经》对本类病的病机和治疗原则就有论述。《素问·本病论》说："人或恚怒，气逆上而不下，即伤肝也。"《素问·六元正纪大论》阐述了五气之郁的治疗原则："木郁达之，火郁发之，土郁夺之，金郁泄之，水郁折之。"尤以"木郁达之"对治疗郁证有着重要的指导意义。历代医家在此理论基础上，结合临床实践不断创新、发展。根据中医学心理疾病的病因病机及辨证，常用以下几种具体治法。

（1）疏肝理气：理气疏肝之法适用于证属肝气郁结的患者，患者因忧愁、思虑、郁怒、悲哀等情志因素的作用，均可导致心理活动异常，产生气机郁滞，肝失疏泄，从而出现肝气郁结之证。其临床表现可见精神抑郁，或情绪不宁、烦躁易怒、胸胁胀痛而无定处，呕逆或时作太息，女子则多见月经不调、痛经、两乳或少腹胀满，甚至出现咽中如梗，吞之不下、吐之不出的梅核气症，严重者还可见颈项瘿瘤、腹部癥瘕等，舌苔薄白，脉弦。方可选用柴胡疏肝汤。

（2）清肝泻火：清肝泻火、行气解郁之法适用于肝气郁结、气火上逆乃形成肝火上炎之证。中医学认为"气有余，便是火。"当情志剧变引起肝气郁结，而未能得到正确、及时的治疗时可以化火，其症见性情急躁易怒，头痛剧烈；或眩晕昏仆，面红目赤，耳鸣如潮，口苦咽干，胁肋灼痛，不寐或噩梦纷坛；或吐血衄血，大便干结，小便涩赤，舌红苔黄，脉弦而数。方可选用丹栀逍遥散加减。

（3）理气化痰：理气化痰法为心理疾病常用之法，常用于精神病、神经症、癫痫等病症见痰气郁结者。"百病皆由痰作祟"。在心身疾病中，因五志过极、郁闷、暴怒、情志内伤，导致气郁化火，煎熬体内津液成痰者，往往出现一些神志症状。或者情志不畅，肝气郁结，气不化津，积聚成痰，痰气阻滞，则见性情抑郁、孤僻、咽中如有异物等证。方可选用半夏厚朴汤加减。

（4）温胆祛痰：温胆祛痰法适用于胆郁痰扰之证。凡情志郁结，心理状态失常，气郁痰生，胆失疏泄，均可导致之。中医学认为肝胆互为表里，与人的情志活动有关，中医学认为胆主决断，人的勇怯与胆的功能有关。如因受惊遭吓，或曾做过理亏之事，唯恐被人所知，心理状态处于高度敏感、自疚、自感惶惶不可终日的情况。症见头晕目眩，烦躁不寐，虑怯惊悸，噩梦频频，抑郁胸闷，常作太息，头昏欲呕，视物模糊；或时有危机感，恐人将捕之，舌苔黄腻或薄白，脉多弦滑或细。方用温胆汤加减。

（5）养心安神：养心安神适用于由于七情内伤，特别是思虑劳心过度，导致心阴受损，营血亏耗，阴血不足，心失所养，神不守舍，出现心血亏虚之证。其症见心悸健忘，失眠多梦，头目眩晕，情绪不宁，唇舌色淡，面白少华，脉细无力等。方可选用益气养血法，常用于神经精神疾病日久不愈，气血亏虚者。后用时当有偏补气或补血抑或气血双补之分，当辨证应用天王补心丹合归脾汤或甘麦大枣汤加减。

（6）泻南补北：泻南补北法又称交通心肾，适用于水火失济、心肾不交之证。中医学基础理论认为心阳下降于肾，以温肾水；肾水上济于心，以养心火。水火既济，心肾的功能才能维持正常。五志过极，可使心火独亢于上，不能下降于肾，从而出现心肾不交。常见症状有虚烦不眠，健忘心悸，头晕耳鸣，腰膝酸软；或潮热咽干，盗汗遗精等。方可选用交泰丸加减。

（7）益肾填精：益肾填精法常用于痴呆等病症，证属肾精亏虚者，中医学认为脑为髓之海，肾主藏精，精生髓，肾精亏虚不能生髓充脑，可见神情呆钝，头晕目眩，腰膝酸软，肌肉萎缩，偏于阴虚者可见五心烦热，舌红苔少，脉细数，选用左归丸以养阴补肾；偏于阳虚者可见形寒肢冷，小便遗溺，舌淡，脉沉迟，选用右归丸以补肾温阳；如兼见气血亏虚者，可选用大补元煎以气精两补。

（8）安神定志：安神定志法是心理疾病的基本治法之一，常用于神经症、精神分裂症及狂躁抑郁性精神病等。神明与心脑密切相关，脑为神明之体，心为神明之用。无论外邪或内伤干犯心脑，即可出现神志不宁、烦躁不安、谵语癫狂等症，可选用酸枣仁汤、天王补心丹、朱砂安神丸、归脾汤、癫狂梦醒汤之类。

从以上所列举的八种治法可以看出，凡因情志因素引起心理状态失常，而导致的心身疾患，尽管其临床表现不一，中医学却仍是按辨证论治的规律予以归纳分型，给予治疗。只要抓住了致病的关键病机，施以恰当的治疗，效果还是显著的。

3. 中医学特色心理治疗

心理治疗方法在中医学中的内容是十分丰富的，形式是多种多样的。在心身疾病的治疗中，它的作用有时比药物治疗显得更重要。因为心理治疗可通过语言行为直接影响患者的认知和情绪，影响着心身疾病的发生、发展与转化。心理医师要具有一定的素质和相应的知识结构。《内经》对心理医师基本素质的要求是：口舌巧利，灵机善变，行为活泼。中医学最常见的心理疗法有如下几种：疏神开心法、定情安神法、情志相胜法、以理遣情法、抑情瞬理法、支持性心理治疗、暗示疗法及气功导引等。

笔者认为，与西方心理治疗不同的是，中医学心理治疗方案应该更多具有独特的本土文化亲和力，易于操作，可以融入临床治疗的方方面面。慢性疼痛患者常因持续存在的躯体症状而反复就医，试图查找病因并解除躯体症状的痛苦。但由于认识的参差不齐，很多医师或是觉其找不到器质性病因便认为没病而草率回复患者，或将之完全归咎于心理疾病而常遭到患者的否认、排斥,进而导致治疗的依从性差。而中医学在整理观念的指导下,能用通俗易懂的语言解释躯体形式障碍,并从形神合一角度解释其在外的躯体表现和在内的心理归因,具有独特的本土文化亲和力,中医学语言治疗就是其中重要的治疗形式。

如一名 50 岁的患者来诊,通过"望诊"其外在表现,我们可以收集到其神疲,垂头,眼睑下落,皮肤无光泽,稍驼背,声低,语迟。中医学理论认为眼睑为肉轮,属脾。眼睑下落则多为脾气虚。脾主运化,有运化食物中的营养物质、输布水液以及统摄血液等作用。脾虚则运化失常,出现食欲不振、肢体倦怠、神疲乏力、少气懒言等表现,声低、语迟也符合脾气虚表现,这些表现通过"四诊"中的问诊得以验证。进一步的了解可知,患者为公司老总,工作压力大,常常加班至深夜,饮食失节,劳心劳神。根据中医学"思虑伤脾",则知该患者表现在外在的为"眼睑下落",而表现在内在脏腑功能的是"脾虚",究其病因则与饮食失节、思虑伤脾有关,再根据其他四诊资料及舌、苔、脉象,临床诊断为"郁病",也就是现代医学所称的"抑郁症"。这样通俗易懂的解释,不仅可以拉近医患的距离,让患者接受可能存在的心理疾病诊断,也可以让患者切实感受到心理疾病在躯体的表现,而并非单纯地理解为"情绪"不好。

(七)心身同治在 4 种疗效形式

1. 建立医患协同,改善躯体治疗依从性

通过和患者之间建立良好的治疗关系,积极地利用治疗者的权威、知识和关心,支持患者,使患者能够发挥其自身潜力来处理问题,直面疼痛,树立战胜疼痛的信心。同时,作为践行生物-心理-社会医学模式的新时代医师,我们应该清晰地认识:患者的理化检查形成的报告,只是患者的部分真实,而没有涵盖患者的医学(疾病)世界、生活世界、情感世界的全部真实。只有在良好的医患关系基础上,与患者充分讨论治疗选择、获益与损伤等各种可能的情况,并考虑到患者的价值观、倾向性及处境,由医生与患者共同参与作出的最适合患者个体的医患共同决策,才是适应现代医疗环境的最佳决策。

2. 减轻躯体疾病的心身反应,改善患者主观报告结局

望、闻、问、切充分体现了中医学的治疗关系、积极关注等心理学元素。中医药治疗需要自己煎煮中药,甚至动用所有社会关系寻找引经药,是一个患者主动参与的、家庭和社会积极关注的、以人为本的治疗过程,充满了心理治疗特征。中药学疏肝解郁、中医学心理治疗等特色方法直接缓解患者躯体疾病伴发的心身反应。因此,中医药治疗疗效不仅体现在疼痛的直接缓解,更体现在生活质量的全面提高。而这些疗效只有患者知道,应该充分尊重患者,让其为疗效提供其自己的意见。患者报告结局(PRO)测量患者健康状况的所有方面,并完全来自患者。中医学视角的 PRO 有丰富的实际内容,即问诊的内容。从 10 个方面体现着患者自身健康状况和治疗效果的报告,是衡量来自患者的关于临床治疗效果及生存质量的主要指标。中医学问诊内容有其独特的思路、内容和程序,是能够全面反映临床疗效的主观报告结局指标。因此,充分重视心身同治的治疗策略,将有助于突显并改善中医药治疗的主观报告结局。

3. 治疗心身共病,减轻疾病负担

抑郁症是慢性疾病,易反复发作,疾病负担很高,目前已成为全球排名第 4 的疾病负担。抑郁症存在"四高四低"的现象:高患病率、高自杀率、高致残率、高复发率,低知晓率、低治

疗率、低识别率、低有效率。研究显示：我国目前抑郁症的治疗率不到 10%。躯体疼痛合并抑郁障碍往往对成功治疗造成极大障碍。一方面，症状的重叠使临床医师不易识别及治疗抑郁症；另一方面，存在躯体合并症的抑郁症患者相对于单一精神症状的抑郁症患者恢复率较低、功能状态较差、复发率较高。因此，早发现、早诊断、早治疗将有助于全病程管理共病抑郁焦虑，促进精神心理疾病临床治愈，以减轻疾病总负担，促进躯体疾病康复。

第六章 颈腰椎疾病的临床诊疗与病案举隅

第一节 颈腰椎病的临床诊疗思路

临床上,我们诊断的思路依然无法脱离病史、症状、体征及辅助检查四大经典套路,在诊断的同时注重相关的鉴别诊断是我们提高临床疗效的重要方法之一。

一、诊断思路简述

(一)病史与接诊

重视第一手资料的收集:接触患者后医师首先有一个基本情况的把握,基本的第一手印象资料有:性别、年龄、从事的职业、初步交流判断患者基本的思维情况、对疾病的认识以及是否存在焦虑状态等情况,这些主观印象跟每个医师的阅历、经验以及见识有关。对于颈椎疾病来说,青年人伏案工作者为多,容易有颈椎曲度的异常改变,进而可能有椎间盘的突出等病变。相比较而言,女性通常多于男性,如果接诊交流过程伴随着对症状的过分担忧、反复多方就诊或者反复陈述症状的患者,需要注意排除躯体化症状的因素;中老年人颈部症状的,可能大部分还会伴有颈椎骨质的退变,并且需要注意排除是否存在肿瘤方面的因素。如果是工作压力较大的人群或者刚退休的人群,同样需要注意心理方面的问题。特殊行业的人群,如运动员等需要注意排除运动等损伤的可能性。总之,第一次接触是一个客观证据加上医者主观印象的过程,要重视和患者的初次接触,这同样也是患者初步决定是否相信接诊的医师的过程。

医师在接诊的过程中同样需要注意自身的一些言行举止,就多数患者来讲,是真实的自身不适的体验才会来就医。医师应本着治病救人的态度,用尽可能温和及关心的语言与患者交流,并尽量做到耐心、细致,这些都是能够促进良好的医患关系的前提,是需要医者注意的。

(二)症状

重视患者的临床症状及特点:患者前来就诊时最不舒服症状就是我们通常所说的"主诉",是就诊最主要的原因或最明显的症状、体征及其性质和持续时间。主诉是整个诊疗过程中的主要矛盾,也是患者最迫切希望解决的问题,一个清晰而规范的主诉可以让人对疾病有比较清楚的大致判断。如"颈痛伴左上肢麻痛 3 年,加重 1 周",考虑可能是颈椎椎管内神经受压所致;如果是中青年人,颈椎间盘突出的可能性较大,且病程时间比较长,同时有加重的情况;如果该主诉是老年人,则需要考虑是否存在骨质增生退变、椎管内增生、椎间孔狭窄或者椎间失稳等退变性因素,还需要排除椎管及神经走行位置占位病变。

症状的特点是非常重要的临床信息。例如,以疼痛为主诉的,首先涉及疼痛部位的详细情况,单纯的颈腰椎局部疼痛多是由局部的病变所致,从皮肤、筋膜、肌肉软组织到椎管内都需要仔细鉴别;如果是同时伴有肢体症状的,则多考虑椎管内因素或者神经刺激;即使伴有肢体症状,还需要鉴别是根性痛还是轴性痛,例如腰痛伴有下肢疼痛,疼痛不过膝盖,可能要考虑是否可能存在臀上皮神经的问题。伴有肢体的疼痛通常又细分到具体的部位,如腰痛伴小腿外侧疼痛,则考虑可能存在 L5 神经根的问题,需仔细辨别与 L5 神经根有关椎管内外的相关因素。

疼痛的性质对疾病的诊断也会有所帮助:刺痛通常是外在刺激通过痛觉感受器传入中枢而表现出来的,痛觉主观体验的特点是定位明确,痛觉迅速形成,除去刺激后即刻消失。灼痛多因化学物质刺激痛觉感受器而引起,其主观体验的特点是定位不明确,往往难以忍受,痛觉的形成缓慢,常常在受刺激 0.5～1.0 秒后才出现,而除去刺激后,还要持续几秒钟才能消失,皮肤烧伤、暴晒伤、局部软组织炎性渗出,也可引起灼痛。一般来说,灼痛多较表浅。酸痛多是由内脏和躯体深部组织受到伤害性刺激后所产生的,尤其是指机体发热或烧伤时源自深部组织的痛感觉,疼痛在刺激后缓慢地发生于广泛部位,数分钟后达最高值,其主观体验的特点是痛觉难以描述,感觉定位差,很难确定痛源部位,痛觉产生时常伴有内脏和躯体反应,以及较强的情绪反应。跳痛常伴动脉压的搏动而短暂加剧,多发生于炎症区,敏感的神经末梢受所在组织膨胀压力而产生规律性或阵发性痛,痛常剧烈难忍。反射痛为根性痛的一种表现,神经根受刺激时可产生,敏感的神经根受到突出的椎间盘挤压或组织短时间内压力升高,如咳嗽、喷嚏,可引起触电样疼痛。根性痛对疾病定位具有诊断意义,疼痛区域提示相应节段病灶发生部位。

疼痛的程度是判断疾病严重程度以及采取干预措施的重要参考,比如轻度的疼痛,可能处于疾病的初期或者恢复期,这时我们可以采用一般的治疗的办法。比如,一些理疗或普通的止痛药物进行治疗。如果是重度的疼痛,可能是疾病的发展阶段,而我们的治疗可能就需要直接采取等级比较高的手段,比如选择神经阻滞治疗或者运用弱阿片、阿片类的止痛药物。

疼痛持续的时间是判断病程长短的最重要特征。一般来说,发病半个月内是疾病的急性期,这个时候的治疗是比较有意义的,如果处置得当,往往可以使得疾病及早得到处理,有效避免疾病的迁延;如果病程时间超过 3 个月,可以认为疾病已经进入慢性期。这个时候,治疗除了要缓解临床的症状以外,需要更多的关注患者日常生活的调理及心理状态,并且病程时间太长的患者一定要把握好适应证,需要手术的情况要跟患者告知清楚,以免延误治疗的机会,尤其是像脊髓型颈椎病这样可能会进行性加重的疾病,不可一味地追求非手术治疗而导致不可逆的损伤。

疼痛在一天中不同的加重时间也是判断疾病的一种重要方式。一般来说,退化性疾病往往晨起较重,活动后减轻;风湿免疫类疾病则可能出现晨僵的症状;下午疼痛加重的往往是椎管内压迫的病变,因下午积累了一天劳累等因素使得症状加重;夜间疼痛加重的疾病首先要排除肿瘤因素,还有就是炎症较重的疾病或者循环不好的疾病;天亮前被痛醒往往是肌筋膜炎的特征。

疼痛与体位变化的关系:椎体不稳或者滑脱的患者站立或坐位时疼痛;腰椎管狭窄症的患者弯腰时症状缓解,后伸时症状加重;腰椎间盘突出症的患者往往站立、行走后加重,卧床休息后减轻;神经根型颈椎病往往患肢上举时症状缓解,这些都是临床值得关注的现象。

疼痛与天气变化的关系:颈腰椎骨性的退变及软组织损伤往往跟天气变化有着比较密切的关系。当天气变冷或者阴雨天气的时候,症状可能会加重,这种现象可能与天气变化使局部的肌肉缺血痉挛有关。

疼痛与心情变化的关系:如果疼痛与情志变化有关,则可能需要高度注意心理方面的因素。

(三) 体征

体征是医师给患者检查时发现的具有诊断意义的症候,包括基本的生命体征(体温、脉搏、呼吸、血压)以及专科检查。与症状不同的是体征是医师检查所得,比较客观。专科检查又可以按照视、触、扣、听等基本要素进行评估,我们一般是通过中西医结合的思路进行具体的评价。在上面的章节中已经做了详细的论述,不再累述。

(四) 辅助检查

辅助检查是最为客观的证据,如果条件允许,颈腰椎疾病尤其是症状、体征较为明显的患者,建议行血常规及生化检查,再根据年龄、症状特点等具体内容选择相应的检查。例如,中老年人出现夜间疼痛需要加查与肿瘤相关的辅助检查,而青年人群出现晨僵等症状需要加查风湿免疫类的相关辅助检查。

一般来说,颈腰椎疾病在进行各项治疗前需要行 X 线、CT、MRI 等检查,一来可以明确具体病情,二来可以排除一些危险因素,避免造成不必要的医源性损伤。

二、治疗思路简述

治疗的前提是清晰而完善的诊断思路。当我们对患者的病史、症状、体征和辅助检查都详细了解之后,基本上可以形成一个较为明确的诊断。各种治疗手段只是运用的工具,明确病情选择合适的工具才能达到好的效果。

(一) 快速止痛的运用

1. 椎管外因素所致的疼痛

此类疼痛多属于肌肉、筋膜问题所致,现在很多的治疗都可以针对病变的肌肉进行有效的处理,如浮针、刃针、筋针、触发点治疗等,这些治疗手段的选择与使用者对疾病的认识以及对所掌握的技术有关。

2. 椎管内因素所致的疼痛

最常见的椎管内因素是椎间盘突出或者椎管内狭窄所致的疼痛,此类病变多属于神经受到化学刺激及机械压迫所致。因此,最快速的止痛办法当属于选择性的神经阻滞治疗,直接把抗炎止痛类的药物注射到受到影响的神经周围,快速消除炎症或者早期解除疼痛传导,从而达到止痛的效果。如果是椎管内病变导致椎管外病变,可以参照上文所述。

3. 骨质问题所致的疼痛

常见的骨性关节炎、小关节错位及关系失常、压缩性骨折等因素。颈腰椎骨性关节炎所致的疼痛可采用小针刀松解、局部的关节突神经阻滞等治疗进行快速止痛,小关节错位等则可以运用手法进行调理纠正,而骨质疏松所致的疼痛如果属于新鲜压缩性骨折的,则需要采用复位手法或者微创手术治疗。

(二) 疾病治疗期的运用

1. 物理治疗的选择

在疾病的治疗过程中,物理治疗是一类有效而安全的方法,通过各种物理治疗的方法可以有效改善局部病变的环境,促进机体的修复。值得注意的是常用的理疗设备作用各不相同,不宜采用"大包干"或者"一把上"的方式进行治疗。理疗设备有其运用的规律与技巧,下面简单提供一种比较容易选择与使用的临床方法:①低频类设备,作用的深度最浅,适用于筋膜及浅层肌肉病变;②中频类设备,作用深于低频,适用于一般的肌肉组织;③激光设备,作用深度最深,可作用于神经根周围,可用于根性症状;④离子导入,一般是低中频与透药的组合,可起到传统药膏及低中频治疗的最优效果,根据透入的药物进行辩证选择;⑤红外线,适合于典性的病变及痉挛性病变,如果辨证为热性疾病,不适合运用;⑥冲击波,尤其适用于肌腱与骨结合之间的病变,对局部痛点的治疗作用也很明显,并且可以通过参数的调节来适应不同的组织。

2. 内热针治疗的选择

内热针治疗是一种软组织松解的非常好的方法。临床上,内热针适用于椎管外的一些软组织病变,尤其是慢性的软组织疼痛,效果尤为显著。因此在内热针的治疗选择上我们至少要明确几个问题:一是其治疗的疼痛必须是椎管外因素所致的,比如急性的根性疼痛一般不适合采用内热针治疗,但是椎间盘突出所致的根性疼痛发展到神经根周围的一些软组织损伤的时候是可以采用内热针治疗的;二是内热针的机制很大一部分来源于中医学的温针灸。因此对于中医学辨证为寒性疼痛的软组织问题尤其适合行内热针治疗,其症状特点一般都有遇寒加重,得热痛减,喜按喜揉;三是传统的内热针是密集型布阵,患者的体验较差,可充分结合中医学的腧穴理论及触发点理论,对布针进行精简设计,减少患者医疗过程中的痛苦。

3. 口服药物的选择

目前,临床运用较多的西医口服药物主要是止痛类、肌肉松弛类及抗焦虑类的药物。

止痛药使用最为广泛,也是临床上一种比较有效的手段,简单分为抗炎止痛类、弱阿片类及阿片类的药物。抗炎止痛类的药物在颈腰椎疾病的疼痛治疗上运用最为广泛,不管椎管内外的因素,只要没有明显的禁忌证,都可以使用。因大部分颈腰椎疾病的病理状态都可能伴有无菌性炎症的存在,因此此类药物的临床效果较好。而弱阿片及阿片类的药物无消炎的效果,镇痛作用较强,多用于中重度疼痛,也可以与抗炎止痛药联合使用,其较少有消化系统及心血管系统的严重并发症,药物可重复、多次使用。止痛类药物即时效果较好,但是往往伴随着药物的代谢,疼痛症状会再次反复。因此,需要配合其他的治疗手段同时进行。

肌松剂主要运用于软组织疼痛中肌肉过于紧张。很多肌肉紧张的患者对各种治疗的反应较差,或者效果维持不久,此时可配合肌松剂的运用。我们在临床上发现很多肌肉紧张的患者,运用肌松剂放松肌肉后再行各种治疗,往往收效很快,且疗效维持时间比较长。

抗焦虑、抑郁药物的使用是慢性疼痛尤其是难治性疼痛的一个非常有效的手段之一。慢性疼痛的患者其疼痛与心理方面的因素往往会形成一个恶性循环,单纯的临床治疗一般是无法取得明显的效果的。因此,当遇到慢性疼痛治疗效果不佳或者患者疼痛症状不典型的时候,排除器质性的病变之后一定要让患者填写心理量表或者请专科医师会诊,如果考虑心理方面因素,要及时使用抗焦虑或抑郁的药物治疗。

4. 中医中药的治疗

我们在临床上发现,中医中药对颈腰椎疾病有着其他治疗无法比拟的效果。中医中药在辨证论治及整体观念的基础上,注重对人体疾病状态及整个体质的调理,除了可以缓解疼痛的病因,还有明显改善体质的作用。因此,中医中药治疗是我们在临床过程中几乎对每个患者都会使用的一种办法。中医中药的治疗主要体现在辨证论治,需要临床医师在临床工作中多临证,才能提高中医学的诊疗水平。

(三)疾病恢复期的方法

中国有一句古话为"三分治,七分养",这句话高度凝结了疾病防治的不同比例。对于颈腰椎疾病而言,疾病的健康管理是一种非常有效的手段。随着现代社会智能手机的兴起,通过手机的软件的一些功能,可以对患者进行有效管理,了解患者近期的状态,完成不接触与无距离限制的交流与管理,尤其是2020年发生新冠肺炎后,这样的模式会有更大的发展空间。我们团队正在对线上与线下结合的患者健康管理进行有益的尝试。

疾病恢复期的患者,大部分没有正常认识到日常生活、工作的姿势对颈腰椎的重要性。当症状得以缓解,离开医疗环境之后,往往又回到了当初繁忙的工作、学习环境,低头、伏案、久坐等依然成为常态,这样的结果就是疾病很快又复发了。因此,必须要教会患者学会正确的姿势,减少疾病的复发,这些就需要健康教育来参与。传统的健康教育是口头的宣教,但是患者容易遗忘,后来很多的医师会制作成健康管理手册供患者阅读,患者可以不时翻看,增加了其执行的可行性。我们通过线上将健康管理与健康教育相结合,可以更好地服务患者,增加其依从性与可操作性,下一步计划与穿戴设备相结合,更能起到精准监测、监督的作用。

注意姿势之后,要想达到疾病的"长治久安",针对病情进行肌肉功能锻炼与拉伸等康复训练必不可少。现代人久坐并以脑力劳动为主,局部肌肉可能会产生姿势性紧张,但肌肉的力量其实并不强。因此,在放松肌肉的同时还要注重局部肌肉的力量锻炼,才能达到比较好的肌肉状态。颈腰椎疾病在重视颈腰部的肌肉功能锻炼的同时,还要适当进行肌肉拉伸放松,具体的方法参见上章内容。

体育锻炼是提高整体体质的一个比较有效的方式,坚持有氧训练可以让人的心肺功能得到比较大的提升,改善人的体质,从而减少疾病的复发,而有针对性的无氧运动更可以锻炼局部的肌肉力量,并且体育锻炼也是一个调整心理状态的方式。有些研究表明,锻炼可以有效缓解抑郁症症状。在改善体质的办法中,中医、中药可谓是独树一帜,通过中医的食疗、药膳等方法,辨别不同的体质使用中药进行调节,如气虚的患者在饮食中加入黄芪、党参等进行对症调节,可以有效地改善体质,也是固本的一个重要手段。

(四) 心身健康的维护

如果是明确诊断为焦虑症、抑郁症等心理疾病的患者,需要心理科医师协助进行药物治疗。对大多数的颈腰椎疾病的患者,可能都还处于亚健康的状态,需要临床医师进行一定的心理疏导工作,常见的方式有:①劝说开导。包括倾听患者的述说,用合适的言语进行劝导,帮助患者形成正确的健康意识。②移情易性。通过转移其关注焦点,排除内心杂念,改变不良情绪。③宁神静志。通过一些如静坐、静卧、瑜伽等方法,抛开杂念,达到宁神养心的目的。④重道培德。认识和尊重自然和认识的规律,加强自身心身和道德修养,陶冶情操。⑤兴趣培养。通过培养兴趣,陶冶情操,同时也会对生活产生更多的乐趣。⑥保持良好的心态。良好的心态会给人以积极、主动和健康的观念去看待问题,从而减少疼痛的发生。

对于临床医师来说,"医者父母心",需要对患者有着足够的同情心,多设身处地地为患者着想,关爱患者,体谅患者,才能获得患者的信赖与尊敬。作为医者本人,也需要有正向效应,努力提高自身的修养,保持积极乐观的心态,干净和舒适的着装,言语中多鼓励、安慰患者,给患者带去的是积极、健康的正能量,患者也会得到鼓舞和积极的回应,从而达到更加积极的临床效果。

第二节　临床病案举隅

一、颈椎病

1. 病例一

患者黄某某,男,55 岁,一家私营单位会计员,有长期伏案工作史。因"颈痛伴右上肢疼痛,活动受限 1 月余"入院。

病史:患者 1 月前因劳累出现颈肩部疼痛伴右上肢放射痛,性质为酸胀痛,VAS 评分 6 分,疼痛范围为右侧颈部、肩胛部及整个右上肢。曾就诊于外院,行颈椎 X 线检查示:颈椎退行性改变,颈椎关系不稳,诊断为"颈椎病"。行针灸等治疗后症状缓解不明显。近日患者颈肩部疼痛伴右上肢放射痛逐渐加重,性质为酸胀痛,VAS 评分 7 分。门诊医师查体、阅片后拟"颈椎病"收入院治疗。

入院症见:神清,精神可。颈部疼痛,右上肢疼痛,症状予劳累后加重,下午加重,充分休息后缓解,无发热、咳嗽,纳眠尚可,二便调。

查体:步入病房,步态正常。颈椎生理弯曲稍变直,无明显侧弯畸形。颈肩部及双上肢肌肉未见明显萎缩。颈椎活动检查:前屈 45°,后伸 30°,左侧屈 20°,右侧屈 20°。颈前屈疼痛加重伴上肢放射痛。C5/C6、C6/C7 棘突及右侧椎旁压痛及叩击痛,伴右上肢放射痛。压颈试验(+),分离试验(+),右侧臂丛神经牵拉试验(+),双侧三角肌、肱二头肌、肱三头肌、肱桡肌、腕屈肌、腕伸肌、指屈肌、指伸肌肌力 5 级。双侧肱二头肌反射、肱三头肌反射、桡骨骨膜反射存在、不亢进、双侧霍夫曼征(一),双上肢感觉、血运未见明显异常。

辅助检查:颈椎 MRI 检查示颈椎退行性变,C6/C7 右侧椎间盘突出(见图 6-1)。

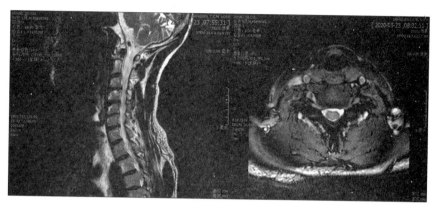

图 6-1　患者颈椎核磁检查图像

治疗:患者根性症状明显,考虑为 C6/C7 椎间盘突出所致的神经根受压所致,患者入院前已经在多处行保守治疗效果不佳,入院后建议患者行手术治疗,患者不接受,因此我们针对病情,建议患者行 C6/C7 选择性脊神经根阻滞治疗。入院后第 3 天在 C-臂机下行 C6/C7 选择性脊神经根阻滞治疗,阻滞后患者症状明显缓解,后配合物理治疗及功能锻炼,患者症状大幅改善后出院(见图 6-2)。

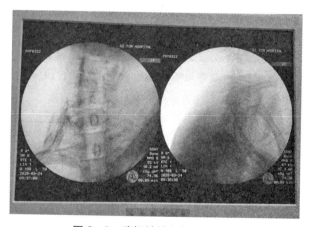

图 6-2　选择性神经根阻滞治疗

2. 病例二

患者张某某,女,55 岁,企业管理人员,有长期伏案工作史。因"颈肩部疼痛 4 年余,加重伴左上肢麻木 1 年"入院。

病史:患者 4 年前无明显诱因下出现颈肩部疼痛,低头伏案、久坐则加重,热敷、理疗可缓解,在外院诊断为"混合型颈椎病",间断行针灸、推拿等治疗,上述症状稍缓解。1年前,上述症状加重,低头伏案久则颈肩部疼痛明显,伴有左上肢、手指麻木,严重者可有头晕欲吐,无四肢乏力,无双下肢踩棉花感,为求系统治疗,遂今日至我院门诊就诊,门诊医师查体后拟"项痹病、混合型颈椎病"收入院。

入院症见:神清,精神可,颈肩部疼痛,以右侧为主,长时间低头伏案可有左上肢、手指麻木,严重者可有头晕欲吐,无天旋地转,无四肢乏力,无双下肢踩棉花感。食纳可,睡眠一般,二便调。

查体:步入病房,步态正常。颈椎生理弯曲变直,无明显侧弯畸形。颈肩部及双上肢肌肉未见明显萎缩。颈椎活动检查:前屈 25°,后伸 30°,左侧屈 15°,右侧屈 15°。颈前屈疼痛加重伴上肢放射痛。左侧冈上肌、斜方肌、肩胛提肌处紧张并压痛明显。压颈试验(+),分离试验(+),左侧臂丛神经牵拉试验(+),双侧三角肌、肱二头肌、肱三头肌、肱桡肌、腕屈肌、腕伸肌、指屈肌、指伸肌肌力 5 级。双侧肱二头肌反射、肱三头肌反射、桡骨骨膜反射存在、不亢进,双侧霍夫曼征(-),双上肢感觉、血运未见明显异常。

辅助检查:颈椎 MRI 示 C3/C4、C4/C5、C5/C6 及 C6/C7 间盘突出(中央型),颈椎退行性变并颈曲变直(见图 6-3)。

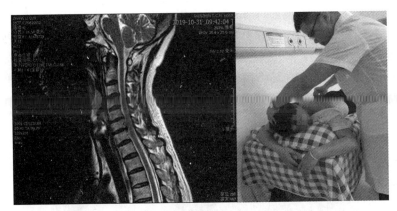

图6-3 患者颈椎核磁图像(左)和浮针治疗(右)

治疗:入院后经过我们的初步判断,考虑是颈椎退变后所致的颈部软组织的病变。针对病情,予浮针重点处理紧张的肌肉(患肌)以缓解症状,当时患者自觉症状缓解 40%,再予大中药封包、中医定向透药疗法、中药熏药等治疗,并配合中药辨证口服,后患者症状明显改善后出院。

二、腰椎病

1. 病例一

孙某某,女,73 岁,退休职工,因"腰痛伴右臀部、右下肢疼痛 1 月余"入院。

病史:患者 1 月前无明显诱因出现腰部疼痛,VAS 评分 3~4 分,伴右下肢疼痛,疼痛性质为酸胀痛,劳累、久行后加重,休息后可缓解,患者未予重视,未行系统治疗。近日前来我院就诊,查腰椎 X 线片示:腰椎退行性变。L4 椎体前滑脱(I°)。L2/L3~L5/S1 椎间盘病变可能,请结合 CT 检查结果。CT 平扫(新)诊断意见:①L3/L4、L4/L5 椎间盘膨出。②腰椎骨质疏松并退行性变,L4/L5 椎体关系不稳。建议必要时 MRI 检查。予行针灸、推拿等治疗后症状缓解不明显,近日腰痛伴右下肢麻痛,症状在劳累、久行后明显加重,VAS 评分为 7~8 分,疼痛范围为右臀部、右大腿后侧,伴大腿前侧麻木感,伴间歇性跛行(跛行距离 200 米)。咳嗽、打喷嚏及排便等腹压增大时可伴腰部及下肢疼痛加重。患者为求进一步治疗,遂前来我院门诊求诊。门诊医师查体、阅片后拟"腰椎管狭窄症"收入院治疗。

入院症见:神清,精神可。腰部疼痛伴右臀部、右下肢疼痛明显,站立、坐位时疼痛明显,不耐久行,卧床休息症状缓解,纳眠尚可,二便调。

查体:步入病房,步态蹒跚。脊柱无侧弯畸形。腰曲直,腰椎活动度检查:前屈 50°,后伸 10°,左侧屈 10°,右侧屈 10°。后伸伴腰痛及下肢放射痛。腰部及双下肢肌肉未见明显萎缩。腰背肌紧张,L4/L5、L5/S1 棘间及右侧棘旁压痛,腰部叩击不伴下肢放射痛,双侧 L3 横突处压痛(+),双侧臀上皮神经无压痛,双侧梨状肌出口无压痛,挺腹试验(+),右侧直腿抬高试验 60°(+),加强试验(+)。双侧髂腰肌、股四头肌、腘绳肌、胫前肌、小腿三头肌、足跗背伸肌、足跗屈曲肌力 4 级。双下肢肌张力正常。双下肢皮肤感觉正常。双侧膝腱反射、双侧跟腱反射对称无减弱。Babinski 征(-)。双足背动脉搏动好、末梢血运好。

辅助检查:腰椎 MRI 片示腰椎退行性变,L4/L5 椎间盘向周围膨出,L4/L5 椎管狭窄(见图 6-4)。

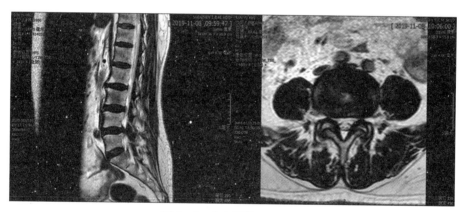

图 6-4 患者腰椎 MRI 表现

治疗:患者右下肢疼痛明显,结合病史、症状、体征及辅助检查,考虑 L4/L5 椎管狭窄,局部椎间盘突出导致右侧 L5 神经根受刺激。急则治其标,入院后第 2 天在 C-臂机引导下行选择性 L5 神经根阻滞治疗,症状得以快速缓解,后予大中药封包、中医定向透药疗法、中药熏药等治疗,并配合中药辨证口服,后患者症状明显改善后出院(见图 6-5)。

2. 病例二

宋某,女,45 岁,企业高管,因"腰骶部疼痛、活动受限半年余"入院。

病史:患者半年前无明显诱因出现腰骶部疼痛,症状在劳累、久坐后明显加重,严重时无法坐下,VAS 评分为 6~7 分,疼痛范围为双侧腰骶部、右侧臀部,未伴明显双下肢疼痛。

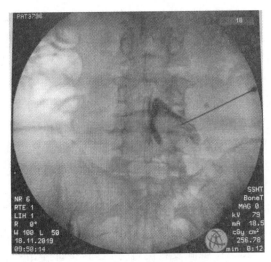

图 6-5 腰椎选择性神经根阻滞治疗

咳嗽、打喷嚏及排便等腹压增大时可伴腰部疼痛加重。患者曾就诊外院,腰椎 CT 片示:L5/S1 椎间盘突出。予口服活血化瘀药物等治疗后,症状缓解不明显。患者前往当地社区康复中心行理疗、按摩等治疗后症状稍缓解。因患者症状明显影响工作、生活,遂前来我院门诊求诊,门诊医师查体、阅片后拟"腰椎间盘突出症"收入院治疗。

入院症见:神清,精神可。腰骶部疼痛、活动受限,未伴明显双下肢疼痛,无发热、咳嗽,纳眠尚可,二便调。

查体:步入病房,步态正常。脊柱无侧弯畸形。腰曲直,腰椎活动度检查:前屈 60°,后伸 10°,左侧屈 10°,右侧屈 10°。腰部及双下肢肌肉未见明显萎缩。腰背肌紧张,L4/L5、L5/S1 棘间、棘旁压痛,骶尾部压痛、叩击痛,不伴下肢放射痛,双侧 L3 横突处压痛(-),双侧臀上皮神经无压痛,双侧梨状肌出口无压痛,右侧臀大肌内侧压痛明显,挺腹试验(-),双侧直腿抬高试验 70°(-),加强试验(-)。双侧髂腰肌、股四头肌、腘绳肌、胫前肌、小腿三头肌、足踇背伸肌、足踇屈曲肌力 5 级。双下肢肌张力正常。双下肢皮肤感觉正常。双侧膝腱反射、双侧跟腱反射对称无减弱。Babinski 征(-)。双足背动脉搏动好、末梢血运好。

辅助检查:腰椎 MRI 片示 L2/L3、L3/L4、L4/L5、L5/S1 椎间盘突出(中央型,见图 6-6)。

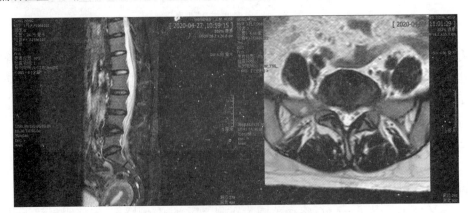

图 6-6 患者腰椎 MRI 表现

治疗：患者局限于腰骶部疼痛，MRI 片显示 L4/L5 终板退变明显合并 L5/S1 椎间盘中央型突出，考虑疼痛系终板退变合并局部软组织病变所致，予局部物理治疗及口服抗炎止痛药物，并予椎旁行定点内热针治疗，后患者症状明显缓解（见图 6-7）。

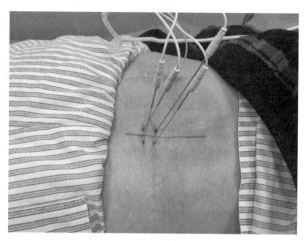

图 6-7　定点内热针治疗

三、与颈腰椎疼痛相关的躯体化症状

1. 病例一

于某，女，52 岁，家庭妇女，有一自闭症孩子，长年奔波于孩子的治疗、学习，家庭的经济、心理压力都比较大。因"反复腰部酸痛 3 年，加重伴右下肢痛 1 月"入院。

病史：患者 3 年前无明显诱因出现腰部酸痛，VAS 评分 1～2 分，不伴下肢疼痛，疼痛性质为酸胀痛，劳累、久行后加重，休息后可缓解，患者未予重视，未行系统治疗。1 月前出现腰痛伴右下肢游走性麻痛，劳累、久行后明显加重，VAS 评分为 6～8 分，疼痛范围为右臀部及右下肢外侧，伴下肢无力感。患者曾就诊于中山大学某附属医院，腰椎 MRI 片示：①L3/L4 椎间盘膨出并突出，L4/L5 椎间盘膨出。②L3～L5 椎体轻度骨质增生。经治疗后，症状缓解不明显，遂前来我院门诊求诊，门诊医师查体、阅片后拟"腰椎间盘突出症"收入院治疗。

入院症见：神清，精神一般，腰部酸痛不适，活动受限，伴右臀部、右下肢疼痛，无发热恶寒、胸闷心慌、腹胀腹痛等不适，食欲可，睡眠差，二便调。

查体：步入病房，步态蹒跚。脊柱无侧弯畸形。腰曲直，腰椎活动度检查：前屈 50°，后伸 10°，左侧屈 10°，右侧屈 10°。前屈伴腰痛加重。腰部及双下肢肌肉未见明显萎缩。腰背肌紧张，臀大肌紧张，腰椎轻压痛，腰部叩击不伴下肢放射痛，双侧臀上皮神经无压痛，双侧梨状肌出口无压痛，挺腹试验（＋），右侧直腿抬高试验 60°（＋）。双侧髂腰肌、股四头肌、腘绳肌、胫前肌、小腿三头肌、足𧿹背伸肌、足𧿹屈曲肌力 4＋级。双下肢肌张力正常。双下肢皮肤感觉正常。双侧膝腱反射、双侧跟腱反射对称无减弱。Babinski 征（－）。双足背动脉搏动好、末梢血运好。

入院诊断：腰椎间盘突出症。

治疗：入院后予大中药封包、中医定向透药疗法、中药熏药等治疗症状缓解不明显，因查体时发现臀大肌紧张，予臀大肌肌肉拉伸后患者自觉症状明显改善。进一步接触过程中患者反复倾诉家庭原因，因其有一自闭症孩子，心情一直难以放松，对其进行心理疏导，当日觉症状缓解大半。

第2天患者又诉症状反复，追问病史诉夜间有情绪波动，予请我院脑病心理科会诊，诊断为抑郁焦虑状态。予舍曲林每日25 mg，3天后改为每日50 mg；阿普唑仑每日0.4 mg中饭后，每晚0.8 mg。3天后症状明显缓解出院。

2. 病例二

梁某某，女，46岁，家庭妇女，家庭条件较好，但爱人工作繁忙，小孩国外留学，患者本身性格较为内向。因"颈肩痛伴头部胀痛8月余"入院。

病史：患者8个月年前无明显诱因下出现颈肩部疼痛，性质为酸胀痛，VAS评分5～6分，疼痛范围为左侧颈部、肩胛部，伴左上肢酸困不适感。曾就诊于外院，行颈椎MRI检查示：颈椎退行性改变，C5/C6椎间盘突出，C5/C6椎体陈旧性病变。诊断为"颈椎病"，后因长期伏案、劳累后反复发作数次，均经针灸、中药外敷治疗后好转。近日患者颈肩部疼痛伴左上肢不适明显，左侧头部胀痛不适，不伴头晕、恶心、吞咽困难及脚踩棉花感。

入院症见：神清，精神可。颈肩部疼痛、活动受限，左上肢酸困无力感，头部胀痛不适，无发热、咳嗽，纳眠尚可，二便调。

查体：步入病房，步态正常。颈椎生理弯曲稍变直，无明显侧弯畸形。颈肩部及双上肢肌肉未见明显萎缩。颈椎活动检查：前屈45°，后伸30°，左侧屈20°，右侧屈20°。颈前屈疼痛加重。C5/C6、C6/C7棘突及右侧椎旁压痛及叩击痛，伴右上肢放射痛，右侧枕小神经处压痛。压颈试验（＋），分离试验（＋），双侧臂丛神经牵拉试验（－），双侧椎间孔挤压试验（－），双侧Dix-Hallpike试验（－），双侧三角肌、肱二头肌、肱三头肌、肱桡肌、腕屈肌、腕伸肌、指屈肌、指伸肌肌力5级。双侧肱二头肌反射、肱三头肌反射、桡骨骨膜反射存在、不亢进，双侧霍夫曼征（－），双上肢感觉、血运未见明显异常。

诊断：颈椎病。

治疗：口服活血化瘀中成药，予大中药封包、中医定向透药疗法、中药熏药治疗、低频脉冲电治疗、颈椎牵引治疗，先后行手法、浮针、小针刀等治疗后头痛缓解不明显，予请脑病心理科会诊，诊断为紧张性头痛。建议：①口服双氯芬酸钠，观察疗效；②若服用后症状无明显改善，可改为艾司唑仑每晚1mg，每日0.5mg（午饭后），氟哌噻吨美利曲辛每日1片（早上服）。服用双氯芬酸钠症状无明显缓解，改用氟哌噻吨美利曲辛，第3天头部胀痛较前明显减轻。

3. 病例三

患者饶某某，男性，29岁，职员，软件设计师，长期伏案工作。因"反复颈肩部疼痛伴头晕1年，加重2周。"入院。

病史：1年前无明显诱因下开始出现颈肩部疼痛，颈部活动受限，头晕，无头痛，时有耳鸣，曾于2019年9月至深圳市某三甲医院就诊，查MRI示：双侧额叶、顶叶轻度脑萎缩，双下鼻甲肥大，双侧额窦、筛窦、上颌窦炎。予针灸、牵引等治疗后患者上述症状仍反复发作，于 2020 - 3 - 11、2020 - 3 - 21、2020 - 4 - 2 在我院骨伤科门诊就诊,诊断为"颈椎病",予牵引、理疗、针灸推拿等治疗,疗效不佳,影响日常生活及工作,今日遂再次至我院门诊就诊,由门诊收入我科。

入院症见:神清,精神可,颈肩部疼痛,头向左右旋转加重,头晕,走路时加重,平卧时可出现心慌感,平卧转头及起身、起坐无加重,时有耳鸣、恶心呕吐,无明显四肢麻痛,纳眠可,二便正常。

专科查体:患者步入病房,正常步态。颈椎生理曲度存在,颈部活动度下降。C1 左侧横突,C3、C4、C5 棘突旁压痛。旋颈试验(一),椎间孔挤压试验(一),椎间孔分离试验(一)。四肢肌张力正常。四肢各肌力正常。四肢皮肤浅触觉及针刺痛觉基本正常。腹壁反射正常,四肢腱反射正常,双侧霍夫曼征(一),双侧巴氏征(一)。

辅助检查:2019 - 9 - 11 外院 MRI 片示:双侧额叶顶叶轻度脑萎缩,双下鼻甲肥大,双侧额窦、筛窦、上颌窦炎。2020 - 3 - 21 本院 X 线片示:颈椎曲度轻度反弓,C3、C4 椎体轻度骨质增生,C3/C4 椎间隙变窄,右侧 C2/C3、C3/C4、C4/C5 椎间孔变窄,项韧带未见钙化影。2020 - 4 - 2 本院 X 线片示:寰枢关节紊乱,请结合临床。

入院诊断:颈椎病。

入院后予中药硬膏热贴敷治疗、中药熏药治疗、红外线治疗、低频脉冲电治疗等理疗 3 天后,患者诉颈肩部疼痛及头晕症状改善不理想,上级医师查房时患者诉常有胸闷心慌感,伴有心烦、紧张,予请我院脑病心理科会诊,诊断为"焦虑状态",予氟哌噻吨美利曲辛每日 1 片口服,余治疗同前。服用氟哌噻吨美利曲辛 1 天后查房患者即颈肩部疼痛不明显,走路时头晕明显缓解。服用 2 天后上述症状进一步明显好转,即出院。

四、与血管、肿瘤有关的颈腰椎疼痛

1. 病例一

患者,女,49 岁,因"颈胸背痛 1 周"入院。

病史:患者 1 周前因受凉后出现颈胸背痛,当时呈撕裂样疼痛不适,VAS 评分 7~8 分,随即前往当地医院就诊,当时行 ECG、心脏 CT、颅脑 CT 检查均未见明显异常。当时予肌注哌替啶后症状稍改善,但症状一直反复,经口服双氯芬酸胶囊后症状可稍缓解。今患者为做进一步系统诊治前来我院门诊就诊,由门诊拟"颈椎病"收住入院。

入院症见:神清,精神可,颈肩背疼痛不适,低头活动时出现头颈部及骶尾部放射痛,头部胀痛不适,曾发生恶心、呕吐,无双上肢麻木,无双下肢踩棉花感,无胸闷、胸痛等不适;纳眠一般,二便调。

专科检查:颈部稍强迫体位,颈部活动受限、有抵抗,部分查体欠合作,表情痛苦,下颈段棘突压痛,双侧竖脊肌触诊紧张;颈前屈试验(十),后伸试验(十),双侧臂丛神经牵拉试验(一),四肢肌力感觉正常,双侧膝腱反射减弱,病理征未引出。

辅助检查:我院颈椎磁共振平扫(2014 - 12 - 22)诊断意见:①C4/C5、C5/C6 及 C6/C7 间盘轻度膨出。②考虑 T1/T2 椎间盘左后方突出。

诊断:颈椎病,头痛查因。

处理：入院后进一步完善颅脑 MRI 检查未见明显异常，胸椎 MRI 片示：T1～T2 椎体水平椎管内异常信号影并少许出血可能，建议增强扫描。行理疗予中医学定向透药疗法(含仪器使用)、中药熏药治疗(含药物调配)。大中药封包治疗、红外线治疗、胸椎神经阻滞治疗等，效果不明显。后行增强胸部脊髓 MRI 片显示 T1～T2 段腹侧可见微小增强病变，考虑血管畸形。经神经外科会诊后明确诊断为：胸脊髓血管畸形、自发性胸部蛛网膜下腔出血、颈椎病(见图 6‑8)。

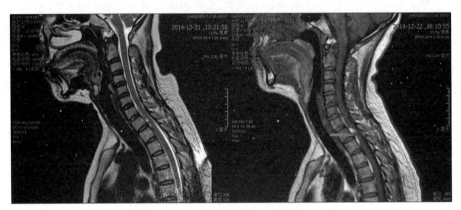

图 6‑8 增强颈胸椎 MRI 片可见局部病变

脊髓动脉瘤、血管畸形导致的脊髓蛛网膜下腔出血极少见报，脊髓蛛网膜下腔出血的首发症状多为：①头痛、意识障碍；②相应脊柱节段疼痛，如颈、背、腰痛，或伴有肢体放射疼痛；③四肢无力或麻木；④大小便障碍等。当患者表现为颈腰背疼痛为主要症状时，患者往往前往骨科就诊，再加上骨科医师缺乏相关学科的知识，当影像学检查提示颈椎增生或者椎间盘突出时，就容易被误导做出颈椎病的诊断，从而造成误诊和误治，出现严重的不良后果，临床应加以特别关注。

2. 病例二

患者，男，70 岁，腰背部疼痛 20 年余，1 周以来腰部疼痛剧烈，行走活动困难。患者 3 年前查腰椎 CT 片显示有 L5/S1 椎间盘突出，近 1 周无明显诱因下疼痛突然加重，在门诊行理疗、针灸等治疗效果不佳收入院治疗。患者既往有高血压病史 20 年余，无外伤、手术史。入院时查体：腰椎活动度正常，双侧直腿抬高试验阴性，双侧髂后上棘压痛，双下肢感觉、活动、血运正常，肌力、肌张力正常，腱反射正常，病理反射未引出。腹软无抵抗，腹部可扪及搏动性包块。入院后腰椎 CT 片回报：L5/S1 椎间盘突出(中央型)，腹主动脉呈囊性扩张。进一步检查腹部血管增强 CT 片显示：腹主动脉瘤，并动脉夹层、壁间血肿、附壁血栓及穿通溃疡形成。根据患者的病情，迅速请血管外科会诊并行腹主动脉支架置入术治疗。术后患者病情稳定，腰部剧烈疼痛症状较前明显缓解，术后 5 天患者仅遗留腰部轻度酸痛出院(见图 6‑9)。

在正常情况下，腹主动脉通常不表现为临床症状，早期也比较难发现。当出现破溃开始少许出血时，可浸润周围组织，对邻近组织造成压迫和浸润。如果腰部神经受到压迫或刺激，则可能首发为腰部的疼痛症状，加上大部分中老年患者本身可能伴随腰椎问题，出现腰

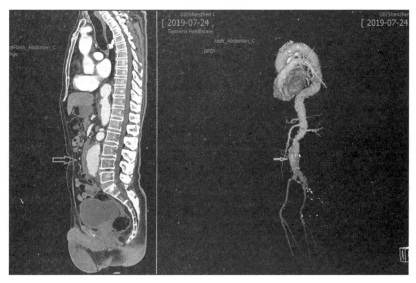

图 6-9　腰部 CT 片(左)和血管增强三维 CT 片(右)

痛时一般寻求诊疗的科室多为骨科、疼痛科等相关科室,极易造成临床上的漏诊,如果在不详细检查的情况下对该类患者进行手法等治疗,可能会造成严重的后果。

3. 病例三

患者男,61 岁,因"腰臀部、右下肢疼痛 3 月余,加重 1 周"入院。

病史:患者 3 月前无明显诱因出现腰部、右臀部、右髋部疼痛,右大腿外侧疼痛,VAS 评分 3～4 分,疼痛性质为酸胀痛,劳累、久行后加重,休息后稍缓解,患者曾到当地医院口服中药、外敷药膏等治疗后症状稍缓解。1 周前出患者腰臀部、右髋部、右下肢疼痛较前明显加重,夜间疼痛明显,严重时 VAS 评分为 7～8 分,疼痛范围为右小腿内、外侧,右髋部,右侧臀部。患者曾就诊我院骨科门诊求诊,予口服活血化瘀、通络止痛等药物治疗后症状缓解不明显。因患者近日疼痛仍明显,遂再次前来我院门诊求诊,门诊医师查体、阅片后拟"腰椎间盘突出症"收入院治疗。

入院症见:神清,精神可。腰臀部、右髋部、右大腿疼痛,活动受限,夜间疼痛明显,久行、久坐、劳累后症状加重,休息后稍缓解,纳眠一般,二便尚可。

查体:步入病房,步态蹒跚。脊柱无侧弯畸形。腰曲直,腰椎活动度检查:前屈 40°,后伸 10°,左侧屈 10°,右侧屈 10°。腰部及双下肢肌肉未见明显萎缩。腰背肌紧张,L4/L5、L5/S1 棘间及右侧棘旁压痛,腰部叩击不伴下肢放射痛,右侧 L3 横突处压痛(＋),双侧臀上皮神经无压痛,双侧梨状肌出口无压痛,右腹股沟处压痛并触及一包块,挺腹试验(＋),双侧直腿抬高试验 70°(－),加强试验(－)。双侧髂腰肌、股四头肌、腘绳肌、胫前肌、小腿三头肌、足踇背伸肌、足踇屈曲肌力 4＋级。双下肢肌张力正常。双下肢皮肤感觉正常。双侧膝腱反射、双侧跟腱反射对称无减弱。Babinski 征(－)。双足背动脉搏动好、末梢血运好。

诊断:腰椎间盘突出症、右腹股沟包块性质待查。

经核磁检查考虑右侧髂腰肌周围的恶性肿瘤可能性大。患者出院后转诊肿瘤医院行穿刺活检后初步考虑右侧髂腰肌间叶源性梭形细胞肿瘤。其肿瘤瘤体较大,在腹腔内刺激到周围的神经,因此会表现为腰臀部疼痛及右下肢的症状,如果不进一步查体及检查,极其容易造成临床上的误诊与漏诊(见图 6-10)。

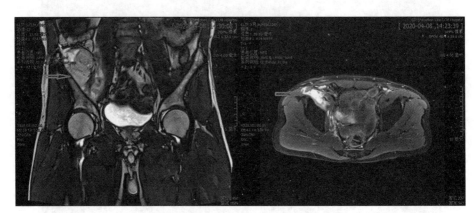

图 6-10　髋关节核磁见右侧骨盆巨大肿物

第七章 颈肩腰腿痛的治疗新技术

20 世纪 50 年代人工智能的概念开始出现,从最开始的神经网络技术,到如今的图像识别和深度神经网络技术,这短短的几十年间人工智能技术经历了迅速的发展。1956 年的一次科学会议上首次确立了人工智能的概念,即让机器像人那样思考和认识,用计算机实现对人脑的模拟。目前,在医疗领域,人工智能的应用范围越来越广。随着算法的不断提升,以及大数据的应用,人工智能的适用领域越来越广,在医疗行业的应用场景越来越丰富。目前,人工智能的作用主要集中在辅助影像与病理诊断、疾病早期筛查、提高药物研发效率、虚拟助理及随访、健康管家等方面。

随着人工智能时代来临,中医学能否借此契机突破中医学发展的瓶颈,是我们中医人关注的焦点,也是努力的方向。目前,中医学骨伤传统治疗与人工智能的结合主要体现在 3D 打印、计算机辅助与医用机器人以及智能监测设备等方向。

第一节 3D 打印技术

3D 打印技术是一种快速成型技术,通过计算机建模生成的三维数据信息,运用粉末状金属或塑料等可黏合材料,通过逐层打印的方式快速、精准地来构造出模型实体。3D 打印技术是医学工程与生命科学交叉融合的结果,其在骨科中的应用已日渐成熟。在颈腰椎手术之前,通过 3D 打印将病变部位打印出来,可以帮助手术医师熟悉病变部位解剖结构,同时可以进行前期演练,大大降低手术的未知性。另外,3D 打印可以提供个性化假体、钢板等植入物,增强匹配性,缩短手术时间。3D 打印目前已在脊柱外科广泛应用,但如何与脊柱病的非手术治疗相结合,是需要思考的。有研究将 3D 打印技术与传统的桡骨远端骨折手法小夹板固定相结合,先通过 3D 技术还原骨折原貌,让术者直观地观测骨折分型、移位、粉碎程度,制订更佳的整复方案,从而实现更精准的复位。该方法对于解决尺偏角、掌倾角丢失,桡骨短缩等具有良好作用。另外,在中医骨伤传统的手法复位教学中,3D 打印也将扮演重要角色。传统手法复位的教学与传承多是通过教师讲解、演示,学生在教师指导下通过实践体会的方法来学习,缺少相应的病理模型是制约教学效果的很大障碍。有学者研究了虚拟正骨手法的人工交互机制,以 Lab VIE 平台为软件基础,在简易钢结构实体骨折模型上进行了骨折断骨远心端的运动轨迹模拟。有专家利用 Kinect 传感器在肢体模型上研究得出正骨手法中屈伸、旋转两个基本动作的角度数据,对正骨手法的仿真有很重要的借鉴意义。采用模式识别技术对经典的正骨手法进行信号的采集,并对数据进行特征提取和分类识别。手法教学 3D 打印技术很好地满足了实体模型缺乏的缺点。

第二节 计算机辅助与医用机器人

医用机器人是指用于医院、诊所的医疗或辅助医疗的机器人,主要用于伤病员的手术、救援、转运和康复,是一种智能型服务机器人。根据用途不同,医疗机器人大致可以分为救援机器人、手术机器人、转运机器人和康复机器人。目前,手术机器人已成为外科手术技术发展的新潮,主流机型达芬奇机器人在全球装机量已超过 5 000 台,而国内的医用机器人产品尚处于前期研发或临床试验阶段。我国医用机器人的研制主要集中在大学和科研院所,如哈尔滨工业大学的"微创腹腔外科手术机器人系统"、国防科技大学的外骨骼机器人和脑控机器人、迪马股份的外骨骼机器人等。骨科机器人技术是集医学、机械学、材料学、计算机学等诸多学科为一体的新型交叉学科领域,通过术前智能规划与虚拟仿真、术中实时影像引导与机器人准确稳定操作,以最小的手术损伤,实现精准操作。骨科机器人的应用,为安全实施微创腰椎内固定术提供了保障,有助于微创技术的开展。我国自主研发的"天玑"骨科手术机器人可以进行机器人辅助微创腰椎内固定术,能够提高椎弓根螺钉置入的精准性。

目前,针对中医学非手术疗法的机器人报道较少,冯敏山于 2017 年报道了 1 例颈椎选题手法教学机器人。目前,神经根型颈椎病主要以非手术疗法为主,其中旋转手法作为中医学治疗该疾病的重要手段之一,具有疗程短、见效快的操作特点,但旋转手法具有一定的危险性,操作技巧性强,其对旋提手法进行了相关因素、生物力学及运动轨迹研究,得出旋提手法操作过程中的重要力学指标及影响手法操作的相关因素。基于此,该团队研发了颈椎旋提手法教学机器人,能够明显改善手法的教学及考核现状。

随着颈腰椎发病率的升高,保守疗法的重要性日益凸显,计算机辅助及机器人的介入将发挥重要作用。首先,在治疗上,可以发挥操作稳定、重复性高的优势。其次在教学上,可以帮助实现手法教学的可视化。最后,在基础研究上,可以实现重复性强等优势。因此,发展中医学治疗辅助机器人具有重要的应用价值。

第三节 智能监测设备

随着人口老龄化日益凸显,亚健康和常见病等严重困扰着人民生活,而能够提供的医疗服务远不能发挥全部优势。目前,在颈腰椎疾病早期的治疗方面,只有一些推拿手法、颈椎牵引、合理用枕以及手术矫正颈椎曲度等报道,而在颈腰椎疾病的早期监测方面仍是一项空白,无系统的防治方法,也没有慢病管理方案。通过颈腰椎疾病的早期监测、特异性治疗和慢病管理研究,有望形成一套系统的监测方法、治疗方法和管理方案。在国内外,随着信息化、智能化社会的到来,可穿戴设备、移动医疗逐渐在慢性病、常见病方面显现出一些优势,上述两者在某些慢性疾病的管理方面也得到了一些应用和尝试。但可穿戴设备和移动医疗毕竟是一种新生事物,还不太成熟,存在很多需要完善的地方,更需要在临床上进一步探索应用和发展。我们团队就可穿戴设备结合移动医疗在颈椎病的慢病管理应用方面进行进一步的应用、完善、总结和推广。

医学界已经认识到颈椎曲度异常的危害以及进行早期干预、遏制和减缓颈椎退变趋势、降低颈椎病发生率的必要性和重要性。针对这一群体进行早期监测和干预,对颈椎曲度异常进行研究,并制订出具体可行的防治方法和管理方案意义重大。目前,虽然治疗颈椎病的方法众多(包括针灸、手法、牵引、外敷药膏及内服中药等疗法),但缺乏针对颈椎曲度异常的高度重视以及系统而高效的治疗方法和管理方案。我们设想,利用可穿戴设备对颈椎曲度异常患者进行早期监测及相关数据的收集、分析,进一步利用移动互联网平台、手机 APP 软件,强化医师和患者之间的联系,实现对患者的健康管理,在颈椎曲度异常的治疗和管理过程中,起到一个很好的平台作用。通过可穿戴设备、移动互联平台,实现患者早期监测、健康教育、指导患者颈椎锻炼和正确用枕、督促和提醒患者体位治疗以及实现网上复诊,方便了患者,提高了患者的依从性,从而提高治疗效果,探索一种健康管理和疾病治疗的新模式。

基于此,我们团队在颈椎病的智能检测方面取得了初步成果,研发了一种具有颈椎姿态检测、数据储存和传输等功能的可穿戴设备。同时配备移动医疗平台(手机 APP 软件),具有数据实时采集并上传、在线咨询指导、个性化锻炼和治疗方案推送功能的医患交流平台。

新兴技术与智能可穿戴技术不断融合大大促进了智能可穿戴医疗设备产品的更新,促使传统医疗模式向智慧医疗模式转变。人工智能将是颈腰椎疾病保守治疗的重要辅助工具,在产能放大化、中医学推广方面前景广阔。将来我们必须要加大中医和人工智能的结合力度,针对中医药发展的特点,找准人工智能结合的切入点。

证书号第3761519号

发明专利证书

发 明 名 称：一种颈椎状态数据监测方法及系统

发 明 人：曹亚飞;刘伟东;吴益宏;林展鹏

专 利 号：ZL 2020 1 0024378.0

专利申请日：2020年01月10日

专 利 权 人：深圳市中医院

地 址：518033 广东省深圳市福田区福华路1号

授权公告日：2020年04月17日 授权公告号：CN 110811627 B

国家知识产权局依照中华人民共和国专利法进行审查，决定授予专利权，颁发发明专利
证书并在专利登记簿上予以登记。专利权自授权公告之日起生效。专利权期限为二十年，自
申请日起算。

专利证书记载专利权登记时的法律状况。专利权的转移、质押、无效、终止、恢复和专
利权人的姓名或名称、国籍、地址变更等事项记载在专利登记簿上。

局长
申长雨

第 1 页 (共 2 页)

其他事项参见背面

证书号第 3757683 号

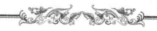

发明专利证书

发 明 名 称：智能颈椎疗理装置

发 明 人：曹亚飞；刘伟东；高坤；吴益宏

专 利 号：ZL 2019 1 1376637.X

专利申请日：2019 年 12 月 27 日

专 利 权 人：深圳市中医院

地　　　址：518033 广东省深圳市福田区福华路 1 号

授权公告日：2020 年 04 月 14 日　　授权公告号：CN 110755264 B

　　国家知识产权局依照中华人民共和国专利法进行审查，决定授予专利权，颁发发明专利证书并在专利登记簿上予以登记。专利权自授权公告之日起生效。专利权期限为二十年，自申请日起算。

　　专利证书记载专利权登记时的法律状况。专利权的转移、质押、无效、终止、恢复和专利权人的姓名或名称、国籍、地址变更等事项记载在专利登记簿上。

局长
申长雨

2020 年 04 月 14 日

第 1 页 (共 2 页)

其他事项参见背面

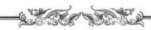

证 书 号 第 3745255 号

发 明 专 利 证 书

发 明 名 称：一种基于大数据的颈椎康复训练检测装置

发 明 人：刘伟东;林展鹏;蒋鹰鸶

专 利 号：ZL 2019 1 1393525.5

专利申请日：2019 年 12 月 30 日

专 利 权 人：深圳市中医院

地　　　址：518033 广东省深圳市福田区福华路 1 号

授权公告日：2020 年 04 月 07 日　　　授权公告号：CN 110755052 B

　　国家知识产权局依照中华人民共和国专利法进行审查，决定授予专利权，颁发发明专利证书并在专利登记簿上予以登记。专利权自授权公告之日起生效。专利权期限为二十年，自申请日起算。

　　专利证书记载专利权登记时的法律状况。专利权的转移、质押、无效、终止、恢复和专利权人的姓名或名称、国籍、地址变更等事项记载在专利登记簿上。

局长
申长雨

2020 年 04 月 07 日

第 1 页 (共 2 页)

其他事项参见背面

参考文献

［1］张孝娟,黄小玲.中医临床心理学［M］.北京：中国医药科技出版社,2006.

［2］孙录,刘磊,等.躯体形式障碍-心理健康一点通［M］.北京：中国医药科技出版社,2019.

［3］刘为民,崔学军,何丽云,等.中医临床患者报告结局及其评估［J］.世界科学技术-中医药现代化,2012,14(3)：1688－1693.

［4］欧红霞,舒京平,张莉丽.抑郁症与慢性疼痛共病情况及经济负担［J］.中国心理卫生杂志,2009,23(10)：706－709.

［5］陈素珍,袁勇贵.躯体疾病和抑郁障碍共病的诊断、评估及治疗原则［J］.医学与哲学,2013,34(4)：23－27.

［6］梁瑞琼.中医临床心理学理论的文化特质与跨文化比较［J］.医学与哲学(人文社会医学版),2007,28(15)：56－57.

［7］汪卫东.中医心理学发展的理论思考［J］.世界中医药,2013,8(4)：361－364,内插1-内插2.

［8］杨玉洁,毛阿燕,乔琛,等.精准医疗的概念内涵及其服务应用［J］.中国医院管理,2020,40(1)：5－8.

［9］李盛华,潘文,周明旺,等.ApoA1、ApoB及其基因多态性与NONFH体质类型的相关性［J］.西部中医药,2014(2)：135－138.

［10］刘洋,刘郁林,顾楷,等.后路经皮内镜下减压术用于退行性腰椎管狭窄症的优化方案［J］.中国基层医药,2017,24(8)：1130－1134.

［11］麦合木提江穆海麦提,唐军伟,张玉新.应用3D打印精准手术治疗脊柱侧弯一例报告［J］.临床外科杂志,2019,27(1)：90.